薬学の知識と臨床が出会う場所

在宅医療の KEY&NOTE

［改訂版］

総合編集

手嶋無限（株式会社 ONEDERS／一般社団法人日本在宅薬学会）

企画・編集

一般社団法人日本在宅薬学会

学校法人医学アカデミー薬学ゼミナール

監　修

中嶋幹郎（長崎大学薬学部／一般社団法人日本在宅薬学会）

狭間研至（ファルメディコ株式会社／一般社団法人日本在宅薬学会）

推薦の辞

今後，急速に拡充すると予想される在宅医療では，なによりも地域の多職種の連携が求められ，その中でかかりつけ薬局の薬剤師の活躍が大いに期待されています。一方で，在宅医療における薬剤師の役割や連携のスタイルについて，戸惑われている薬剤師も多いと思われます。

本書は，これからの在宅医療で望まれる，医療チームの一員としての薬剤師の業務やそのプロセスが，多くの先駆的な実践例とともに，とても具体的に，また図表や写真などを効果的に用いてわかりやすく示されています。

生活の場でケアを受ける在宅患者を支えるためには，患者，家族，医療・介護のスタッフから何が求められ，何を学び，何をすべきかが，この一冊から明確なイメージとして浮かび上がり，「なるほど，これからの在宅医療はこうなんだ！」と感動しました。また，背景となる薬学，医学，制度に関わる基本から応用までの知識もポイントよく示されており，在宅医療に関わる薬剤師とともに，関心を持つ薬学生にも必携の書となると確信しています。

最後に，地域で活躍する新時代の薬剤師の使命とプロフェッショナリズムを伝えたいという本書の志しに深く感謝の意を示します。

昭和大学医学部薬理学講座教授

木内 祐二

編集の辞

平成から令和になり，薬剤師・薬局を取り巻く環境は大きく様変わりしています。「調剤業務のあり方について（薬生総発0402第1号）」では，薬剤師以外のものに実施させることが可能な業務について，行政からの一定の見解が示されました。また，薬剤師法の一部改正や改正薬機法（令和元年12月4日公布）において，薬剤師は服薬状況の継続的な把握や医師への情報提供などが明確化され，多職種チームの一員としての薬剤師の実践が求められています。

本書では，薬学臨床の学習で関わる8疾患に加え，緩和ケアや栄養ケアについても掲載をしております。実際の薬学的介入事例をもとに，生活視点による介入のポイントをわかりやすく学習できることをコンセプトに構成しています。全国各地の在宅医療の実践者からの臨場感溢れる執筆の数々は，かかりつけ薬剤師や健康サポート薬局でも必須となる在宅医療や多職種協働の実践の質向上に資するものと考えています。

今後，人工知能や医療・介護機器などの発達により，医療・介護の分野も劇的な変化が起こることが予想されますが，薬剤師が地域でできること・すべきことの要点が本書には随所に掲載されていると思います。本書が臨床現場で活動する薬剤師や実習教育を受ける薬学生および薬学教員の架け橋となり，医療の中での在宅薬学をスタンダードに昇華する一助になれば幸いです。

本書の執筆・編集にあたり，多大なご協力を頂いた医学アカデミー諸氏および編集者・執筆者一同に心より感謝致します。

2020年3月

手嶋 無限

編集・執筆者一覧

総合編集

手嶋　無限　株式会社ONEDERS取締役・副社長，一般社団法人日本在宅薬学会副理事長

監　修

中嶋　幹郎　長崎大学薬学部実践薬学分野教授，一般社団法人日本在宅薬学会認定委員会委員長
狭間　研至　ファルメディコ株式会社代表取締役，一般社団法人日本在宅薬学会理事長

編　集

村上　　理　学校法人医学アカデミー薬学ゼミナール教育推進部
下野　宗隆　学校法人医学アカデミー薬学ゼミナール教務部
岡本　耕司　学校法人医学アカデミー薬学ゼミナール教務部

執　筆

五十音順

赤羽根秀宜　中外合同法律事務所
有輪　　泉　NUX薬局
石井伊都子　千葉大学医学部附属病院薬剤部
小川　亮子　十二所薬局
小黒佳代子　株式会社ファーマ・プラス
角間　英子　カドマ南薬局
岸本　　真　霧島市立医師会医療センター薬剤部
木平　健治　一般社団法人日本病院薬剤師会
小枝　伸行　八尾市立病院
輿石　　徹　東京医科大学八王子医療センター薬剤部
齊藤　直裕　株式会社ファーコス　ファーコス薬局新宿
坂井美千子　さかい薬局グループ株式会社薬心堂
佐藤　一生　ひまわり薬局
髙倉　喜信　公益社団法人日本薬学会
高崎　潔子　株式会社タカサ在宅療養支援室
高橋　眞生　株式会社カネマタ
高山　和郎　東京大学医学部附属病院薬剤部
田﨑恵玲奈　さかい薬局グループ株式会社薬心堂統括本部・市民調剤薬局
田中　孝明　のぞみ薬局公立病院前店
豊田　義貞　株式会社龍生堂本店
名倉　弘哲　岡山大学薬学部救急薬学分野
奈良　　健　株式会社サン薬局在宅薬物治療支援部
野村　洋介　I&H株式会社
福田　　進
前田　桂吾　株式会社フロンティアファーマシー
三輪　亮寿　三輪亮寿法律事務所
安川　孝志　厚生労働省医薬・生活衛生局総務課
山本　信夫　公益社団法人日本薬剤師会

目次

PART 1　総論

PART 2　各論

PART 3 薬学生へのメッセージ

PART 4 確認問題

COLUMN

PART 1

総論

現場の視座から ① 総論
未来の国のあり方からひもとく薬剤師像

重要ワード 地域包括ケアシステム，患者のための薬局ビジョン，かかりつけ薬剤師・薬局，健康サポート機能，高度薬学管理機能，制度改正，認定薬局制度

- **KEY1** 2025年をめどに地域包括ケアシステム構築の実現が必要
- **KEY2** 地域包括ケアシステムとは，住み慣れた地域で最期までその人らしい生活を送れるための包括的な体制
- **KEY3** 地域包括ケアシステム実現のため策定された「患者のための薬局ビジョン」。かかりつけ薬剤師・薬局に求められる機能やあり方が示されている
- **KEY4** 薬剤師は，かかりつけとして担当患者に対する高い使命感と倫理観を持って行動することが求められる
- **KEY5** 在宅医療はかかりつけ薬剤師・薬局の基本機能。調剤後も患者の薬物療法に責任を持つ

NOTE

1. はじめに

日本は，諸外国に例をみないスピードで高齢化が進行しており，65歳以上の人口は，現在3,000万人を超えています。団塊の世代が75歳以上となる2025年以降は，国民の医療や介護の需要がさらに増加することが見込まれています。

このため，厚生労働省では2025年を目途に，医療・介護・予防・住まい・生活支援が一体的に提供される地域包括ケアシステムの構築を実現していくこととしています。さらに2025年以降は，人口構造の推移が「高齢者の急増」から「現役世代の急減」に局面が変化していくことになるため，新たな課題へ対応する必要があります。団塊ジュニア世代が65歳に到達していく2040年を展望すると，総就業者の増加とともに，より少ない人手でも回る医療・福祉の現場を実現することが必要となり，医療・福祉サービスの生産性向上等に取り組むことが求められます。

薬剤師としては，薬学教育が6年制となり，臨床実践能力を有する薬剤師に対する国民の期待は高まっていますが，今後の薬剤師は，その期待に応えるためにも地域包括ケアシステムの一員として何ができるのか，考える必要があります。

2. 薬剤師・薬局における現状

(1) 患者のための薬局ビジョンの策定

医薬分業が進み，処方箋受取率は平成30年（2018年）度で74.0%となり，医療機関を受診した患者が薬局で薬を受け取ることが多くなっていますが，患者が医薬分業のメリットを感じていない，薬局はコストに見合ったサービスを提供できていない等ということが規制改革会議等において指摘されています。

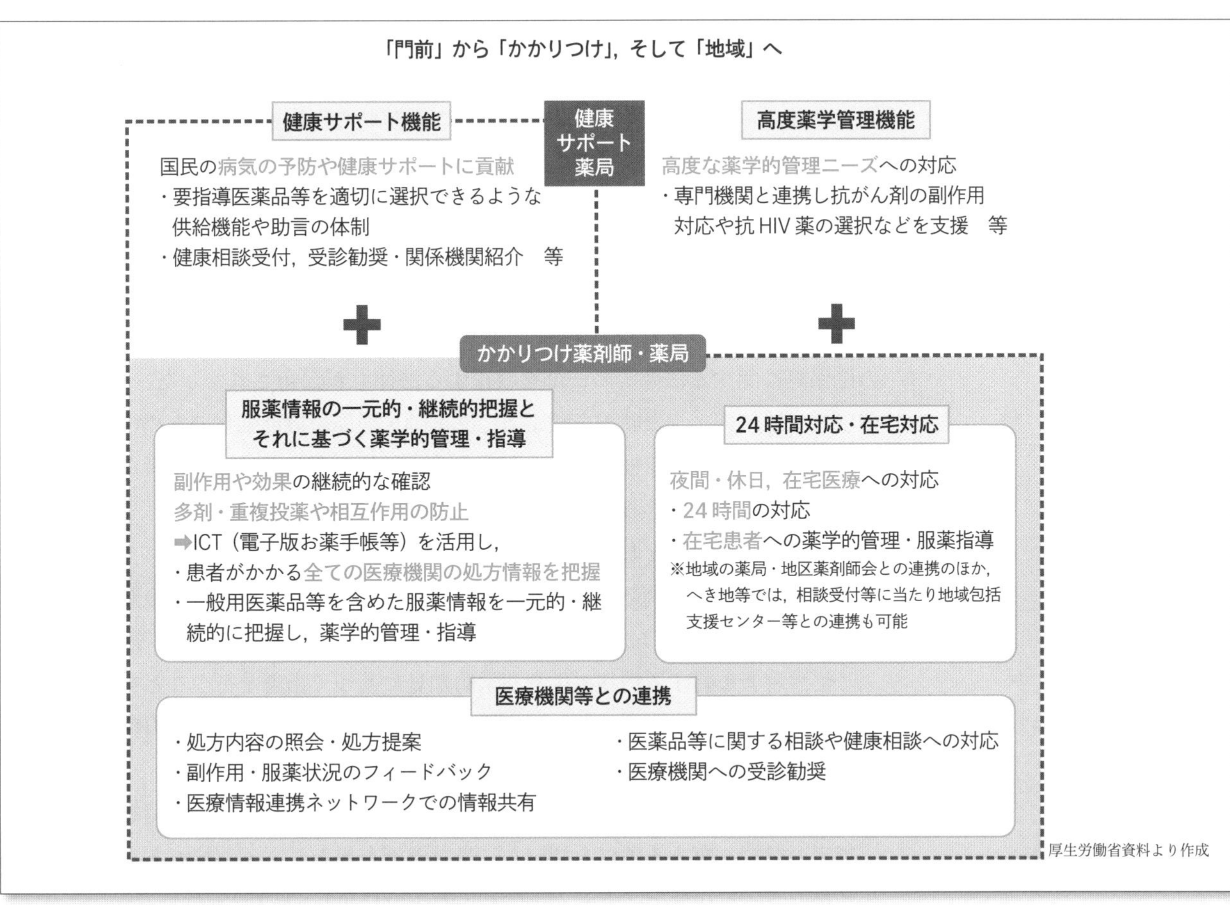

図1 「患者のための薬局ビジョン」の概要

このような指摘を踏まえ，厚生労働省では，患者本位の医薬分業を実現するために平成27年（2015年）10月に「患者のための薬局ビジョン」（以下「ビジョン」という。）を策定し，患者の服薬情報を一元的･継続的に把握しながら，それに基づき薬学的管理・指導を行う，かかりつけ薬剤師・薬局の取組を進めています（図1）。

かかりつけ薬剤師・薬局に求められる機能としては，①服薬情報の一元的・継続的な把握とそれに基づく薬学的管理・指導，②24時間対応・在宅対応，③医療機関等との連携ということを示しています。また，ビジョンでは，かかりつけ薬剤師・薬局の役割の発揮に向けて，調剤など薬中心の業務（対物業務）から患者中心の業務（対人業務）へシフトすることを求めています。

(2) 薬物療法をとりまく変化

近年，高齢化が進展し，新薬等の開発が進む中，多剤投与による副作用の懸念の高まりや，薬物療法において特に副作用に注意を要するがん等の疾病を有する患者の外来治療へのシフトなどが見られます。

また，医療機関の機能分化，在宅医療や施設・居住系介護サービスの需要増等が進展する中で，患者が地域で様々な療養環境（入院，外来，在宅医療，介護施設など）を移行するケースが増加しています。

したがって，薬剤師・薬局は，このような状況の変化に対応し，医療機関等の関係機関と連携しつつ，その専門性を発揮し，患者に安全かつ有効な薬物療法を切れ

NOTE

目なく提供する役割を果たすことが必要です。このようなことは，ビジョンにおいてかかりつけ薬剤師・薬局に求められる役割そのものであり，在宅対応を行うことも当然求められていますし，そのためには退院時の医療機関との連携なども必要となります。

3. 制度改正の動向と在宅対応の必要性

(1) 制度改正の概要

令和元年（2019年）12月4日に「医薬品，医療機器等の品質，有効性及び安全性の確保等に関する法律等の一部を改正する法律」が公布されました。改正内容は，前項2.で述べたような状況を踏まえ，薬剤師・薬局の機能強化のための見直しを行うことが改正の大きな柱の一つとなっており，住み慣れた地域で患者が安心して医薬品を使うことができる環境整備のための改正が行われます。

具体的な改正内容としては，

①薬剤師に対して，調剤時のみならず医薬品の服用期間を通じて，服薬状況を把握し(服薬アドヒアランスや有効性の確認，副作用の発生状況の確認等)，必要に応じて，患者に対する情報提供や薬学的知見に基づく指導を行うことを義務付けるとともに，把握した情報等を医療提供施設の医師等に提供する努力義務を設けること〔令和2年（2020年）9月1日施行〕，

②患者が自身に適した機能を有する薬局を選択できるよう，医療機関等と連携して特定の機能を有する薬局を認定し，当該機能を果たしうる薬局であることを示す名称の表示を可能とすること〔令和3年（2021年）8月1日施行〕

等を盛り込んでいます。

上記②の認定薬局制度に関しては，以下の2種類の認定を予定しています（図2)。

(ⅰ)「地域連携薬局」は，入退院時に医療機関等と情報連携することや，在宅医療への対応など，地域の薬局と連携しながら一元的・継続的に対応できる薬局。

(ⅱ)「専門医療機関連携薬局」は，がん等の専門的な薬学管理に他の医療機関等と連携しながら対応できる薬局。

(2) 制度改正における在宅対応の必要性

今回の法改正で導入される地域連携薬局は，ビジョンにおけるかかりつけ薬剤師・薬局機能を法律上位置づけたものとなります。地域連携薬局の具体的な認定要件は今後示す予定ですが，在宅対応を行うとともに，在宅対応が円滑に行えるよう，患者が退院する際に医療機関と連携し，入院時の薬物療法がどのような状況か把握した上で，在宅医療を受ける際にどのような薬や医療材料・衛生材料等が必要か検討し，在宅での薬物療法の導入を円滑に進めていくことが求められます。このような対応を行う際には,「薬薬連携」として医療機関の薬剤師と連携して行うことが必要です。

もちろん，このような対応は，認定薬局以外の薬局でも求められるものであり，薬剤師としては，在宅対応を意識して業務に取り組むことが大切です。

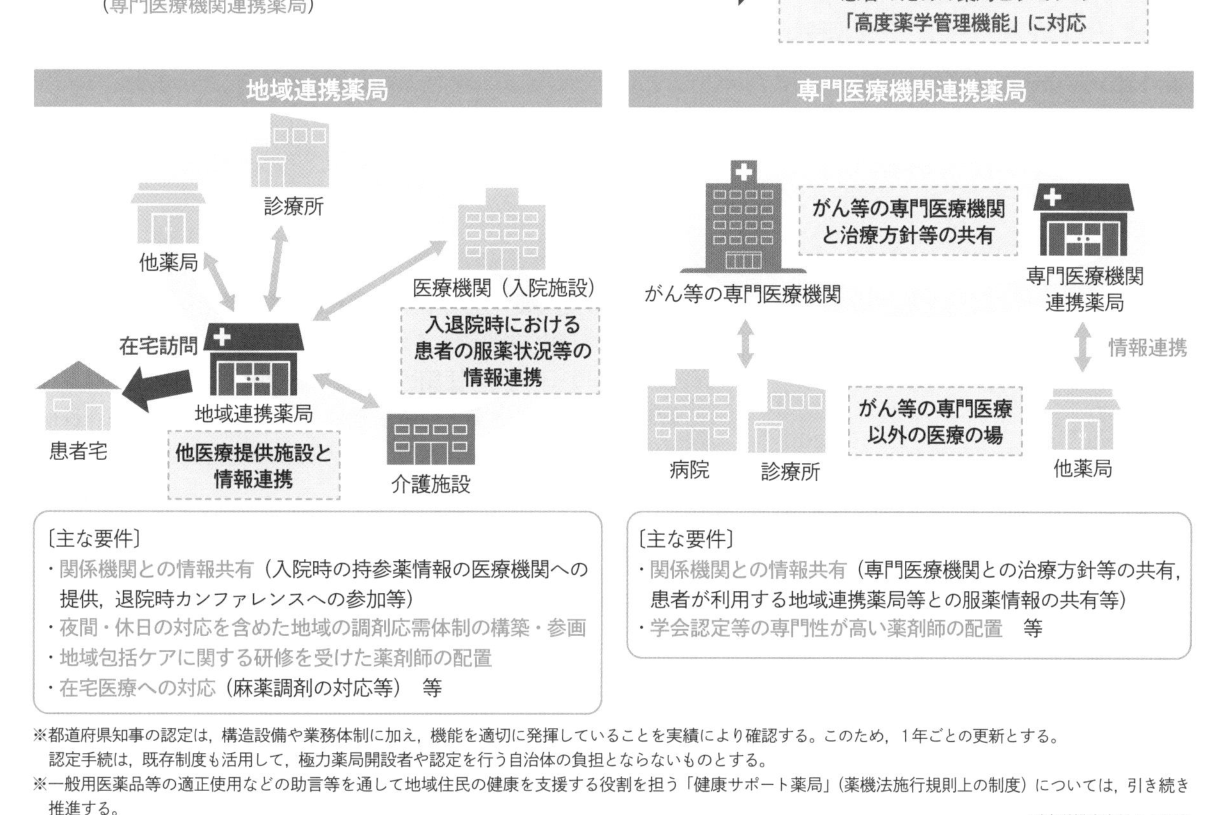

図2　認定薬剤師制度

4. おわりに

薬剤師の役割に関する最近の議論を踏まえると，薬剤師が，医療人としての高い倫理観と使命感を持ち，自分が担当する患者をなんとかしてあげたい，という気持ちで寄り添い，考えて行動することが求められているといえます。

最近は医薬分業に対して厳しい意見もありますが，高齢化が進み，多剤投与の患者も多くなり，残薬の問題もあることや，今後の在宅医療の普及を考えると，薬剤師が調剤した薬剤を渡すだけの存在ではなく，様々な薬の相談に応じながら，もっと患者に寄り添って対応してほしいという期待の裏返しです。この期待にいかに応えていくかが重要です。

薬剤師にとっての在宅業務は，個々の患者の担当薬剤師として，薬物療法に責任を持って取り組むということであり，医療人としての一段の成長につながる業務です。医療機関における薬剤師の病棟業務は，医師や看護師等と連携しながらチーム医療で対応することが求められますが，在宅医療も同様であり，地域の医師や看護師等と連携する「地域のチーム医療」が求められるため，薬剤師としては薬局内で

NOTE

業務を行うだけではなく，地域で多職種と連携しながら在宅対応を行っていくことが今後さらに必要となります。

現場の薬剤師の方，そして薬剤師を志している薬学生の皆さんには，今後の薬剤師に対する社会からの要請を十分に認識した上で，地域包括ケアシステムの一員として，地域に貢献するかかりつけ薬剤師として，積極的に在宅業務に取り組むことを期待しています。

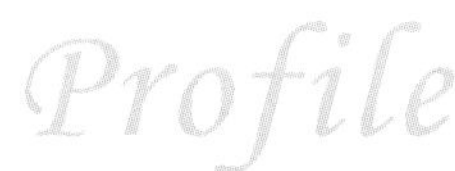

安川 孝志

厚生労働省医薬・生活衛生局総務課 薬事企画官。
1997年京都大学薬学部卒業。同年，厚生省入省。2009年在インドネシア日本国大使館一等書記官，2012年医薬食品局審査管理課医療機器審査管理室長補佐，2014年保険局医療課長補佐などを歴任。2016年医薬・生活衛生局総務課長補佐，2018年より現職。

現場の視座から ②座談会
薬剤師のパラダイムシフト

薬剤師を取り巻く環境は大きな転換点を迎えています。2019年4月，「調剤業務のあり方について」（薬生総発0402第1号）が通達され，12月には薬機法と薬剤師法の改正法が公布されました。さらに2020年には調剤報酬の改定が続きます。これら一連の動きが目指すものは，薬剤師・薬局のあり方や義務の大転換です。今後，薬剤師が医療職の一員として活躍する範囲は大きく拡がり，責任も増大していきます。本座談会では，薬剤師，医師，歯科医師の多職種の方々にお集まりいただき，それぞれの所感を交えながら，今後の薬剤師への期待について語り合っていただきました。

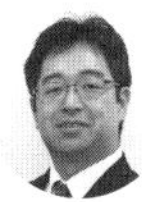

座長
手嶋 無限
（株式会社ONEDERS）

出席

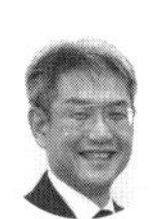

狭間 研至
（ファルメディコ株式会社）

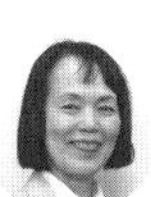

平井 みどり
（兵庫県赤十字血液センター）

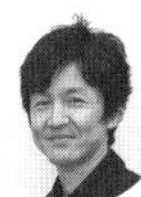

野原 幹司
（大阪大学大学院歯学研究科）

2019年12月10日開催

■ 薬剤師のパラダイムは本来あるべき姿ではなかった

手嶋　本日は「薬剤師のパラダイムシフト」というテーマでお話しいただきます。2019年は，調剤業務のあり方についての通知が通達され，12月には改正薬機法が公布されました。さらに調剤報酬改定に向けた議論も進んでいます。これら一連の動きは，薬剤師の業務を対物から対人中心の業務へシフトすることを後押しするもので，薬剤師を取り巻く環境は大きな転換点を迎えているといえますね。

狭間　パラダイムシフトとは，それまで当然と考えられていた理念や社会的通念（＝パラダイム）が，劇的もしくは革命的に変化するということですね。だとすると，薬剤師の今までのパラダイムは，本来あるべき姿ではなかったといえます。例えば在宅医療では，薬を準備して届ける，もしくはカレンダーや服薬機器を使って飲めるようにフォローするといった役割が大半で，コンプライアンスやアドヒアランスの向上が主な目的でした。今は薬を出した後をきちっとみて，「飲めていない」「効いていない」「副作用が出ている」などの問題があれば，なぜなのかということを薬剤師から医師や看護師にフィードバックする。つまり，薬剤師の仕事のあり様が飲む前から飲んだ後に移っている。これは非常に大きな変化です。在宅医療の現場では特にそうですけど，99.9％薬を使っているので，その薬を調剤した薬剤師がきちっと関わることの意義は非常に大きいと思います。薬学的な概念が，医師や歯科医師の次の診察や処方の前に加わるということは，患者を囲むチームの次の一手を考えるうえで非常に有用であるという実感が私にはあります。

手嶋　薬を飲む前も大事だけれど，飲んだ後に関わることで，新たな治療戦略が立てられる。それが今，薬機法の改正や調剤報酬の改定で組み込まれてきているところですね。

平井　薬機法の改正はまさにその通りで，「飲む前」「飲むとき」「飲んだ後」を継続して薬剤師が管理していかなければならないということが書かれているわけです。これまで，薬剤師は薬を出すところに非常に力をいれていましたけれども，これからは，前回の処方から次の診療までの間，薬を飲めているのか，何か問題はなかったかということをきちんと聞き取る。そしてその結果を，多職種と共有するということが，明文化されたように思います。これは法律で定められた義務ですので，やらないと法律違反になるということです。医薬分業を社会に定着させ，そして認識してもらうためにも，法律で明文化しようということで薬機法が改正された。そういうことだと理解しています。

■ 職種による線引きはいらない

野原　在宅医療って，ヒューマンリソースが全く足りていないんですよね。チーム医療では職種による線引きはいらないのではないかと強く思います。薬剤師はここまで，ここからは医師で，というのではなくて，みられるところは皆でみる。絶対に共通部分ってあるんですよ。完全にすみ分けてはいけないですし，共通の部分を取りあったり線引きしたりしたら患者に不利益になる。共通の部分を色々な目線でみられるというのは逆に利点なんですよね。私は歯科医なので，歯科薬剤しか処方権はないですけど，それ以外の薬でも副作用が疑われたらそれは医師にフィードバックしますし，意見をいうこともあります。スタートは医師かもしれないですけど，その後は誰がみてもいいんじゃないかと思います。まず医療者たれっていうのが私の教室の方針なんですけど，薬剤師の前に医療者であろうとすれば，目の前の患者に良い医療を提供するということに気持ちが向く。たまたま私は歯が得意，たまたま薬剤師は薬が得意みたいな感じで取り組む考え方が広まるとよいですよね。

平井　そうですね。臨床推論が結構話題になりますが，薬剤師が診断するみたいな勘違いをしている人がいると思う。けど，そうではない。医師が診断して治療計画をたてたときの考え方をきちんと理解する，という意味でのクリニカルリーズニングを身につけるということであって，決して薬剤師や医師以外の職種が診断をするということではありません。そういった意味では，臨床推論というものを皆が共有しておくことはとても重要ですし，重なり合った部分を，これはあなた，これは私というような線引きをしなくて済むと思うんです。

手嶋　野原先生の講演でも，「歯科が得意な医療人」であることを心掛けているといわれていて，私も確かにそうだなと思います。薬剤師は薬が得意な医療人であって，最終的には患者が一番良い形になることが目標ですので，線引きではなく，重なり合って当たり前という感覚で捉えていくのが大事ですね。

野原　薬剤師って控えめで，遠慮しちゃったりする人が多い印象があります。もう少し前に出てもいいんじゃないかなって思うんですよね。

■ 薬が本当に効いているかどうかをみる

手嶋　狭間先生は10年以上前から，バイタルサインを薬剤師がとって，薬学的な解釈を治療に繋げていくことの大切さを言われてきましたが，最近の状況に変化を感じることはありますでしょうか？

狭間　いまの薬学生は大学でバイタルサインを習っていますけれど，少し残念なのは，どう使うかということについて実感を伴う理解がされていないことです。例えば教わるときにも，薬学的にどういう意味合いがあるかは，教える側も薬剤師ではないからよくわからないとなるし，現場に実習で行ってもあまり自分の中に取り込んで他の人とシェアしたことがないので，意味がわかりにくい。もどかしいところですね。医師や看護師だと，なんでこんなことさせられるんだろうって思っても，必ずわかるときがあると思うんですよ。例えば，医師も歯科医も解剖をやるじゃないですか。最初は意味が全くわからなくって，なんでこんなの覚えるんだろうって思う。何かの穴の名前とかね，ラテン語で言いなさいとか。ところが実際に外科の実習に入ってみると，解剖がわかってないと何もできないわけです。大事だと何度も言われてたのはこのことね，って腑に落ちる瞬間があるんですけど，薬学生はバイタルサインを学ぶときにそれがないんですね。教えてもらってなんとなく測るけど，「あぁ！」って腑に落ちる機会が少ない。指導する薬剤師の方も，患者に触ってはいけないと教えられてきた世代の方も多いので，別にバイタルサインはいらないとなる。

手嶋　確かに，薬剤師は患者に触ってはいけないという誤解はありますね。

狭間　もう一つは，バイタルサインよりも，きちんと調剤したい，説明をしたいという気持ちがある。薬に詳しい医療人って考えたときに，薬に詳しいっていうことが，構造式に詳しいとか，薬の仕組みや名前などの「物」に詳しいのは，「対人」ではなく「対物」ということになる。物にフォーカスすると，バイタルサインはいらないってなってしまう。実習で学生はジレンマを感じるでしょうし，いまひとつ面白くなかったですというようなことになる。そういうギャップがあるように思いますね。

野原　いずれは薬剤師が薬剤師に解剖を教えられないと駄目ですよね。

狭間　例えば総胆管結石で黄疸が出て便が白くなりますというのは，解剖が理解できていてこそ説明できることです。なので，利胆薬を調剤する薬剤師もある程度は解剖を理解しておく必要がある。病気の地図帳みたいなものでいいと思うんですよ。例えば左心房，左心室で，ここに僧帽弁がある，みたいなもので。ただ，医師はそれでは困る。もっとリアルにみておかないと意味がない。逆に医師が薬理をみると，細胞膜の模式図にナトリウムとカリウムに矢印があって，ああ，なんか細胞内にカリウムが入るのね，という程度の理解になるかもしれませんが，薬剤師はみえ方が違うと思います。医師が薬学的な知識を知らなくていいとは思わないし，薬剤師も同じように解剖を知らなくていいということではない。お互いに教え合って，この患者は何でこんなふうになっているのかを理解できることが大切なわけです。そういう動きが，いま立ち上がりだしている。

平井　薬物治療の効果や副作用をモニターしなきゃいけないときに，バイタルサインをみられなかったらわからないじゃないですか。血圧ひとつ測れなかったら，本当に効いているかどうかはわからない。血圧は看護師が測るからとかそういう問題ではない。血圧なんて常に変動するから，今の状態がどうなのかをどうしたらみられるのかっていうね。その意味を薬剤師として理解しておかなきゃいけないということだと思うんですよ。薬の構造や性質，体内動態をよく知っている，じゃあそれが患者にどういう形で現れるのかっていうことを判断できるということが求められている。そうでなければ薬を「出す前」「出すとき」「出した後」のモニターはできないですよね。

野原　そこが他の医療人との共通項ですよね。薬の構造を知っているというのは，それは専門としての伝家の宝刀なので，別に常にそれを出さなくてもいい。それよりも，伝家の宝刀を抜かずとも連携できるようになること。薬の話以外で多職種と話したり連携したりして，ちなみに聞かれたら薬のことよく知ってますよ，くらいの感じでいけると良いと思います。

平井　要するに，患者をどうケアするかっていうことですからね。

狭間　それはまさに対物じゃなくて対人ということですね。

■ 残薬が解消されても患者が良くならなければ意味がない

狭間　目標が対物と対人で違ってしまうと，実は多職種との共通項はあまりないんですよ。薬を持ってきました，で終わるから。この薬を誰に使うかは知らないし，その後どうなるかも知らないし，言われたからお持ちしました，で終わる。そうするとあまり連携するところがないんです。薬剤師の学会発表を聞いていて思うことがあるんですけど，すごく作りこんだ発表をされているのに，最後の結びは“コンプライアンスが向上しました”で終わることがある。患者はどうなったの?!って思うことがとても多い。残薬がゼロになっても，患者が亡くなったら意味がない。だからやはり今，パラダイムシフトが起こっているんですよ。

平井　アドヒアランスが悪くて，残薬が沢山あって，お正月に息子が来てね，薬を整理して，これ飲んだらいいねんなって患者がまじめに飲んだら救急車で運ばれたという，そういう話ですよね。

狭間　介護施設で起こる低血糖ってだいたいそうですよね。急にコンプライアンスが良くなるから。患者さんの状態をみないといけない。医療人を志したときの一番最初の目的はなんだったかと。

野原　18歳の誓いですね。

狭間　弁護士が六法全書を覚えるために大学に行くわけじゃない。そもそも，ただ薬を届けたかったわけじゃない。効いているか，飲めているかをみて，おかしいなと思ったら医師にフィードバックするっていう方向にシフトできればいいんですけど，前例がないとか，忙しすぎるとか，それをやろうとすると経営的に赤字になるとか，色々な障壁があってやりづらい。だけどこの数年で，環境が整備されつつある。

野原　医師の仕事を取るわけじゃない。もっと攻めていってもいいと思いますね。医師の代わりになるわけじゃなくて，そっちを勉強したほうが連携しやすいんじゃないかということです。歯科医にも言えることなんですけど，歯だけってなっちゃうとどんどん医療界から離れていくので，当教室で言ってるのが，医師の勉強もどんどんやれと。治療行為には制限があるんですけど，気づくことは誰がやってもいいなら，歯科医なりに認知症も，パーキンソン病も，神経筋疾患も全部勉強する。在宅では，歯科は嚥下・摂食障害などをみることが中心になりますが，要するに口に触るということは，全身的な病態も知らなければいけないということです。薬剤師もどんどん勉強したほうが，連携しやすい薬剤師とか，重宝される薬剤師ということになるんじゃないかと思うんですけどね。

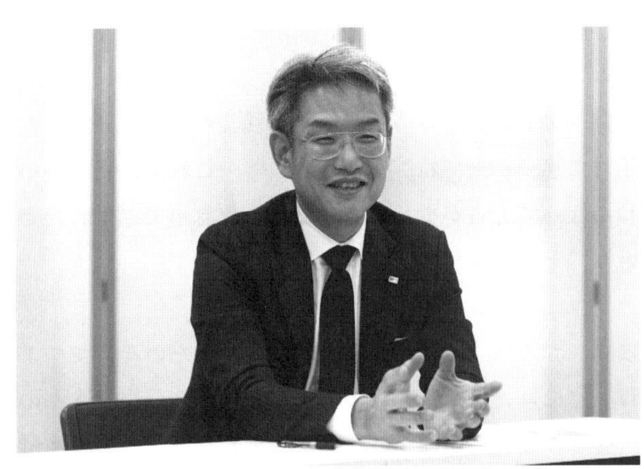

狭間 研至 氏

■ まず人をみてから，物を考える

平井　患者がどういう状況にあるかっていうことに気付くには，多職種でそれぞれの視点からみることが大事ですよね。色々な視点からみた情報を皆で共有しあって最善のケアを考えていけるということが，チーム医療の強みだと思うんですよ。薬剤師はもともと構造式が好きな人もいますけど，その勉強ばっかりしてると人間に対する興味が乏しくなってくるんじゃないかと思ってて。患者の処方箋がきたら，薬剤師はまずどこをみます？

手嶋　大体は，薬でしょうね。

平井　薬をみるでしょう。本来はね，その人の年齢とか，性別とかをみて，それからどんな薬なのかをみる。

手嶋　まず人からみて物を考えるということですよね。

平井　そこは医師との視点の違いだと思うんですよ。もちろん視点が違っていて構わないんだけど，お薬のことを考えたら，これを使っている人はどういう人なんだろうって想像するというのかな。そこまで考えないと，ちゃんとしたケアはできないと思います。

手嶋　バイタルサインを学んだりして，人をみるという感覚がでてくると，みえ方が全然変わると思うんですね。チーム医療って言いますけど，現場に行くと皆さん本気で患者を良くしようとしている。薬の情報は書籍やインターネットですぐ調べられる。ですので，一般論じゃなくて，薬学的視点でこの人に何がいいのかっていうところが必要なんですね。例えばH_2ブロッカーにも色々な成分がありますけど，安全性や効果，経済的な面などからその人に最適なものを考える際，薬学がないとなかなか決め手に欠けると思います。使い慣れたものを続けているだけということもあるかもしれない。そこに薬学的な視点で介入するというのは大事ですよね。

野原　人をみないと，臨床所見をみないと，医師は絶対動かないですからね。

手嶋　人をみて，提案したものに対して責任をもってフォローする。そしてフォローのところでの情報を，みえる形で医師や多職種に伝えていくということが大事ですね。

■「薬を出した後」に視点を移す

手嶋　最近では，医学・薬学教育にもポリファーマシーが組み込まれてきていると思いますが，その辺りの現況はいかがですか？

平井　ポリファーマシーのことを聞いたことがあるという学生は多いんですけど，じゃあどうしたらいいのっていうことはあまりよくわかってないんです。だって必要な薬はいるでしょみたいな感じなんですね。でもどう考えても朝13種類，昼15種類とか飲んでて，それで大丈夫なのかって思うじゃないですか。じゃあ何を減らせるかと考えたときに，それは薬の知識だけではだめで，増やすなり減らすなりしたときに患者さんにどういう反応が出たかってことをわからないと，判断できないわけでしょう。この頃，アンダーユースといって，必要なものを中止してしまって，状態が悪くなるということも結構あると現場では言われているので，患者の状態の変化に気づくことができるかということが薬剤師にとって必要だと思います。

手嶋　私もそう思います。退薬症状がどう起こるかとか，薬剤師が中心となってチームに共有して，介護する側の家族やヘルパー，看護師などが見守りながら，減薬する手順や計画に関わっていくということが大切ですね。バイタルサインも当然必要ですし，様々な臨床症状も関わってくる。そこで患者の全体像を知ることも大事だと思います。そのような取り組みの中で，劇的に口の状態が変わるとか，錐体外路症状が大幅に改善して寝たきりから歩けるようになったとか，食べられるようになったとか，そういったことを私は経験したことがあります。その点について，野原先生は歯科医の観点からどのようなご経験がありますか。

野原　嚥下障害に関してですが，現場はそれほど研ぎ澄まされた臨床がなされていないので，なんでこの薬出てるの？みたいなことが普通にあるんです。医師もDo処方をしてて，でも薬剤師も絶対そこに関わっているわけで。でもみんな変化が怖いから，そのままずるずると続いている。薬剤師も，「これだめです」ではなくて，「この施設，もし夜間に大声出して暴れても対処できますか？」「できます。」「じゃあこれ中止するのどうですかね？」みたいな感じで，患者の症状を予測しながら医師に提案することが必要だと思います。私は薬の提案もしますけど，それを薬剤師がもっとやってくれたらなあってすごく思うんですよね。

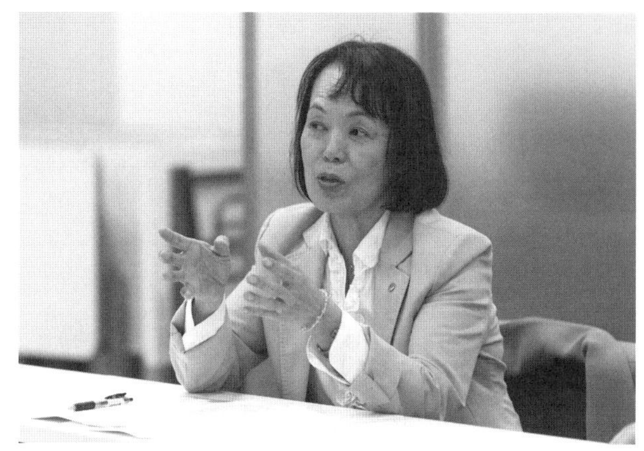

平井 みどり 氏

手嶋　薬って使い始めがすごく鍵になると思うんですね。先日，施設に初めて入所した方が少し不眠になっているというケースで，看護師である施設長が，なぜ眠れないのかまず原因を確認したいと。家族の方は，薬とか使わないんですか？って仰るんですけど，施設長は，今は状況を確認して，寂しいから眠れないのか，生活のリズムが変わったから眠れないのかとか，原因を生活基盤で考えたいと。薬が始まってしまうと中止できない連鎖に陥ってしまいがちなので，薬剤師も当然そういった視点が必要になる。

平井　なるほど，生活面ね。

野原　それって誰が言っても，気付いてもいいことですよね。

狭間　謎を解くことを繰り返しているんだと思う。なんでだろうって思ったときに，専門によってそれぞれ考えることは違うと思うんですよ。私は医師なので，眠れないといったら不眠をきたす病気をたくさん思い浮かべます。看護師の視点だったら，枕も変わったしな，もしくは家族関係はどうかとか考えるのかもしれない。じゃあ薬学は何で謎を解くかっていうと，薬学で解くしかないんですよ。それ以外なら，薬剤師でなくてもいいわけです。それぞれが謎を解きあって，薬ではこういう可能性があると思うんですと。これをやりあうのが大事だと思います。

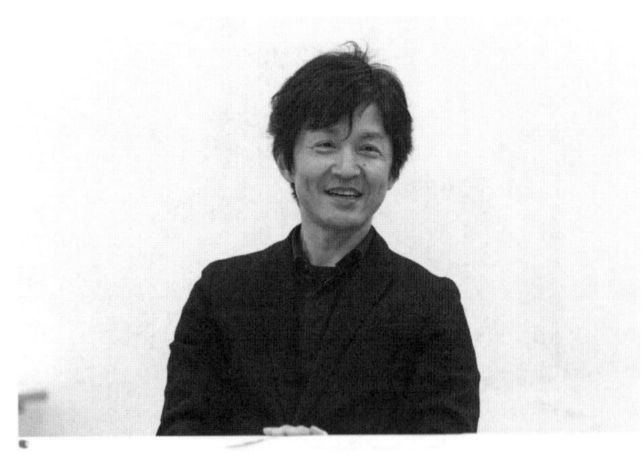

野原 幹司 氏

手嶋　それぞれの専門の視点を共有する。

狭間　私は一時，薬剤師はオオカミ少年化しているように感じていたことがあります。渡すまでの仕事だと，例えばこれは錐体外路症状が起こるかもしれません，口が渇くかもしれませんと言って，何も起こらないことも多い。ところが，視点を少し先にずらして，薬を出した後をみるようにすると，薬剤師の専門性を発揮できる場面はもっと多くなる。薬が出されてから，あれ？なんかおしっこ出なくなったんですけどとか，頭痛するんですけど，っていうときに，医師は尿が出なくなる疾患や頭痛のする疾患を考えるから，薬を追加してしまうわけです。想定される薬剤性の有害事象なのかをみないと，ずっと薬が増えるスパイラルに陥ってしまう。だから薬剤師が出した後をみるということはすごく大事で，その専門性を生かすことにもなる。世界最長寿は達成しましたけれど，残薬や多剤併用，薬剤性有害事象といった問題が解決できていないわけですから，今までのやり方では駄目だということです。

■ 交わることで自分の専門性に気付く

狭間　ところで，薬剤師は控えめだとか言われますけど，あれね，こんなことぐらい医者は知ってるって思うんじゃないですかね。遊離体は…とか言われても，それで結局どういうことなの？って聞くと，この人はこうかもしれませんって。あれは薬剤師同士だけで仕事してるからだと思う。だから自分の専門性に気が付かないんですよ。

手嶋　そうですね。狭間先生がよく言われるのが，交わることで自分の専門性に急に気が付くと。

狭間　薬剤部も薬局も，薬剤師ばかりの世界で，みんな専門性が一緒だから気が付かない。それを乗り越えるためには，やはり多職種と連携する必要がある。特に在宅の現場は，それがやりやすいはずです。

平井　医師の働き方改革で，タスクシフティングを検討しているじゃないですか。実際問題としてそうしないとね，医師が過労死してしまう。それぞれの専門性を理解しながら，みんながてきることはみんなでやったらいいっていうことだと思うんですよ。タスクシフティングが進んだら薬剤師も勉強しなきゃいけないし，患者にもより良いケアが提供できると思いますね。

手嶋　医療にかかる前の未然の段階で対応して，そこも医師にフィードバックするというところにも薬剤師の専門性は生かせますし，本来あるべき姿であるようにも思います。

■ 薬剤師が動くことの社会的意義は大きい

手嶋　社会保障費も限りがあるので，医師のタスクシフティングや，OTCや健康食品なども含めたプライマリケアにどう関わっていくかは，薬剤師が担う大切な役割の1つではないかなと思うのですが。

狭間　医師のタスクシフティングを考えたときに，医師のタスクって何かなと思うんですよ。ほとんど薬を出してるんですよね。診察して処方をする。だけど，医師は診断と救命が主な仕事になってくると思います。あなたは何の病気ですって最初に診断することと，もう命が危ないというときの対処は医師の仕事です。それ以外は，実はメインじゃないと思うんです。そうなると，薬なくなったから来ましたっていう人や，風邪薬出して下さいっていう人も外来診療の対象にすると，もう忙しくなりすぎてると思うんですよ。薬が出た後のフォローは薬剤師にしてもらえば大丈夫です。もう1つは，医師がみてたら亡くならずに済んだんじゃないですか？というような事態は避けないといけない。そこまではいかなくても，診断の遅れが生じる可能性はある。それはOTCも同様ですけど，出した後をみていないからです。ファモチジンを販売したら，軽快したかどうかを聞く，おかしいと思えば薬剤師から医師にフィードバックする。おそらく医師と薬剤師ではみえ方が違います。今まで自分が担当した内容の書面をつけて医師に紹介する仕組みがないと，スイッチOTCなどはすごく危ない。タスクシフトを安全な形で進めるためにも，薬剤師が医師のタスクを受けるのは社会的な意義があると思うんです。薬を出した後のフォローをして，医師と協働する。それがないと，国民に被害が及ぶ。一方で，薬剤師自身も忙しいので，タスクをシフトさせないといけません。ただ，薬剤師以外へシフトすると安全性が脅かされるから，機械的な作業とか，薬剤師が必ず明確な指示を出したうえで最終確認をするとか，それをはっきりさせるために0402通知は通達されたと思うんです。薬剤師も非常に忙しくて，医師と同様に，実は薬剤師でなくてもいい仕事をしている。在宅に行けないという理由もそこにあることが多いんです。忙しすぎて行けない。

野原　薬剤師から医師への紹介ってないんですか？

狭間　最近は少しあるようになってきました。

野原　保険点数の算定はないんですか？

狭間　OTCはないんです。保険外です。ただ，OTCの価格って，カウンセリングとフォローアップ料が含まれていると考えたほうが良いと思うんですよね。患者は薬が欲しいんじゃなくって，症状を良くしたいのだから。歯科は一歩進んでると思うんですけど，全部保険で賄うことは無理なんですよ。賄うべきものでもないですし。大きなリスクは公助・共助で，小さなリスクは自助で対応する。そのためにもプライマリケアはすごく大事なので，薬剤師から医師につなぐという流れは今後のシステムとして必要ですよね。

野原　現状，薬剤師や薬局って処方は受けるけど，逆に医師に返すっていうのはないし，OTCでどれだけ頑張っていても，勝手にやってるよっていう感じで医師からすると怖いところもある。

狭間　フィードバックをしてもらえると，医師にも患者にとってもベターですね。なぜ患者が医者にかかるかというと，健康保険が使えるからだと思うんです。その方が安いから。小さなリスクは自助でということにしないと，保険制度が成り立たなくなるので，薬剤師が動くことの社会的意義は大きい。でも動けないのは，それをやりだすと薬局の収益構造が崩れてしまうからです。薬局での業務って，1つひとつに点数をつけてるから，それ以外のことをやると儲からなくなるし，ひたすら調剤したほうが収益が上がる構造になっている。ですが，病院の薬剤師は状況が異なります。頻繁に褥瘡をみに行ったりするんですよ。点数がつかないことを気にする必要がない。もし1つひとつの業務に保険点数がついてて，褥瘡をみに行くことで点数がとれないとなると，そんなことよりこっちをやってくれってなる。だから調剤報酬制度が変わるということはすごく大事なことです。

■ 6年制の薬学教育には夢が込められている

狭間　薬剤師も本当は動きたい人が沢山いる。それは6年制教育が効いていると思う。6年制教育には夢が込められているんですよ。それを学んだ人たちが，いま実務実習の指導薬剤師になってきている。夢を持った学生たちが現場に出ていくとき，前例がないという障害がありましたが，いま薬剤師を取り巻く環境が大きく変わっています。薬剤師が忙しすぎるという点については，0402通知が出た。薬機法が改正されて，薬を出した後をみることが義務となった。調剤報酬の改定では，調剤料を引き下げて対人業務を厚くするとなったから，薬剤師が動かない理由がなくなる。逆にじっとしてると駄目なようになる。医師の働き方改革もそうですし，ポリファーマシーや残薬の問題も，在宅でヒューマンリソースがない問題も，あらゆることを薬剤師の力で解決できると思

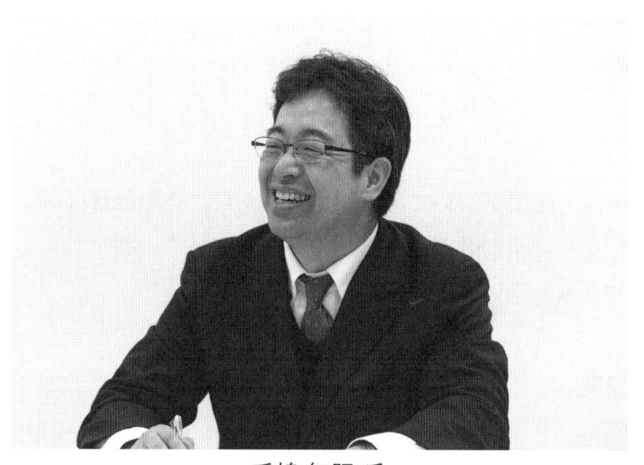

手嶋 無限 氏

う。薬剤師はそういう社会的使命を帯びていると思う。その環境が整えられている。

平井 ようやくここにきて動きだしたなっていう。

狭間 確実に世の中が変わってきている。

平井 30年前は在宅でのケアをする人ってそんなに多くなかった。今は高齢者が増えて，在宅や施設でみないと仕方がない。全ての医療職が在宅に出ていかざるをえない状況になってきたわけだから。その中で薬剤師がいつまでもカウンターの中におったらそれはアカンでしょっていうところだと思うんですよ。6年制教育を受けてきた人たちは，在宅をやりたくて薬局に来ましたという人が増えてきていますからね。まさにこれからだと思いますよ。0402通知は，いずれ調剤業務は機械化するっていうことの先触れだと思うので。

手嶋 薬剤師が本来あるべき姿になるために，いろいろ整備されてきたというところですね。

野原 どちらが上とか下とかじゃないですけど，例えば医師には看護師がいて，歯科には衛生士がいる。でも薬剤師は1人でやってましたもんね。

■「飲んだ後」は薬剤師の方が詳しい

狭間 薬剤師の社会的使命は大きいので，様々な足枷が外されると思いますね。よく考えると，在宅医療ってほとんど薬物治療ですよね。外科的治療も検査もないし，診断も済んでいる。ただ，新たな疾患が発生したときには，誰かが早く気が付いて，先生これなんかおかしいからみてあげて欲しいって呼ばれたりするというのが本来の医師のかかわり方だと思うんですよ。そうでないとおそらく受けきれない。

平井 診断がついて方針が決まったら，その後は医師ではなくて薬剤師がずっとフォローしていく。薬剤師ならできると思います。

狭間 むしろ薬剤師の方が得意だと思う。医師は診断や外科的な処置をやる。薬物治療で「なんで効かないのか」「なんで飲めないのか」というのは薬剤師のほうが詳しい。薬理とか薬物動態とか，飲んだ後の勉強をたくさんしているのに，業務では飲むまでしかやらないっていうのはもったいない。患者をみるには患者の状態を知らなきゃいけない。バイタルサインも含めて，薬と関係づけるのが薬学的なフィジカルアセスメントと言えます。

野原 最終責任は医師に任せるみたいなね。どこかにあるんですよね。

狭間 「先生が出したものだから」ではなくて，自分で決めて，責任を持つ。そうしたところで医療職はみんな気を張って生きているわけで，それに応じたやりがいとか，社会的な認知が出来上がってくる。

手嶋 狭間先生の講演で，「決断する医療人」という言葉を出されていたのが印象に残っています。なんらかの決断をすることを医療人は避けて通れない。それをしたうえで責任を果たすためにも関わりを持ち続ける。そういった意思が必要だし，死生観の涵養などにもつながっていくでしょうね。

野原 根性論じゃないですけど，冷や汗かくことってありますよ。自分が動かなきゃ患者が亡くなるっていうの。薬剤師も，自分が出した薬で患者が亡くなる可能性があるわけで。

手嶋 そこを医師だけに責任を負わせるのではなくて，薬剤師も協働してお互いに情報をすり合わせて，医療としての決断をするということが必要ですね。

平井 薬を変更するときに，「先生これ切ってみてください」「せやけど大丈夫やろか」「ちゃんと私がみてますから」ってね，「だめになったら先生に言いますから，また戻しましょ」って言ったら，医師も「そうしよか」ってなる。東日本大震災のときの話でね，薬剤師がボランティアで現地に行ったわけですよ。心不全気味の人を眼科専門の医師がみてて，「薬これでええよな」みたいな感じで。薬剤師が「先生，これ利尿薬いれましょか」って言ったら「利尿薬か，そやな」ってなって。それでおしっこが出た，良かったって2人で喜んでたって。そういうことを体験したら，患者をみるということがどういうことかわかってくる。

野原　在宅やってる医師だって，専門外のことは本当にハラハラしながら薬出しますよね。医師も絶対に苦手分野ありますもんね。そういうところに少しでも薬剤師が関わってくれれば。

平井　「先生それでいいですよ」って言ってくれたらどれだけ心強いか。「先生みときますから」ってね。

野原　そういうのができるとね，変わってくるんじゃないですかね。

狭間　それがチームなんでしょうね。私ね，疑義照会って入口だと思うんです。疑義照会って，この辺いくとはまると思うから，先生やめたほうがいいですよっていうわけですよね。でも医師がGOって言う。そしたらはまるはずじゃないですか。だから追いかけないと。追いかけてみて，脈が下がりだすとか，尿が出なくなるとかの予兆を早くみつけて，医師に伝える。「この間ご処方いただいた人なんですけど，こうなってますけど」って言うと，「あっ」ていうのがあって，やっぱりそれがね，きっかけになることがありますよ。そういう出した後をみるサイクルって，まずは在宅で経験を積むのがいいと思う。在宅だと決まった人をみるから，患者の情報が全部あるし，状態もある程度安定している。事前に「明日はこの15人まわります」とわかるので，予習もできるわけです。外来は誰が来るかわからないですから，いきなり最初からは厳しい。まず在宅で，ある程度のスキルを身につけてから外来に出るといいと思う。

■ 大学で勉強したことは必ず現場で必要になる

狭間　先日，弊社の薬剤師が薬学部の4年生に講義をしたんです。「何の話するの?」って聞いたら，リスパダール（リスペリドン）の症例の話をすると。リスペリドンを増やしていった患者で熱が出たりしたので，薬剤の蓄積じゃないかという話になって，添付文書をみたらt1/2が結構短くて，中止したのに全然熱が下がらない。なんでだろうと思ったんですって。

平井　悪性症候群じゃないんですか？

狭間　その可能性はあると思うんですけど，その講義の中で「分配係数」とか言うわけです。「分配係数って何？」って聞いたら「1超えたらすごく油っぽい薬ってことなんです」と。「油っぽい薬ってどういう意味？要するに中枢移行するとかしないとかってこと？」って聞いたら「そうです」って。つまり，中止すると血中濃度は下がるけど，中枢にはまだ蓄積があるかもしれないので，もう少し様子をみたほうがいいという話で。「高齢者の生理を考えると吸収分布代謝排泄で水分が…」なんて話をするんですね。「そういうのどこで勉強した

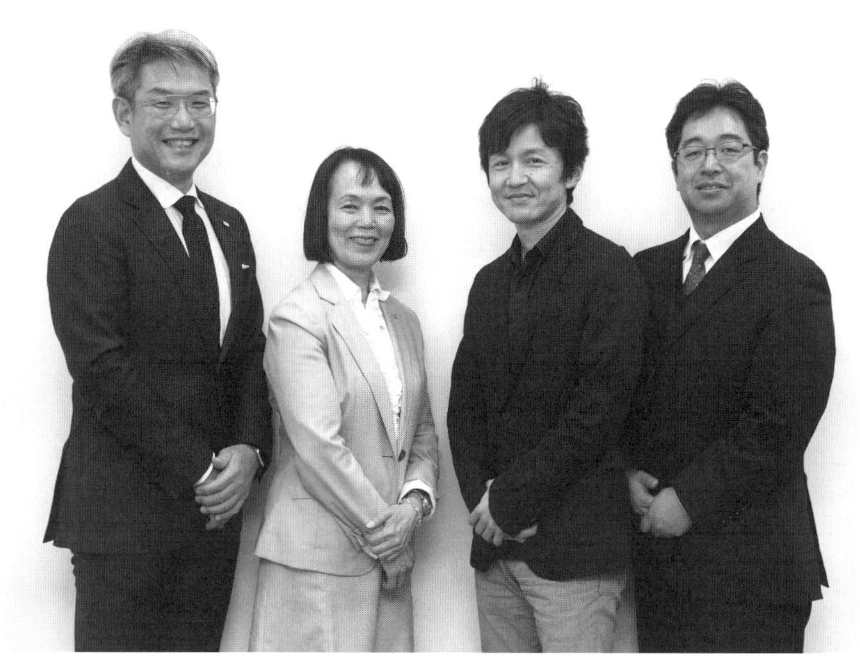

の？」って聞いたら国家試験の勉強でしたって言うんですよ。それで，学生の皆さんに伝えたいことはあるかと聞いたら，「分配係数使うよ」「解剖いるよ」って。普段も仲間で集まって，自発的な症例検討会みたいなものをやっているんですけど，学生時代に勉強したことがすごく役に立っていると。学生には，今大学で勉強してる内容は，免許を取るためだけのものではなくて，必ず現場で活きるよ，使うよっていうことを知っておいてもらいたいですね。

■ 薬剤師にはもっと攻めて欲しい

野原　薬剤師の免許ってすごく可能性のあるものだと思うんですよ。でも活かすのが下手っていう印象があって。歯科が扱えるのはほぼ口まわりだけなんですけど，薬剤師は全身を対象にできる。広い範囲で患者さんに絡めるし，知識としても凄いものを持っているのに，少し臨床力がなくて使えていない感がある。薬剤師の免許って，使い方によって臨床的にもビジネス的にも面白いことができると思うんですよね。薬剤師だからここまでっていう線引きはまずとっぱらって欲しいですね。薬剤師だからこれはいらないとか，臨床的なことで薬剤師だからこれは知らなくていいとかではなくて。例えば自分が渡した薬で間質性肺炎になるかもしれませんから，胸部X線写真をみることができてもいいじゃないですか。心電図だって薬剤師だから読まなくていいとかいうことは全然ないと思います。とても可能性のある免許なのでどんどん攻めていって欲しいですね。

平井　私もそう思います。もっと攻めて欲しいなって思いますね。攻めないと面白くないですよ。決まりきったことだけやっていても面白くないし，患者に対して，人間に対して，人をみなさいというより人に対して興味をもって欲しいなと。この人はどういう人なんだろう，処方箋1枚からでもこの人はどういう人なんだろうと，想像力を働かせていれば，調剤だって面白いし，退屈しない。それで，一期一会みたいなものであっても，患者にはこの人どういう人なんだろうって，その人のストーリーを短時間でも聞き出す。それはやっぱりAIにはできないことだと思うんです。相手にあわせていろいろ動けるっていうのは人間じゃないとできないことなので。薬剤師として，自分の仕事を面白いと思うようになりたかったら想像力と興味，好奇心ですよね。そういうのを持ってあたれば何をみても面白い，何をみても楽しくなるということだと思います。ぜひ攻めて欲しいと思いますね。

狭間　心電図が読めると，この不整脈が良い脈なのか悪い脈なのかがわかる。患者の謎を解くためにはバイタルサインもあったらいいし，胸部X線写真もあればいいし，膀胱エコーも使ったらいいと思いますよ。まさに薬剤師法第1条に戻るんですけど，国民の健康な生活を確保する，そのために調剤，医薬品の供給その他薬事衛生をつかさどるんだっていう，そこにおけるあらゆる手段ですよね。

手嶋　問題点を探って解決策を考えるという思考回路だけではなくて，人がどうやったら幸せになれるのかということにも思いが至らないといけない。それには，相手のことが気になるとか，その人のことを考える，関心をもつという，そういう感性が大切ですね。人間じゃないとできないことだと思いますし。そして，薬学をしっかりと使って，医療の一員として活動していく。薬剤師を取り巻く環境は大きく変わっています。薬剤師として，どう薬を扱うかということについても，見つめ直すことが必要なのではないかと思いました。本日は有難うございました。

Profile

手嶋 無限

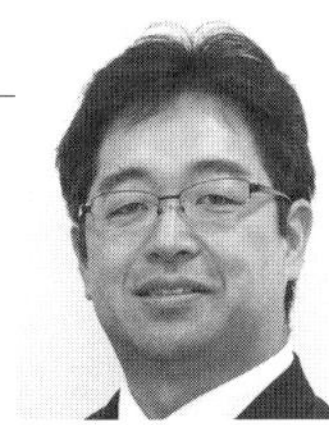

薬剤師，薬学博士。株式会社ONEDERS 取締役・副社長，アイビー薬局 管理薬剤師，一般社団法人日本在宅薬学会 副理事長。2000年福岡大学薬学部卒業。2006年博士号取得。2006年長崎大学病院薬剤師，2010年長崎大学大学院医歯薬学総合研究科GP専任准教授，2015年長崎大学薬学部特任准教授などを経て，2016年より現職。

狭間 研至

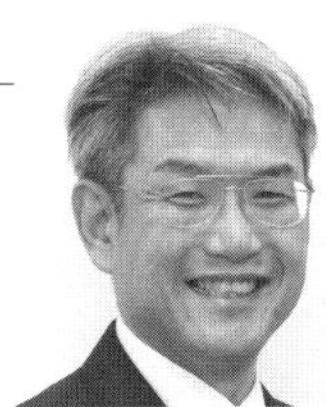

医師，医学博士。ファルメディコ株式会社 代表取締役社長，医療法人嘉健会思温病院 理事長，一般社団法人日本在宅薬学会 理事長，一般社団法人薬剤師あゆみの会 理事長。1995年大阪大学医学部卒業。大阪大学医学部附属病院，大阪府立病院（現 大阪府立急性期・総合医療センター），宝塚市立病院で外科・呼吸器外科診療に従事。2000年大阪大学大学院医学系研究科臓器制御外科にて異種移植をテーマとした研究と臨床業務に携わり，2004年博士号取得後，現職。

平井 みどり

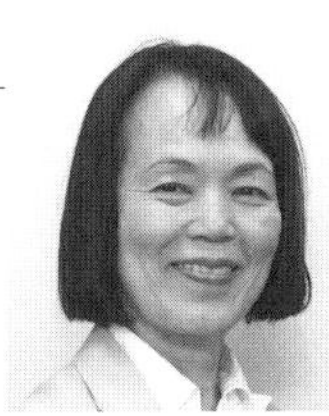

医師，薬剤師，医学博士。兵庫県赤十字血液センター 所長，神戸大学 名誉教授。1974年京都大学薬学部卒業。1985年神戸大学医学部卒業。1990年博士号取得。神戸大学医学部附属病院薬剤部，京都大学医学部附属病院薬剤部を経て1995年神戸薬科大学 助教授，2002年同教授。2007年神戸大学医学部附属病院 教授・薬剤部長。2018年より現職。

野原 幹司

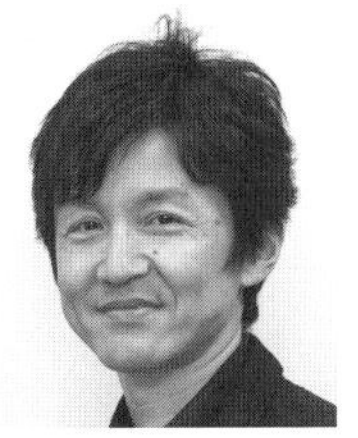

歯科医師，歯学博士。大阪大学大学院歯学研究科 高次脳口腔機能学講座 顎口腔機能治療学教室 准教授。1997年大阪大学歯学部卒業。2001年博士号取得。2002年大阪大学歯学部附属病院顎口腔機能治療部助手，2007年同助教兼医長。2015年より現職。

「現在」と「未来」，それぞれの法律の視座から

重要ワード 薬剤師法改正，薬機法改正，努力義務

KEY1 薬剤師の在り方の現状は，「あるべき姿」から遅れており，頻回に行われる法改正はそれを改善しようとしていることを理解しなければならない

KEY2 調剤後の患者の服薬状況を継続的に把握し，医師へ情報提供することが薬機法改正により義務化されたことの意味を理解しなければならない

KEY3 KEY2は，未来に向けて薬剤師が立派に生存しうるかどうかの鍵であることを理解しなければならない

KEY4 未病対策や，そのさらに前段階ともいえる先制医療の分野では，医師の独占業務である「医業」に該当しない領域が多く存在し，薬剤師の活躍の場が拡大する可能性があるのである

NOTE

Ⅰ.「現在」と「未来」，それぞれの法律の視座から

本稿を読む前提として，2つの事柄を理解して頂きたいと思います。

第一に，「現在の法律の視座から」として，現行の医療関係法規の一つである現行の薬剤師法が，現在の薬剤師に対して何を求めているか，それを明確に理解することが，待ったなしに重要なことなのです。

そして第二は，「未来の法律の視座から」として，今後のあるべき医療関係法規の中における薬剤師のあるべき姿はどのようなものか。それを真剣に考え，可能な限り具体的にそれをシミュレーションすることです。

強い言葉で表現するならば，未来に向けて薬剤師が立派に生存しうるかどうかを具体的に考える，ということです。

Ⅱ.「現在」における法律の視座から

1. まず「現行」の薬事関係法規では

薬剤師を巡る法改正は，前回の2014年（平成26年）の薬剤師法改正に続き，2019年（令和元年）12月に「医薬品，医療機器等の品質，有効性及び安全性の確保等に関する法律（薬機法）」の改正法が公布されました。なぜそのように頻繁に法改正が行われるのでしょうか。

その理由は，薬剤師の在り方の現状が，まだ「薬剤師のあるべき姿」から遅れていることにあり，法改正はそれを改善しようとしているのです。

それは一口でいえば，これまで不十分だった「物から人へ」つまり「対物業務から対人業務へ」の改善の流れをいっそう強化しようとするものです。

もっとも一般論としては，法改正は時代の激しい変化に対応するために行われるものですが，残念なことに薬剤師の場合は，前述のように，薬剤師が責任をもって本来担当すべき業務さえも，これまで十分遂行してきたとは言えないことが理由であることを真摯に受け止めるべきでしょう。

2. 薬剤師法改正に続く薬機法改正

2014年の大きな薬剤師法改正では，薬剤師に対し「情報提供義務」に「薬学的知見に基づく指導義務」を追加し，単なる「薬の専門家」から脱して「薬の責任者」となることを求めました。更にそれから5年を経過した2019年を迎え，薬機法においても大きな改正が行われました。

その重点は，①「調剤後のフォローアップとして服薬状況の継続的な把握の義務化と医師への情報提供の努力義務」と，②「地域連携薬局や専門医療機関連携薬局の知事認定制度の導入」などです。

3. 薬機法改正における薬剤師の留意点

前述の①「調剤後のフォローアップ」がどのような重要な意味を持っているか，薬剤師は「薬剤師も医療の担い手の一員」であることを自覚し，その責任をもって実践に臨むことです。

理解すべき点は2つです。

第一に，患者の「服薬状況の継続的な把握」こそが，「対人業務」という臨床行為であることです。

第二に，「医師に情報提供」とは，「医療の担い手の一員」としてPDCA（Plan, Do, Check, Act）というサイクル，つまり医師の診療行為に始まった「臨床のサイクル」を医師と協働して回して完結させることです。

なお，「努力義務」とは，罰則などを伴う「法的義務」には及ばない義務ですが，努力義務だからといって，決して軽く考えてはなりません。なぜなら，情報提供の努力義務とは，情報提供という行為を努力して遂行すべきである，と法が求めているからです。

この際，類似する残念な過去のケースに触れないわけにはいきません。それは薬剤師法第24条が処方箋中の疑義の確認義務を「法的義務」として強く規定しているにもかかわらず，これまでのところ十分に履行されているとは言えず，薬剤師の職能確立の大きな障害となっていることです。このことを反省し，今度こそ義務を怠ることがあってはならないと思います。

前述の②「地域連携薬局や専門医療機関連携薬局の知事認定制度の導入」は，薬剤師にとっての新しい制度として，今後に向けた進むべき道を示しているのです。是非とも，前向きに取り組み薬剤師職能の確立に励んで欲しいと思います。

一口に「地域」と言っても，中央と地方の差，地方の中でも特色や事情の差など，それぞれの場面に応じて，シミュレーションしながら進めることになります。

また「専門」と言っても，実情は医療・介護・福祉の間で相互に往復しながら流動的に進める形，つまりケア・ミックスとして進めることになります。これらのこ

NOTE

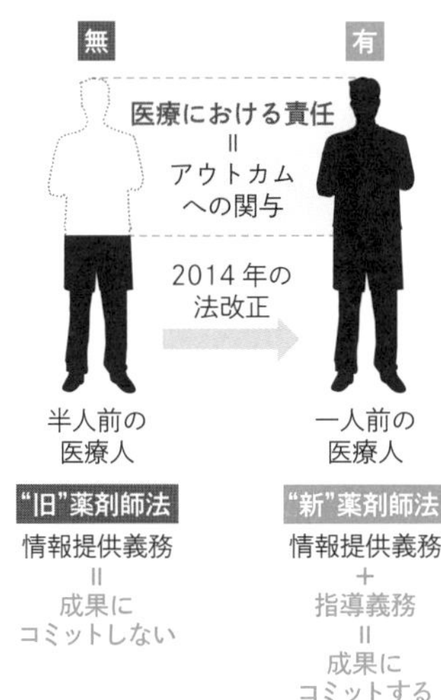

◆薬剤師法第25条の2

薬剤師は，調剤した薬剤の適正な使用のため，販売又は授与の目的で調剤したときは，患者又は現にその看護に当たっている者に対し，必要な情報を提供し，及び必要な薬学的知見に基づく指導を行わなければならない。

2　薬剤師は，前項に定める場合のほか，調剤した薬剤の適正な使用のため必要があると認める場合には，患者の当該薬剤の使用の状況を継続的かつ的確に把握するとともに，患者又は現にその看護に当たっている者に対し，必要な情報を提供し，及び必要な薬学的知見に基づく指導を行わなければならない。

◆PDCAサイクル

PDCAサイクルとは，計画（P：plan）を実行（D：do）し，評価（C：check）をして改善（A：act）に結びつけ，その結果を次の計画に生かすプロセスを繰り返すことをいう。

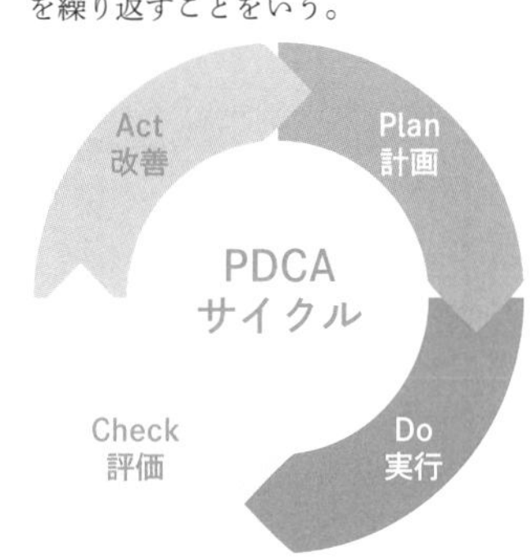

NOTE

とを理解して，積極的に認定制度に取り組むべきだと思います。

Ⅲ．考えられる「未来」の法律の視座から

1．前述の「現在の法律の視座」に並行

時代は想像以上のスピードで変化しつつあります。医療の世界も例外ではなく，特に人口減少という社会を破壊させる不可抗力的な「暴力」によって，従来の医療体制の維持・継続が困難になったことは既に明らかになりつつある，と心ある医療関係者は不安を募らせています。それ故，現在に並行して未来についても考えて準備することの重要性を理解して欲しいと思います。

ご存知のように，未来のことは未確定のため分かりにくいのは当然です。むしろそれ故にこそ，大胆に「未来の法律」の姿を考え，その中の薬剤師の在り方を真剣にシミュレーションする必要があるのです。なぜなら，そのことを敬遠していたら手遅れになり，取り返しのつかない事態になりかねないからです。

2．「未来のありうる法律」を考える

薬剤師の未来を考えるとするならば，どのような法律が考えられるだろうか。その中で薬剤師が生き残る道はあるのだろうか。それには今からどのような心構えで，どのような準備をしていくべきなのかを考えるべきです。

そして大事なことは，目下現役で活躍中の薬剤師としては，自分のみならず，次世代の若者に伝え，そして彼らを育成していくことが求められているのです。

3．フレイルや未病よりさらに前段階

厚生労働省は2020年（令和2年）度から，75歳以上の後期高齢者を対象にした「フレイル健診」を導入しました。日本サルコペニア・フレイル学会も，同月サルコペニアを診断する新たな基準を作成したと発表しました（読売新聞:2019年11月10日）。となると，もっと前段階の「未病」の健診や，それよりもさらに前段階の「発症前」の健診ならば一層好ましいのは当然でしょう。

その一つに，「先制医療」があります。そこには，正に「あるべき望ましい方向」を読み取ることができ，同時にその気になればそれを実践することが可能であると思われるのです。

4．「未病」以前の健康体に介入する先制医療

先制医療は全く新しい予防の在り方として，京都大学名誉教授の井村裕夫先生が「将来の医学・医療が目指すべき方向は先制医療である」と明言され，紹介しているのです。

未来のことですから一朝一夕に行かないことは当然です。未来は人口減少とともに明るくない要素も多いのですが，そのような中で「先制医療」という明るい灯を一つの拠りどころとして，まずはその検討から始めてはどうでしょうか。現行の薬機法改正への対応だけでも多忙を極めるかもしれませんが，時代の進展の激しいことに鑑みて，それと並行して挑戦することが必要ではないでしょうか。

海外での，あの有名なハリウッド女優のアンジェリーナ・ジョリーさんが，惜し

げもなく乳がん発病前の乳腺を切除されたとの報道にはビックリしましたが，今にして思えは正に先制医療だったのです。

井村裕夫先生によれば「先制医療」とは，「将来起こりやすい病気や疾患の発症前に診断・予測し，介入するという予防医療であり」，それには「個人の遺伝子，mRNA，タンパク質，代謝産物，画像等のバイオマーカーを用いる」とのことです。英語ではPrecision Medicineということから，精密医療とか精密予防などと呼ばれています。

先制医療では，「発症前に診断予測」は現行の医師法17条で医師が独占する「医業」に該当しますが，「介入」は生活習慣指導や栄養・食事指導（例えば，肥満防止や禁煙による肺がん防止など）に重点が置かれますので，「医業」には含まれない分野が多く，医師以外の者も参加することが可能です。

先制医療で「健康寿命を延伸」するならば，男女ともに約10年にも及ぶ現在の「平均寿命と健康寿命の差」が縮まって苦痛な終末期が大きく短縮されるとともに，医療費の大幅な抑制に繋がり，夢とされる人生100年時代の到来も決して夢ではなくなるのではないでしょうか。

5. 先制医療の時代においては薬剤師が最も有利

薬剤師には，現在でも既に「かかりつけ薬剤師」や，「健康サポート薬局」などの制度が進行中であり，しかも医療費の抑制のためには適正のOTC販売が推奨されていることを考えると，先制医療の時代においては，医療関係者の中でも薬剤師がかなり有利な立場になることは容易に想定されます。要は，未来に関心をもって，今から本気で取り組むことです。

なお，より理解を深めるためには，後述の「Ⅳ．医療関係者を巡る時代の背景」を読んで欲しいと思います。

Ⅳ．医療関係者を巡る時代の背景

一般論としては，上記5の他にもいくつか考えられます。

一つには人口論です。いわゆる団塊の世代（1947～1949年生まれ）が2022年には75歳の後期高齢者となるといいます。これにより，膨大な医療費を必要とすることになるので，2022年危機とも言われます。

また人口論によれば，人口が増加するときは，戦後の昭和時代のように，全てがうまく進行するいわゆる「人口ボーナス（BONUS）」の状態になります。しかし，人口が減少するときは，それとは逆の「人口オーナス（ONUS）」になるといわれています。オーナスには，重荷や負担，責任などの意味があります。

人口減少は，既に約10年前から進んでいます。大事なことは，無駄を排しながら，縮小均衡を意識していかなければなりません。医療や薬剤師の周りをその気で観察すれば，無駄は沢山あります。

一方で，健康寿命を延ばすことにより，人生100年時代の到来も決して夢ではなくなりました。そのような時代の流れの中で，薬剤師に対する期待は決して小さいものではないことを自覚して医療の担い手の一員として励むべきだと思います。

人口論は単なる想像とは異なり，科学的にエビデンスをもって推測されるもので

NOTE

あることを理解して，適格に対応する必要があります。

二つには，2025年に地域完結型医療を目指す「地域包括ケアシステム」の進捗状況も，2020年現在では決して満足すべき状況には至っていません。

三つには，2019年9月に厚生労働省が具体的な病院名まで明示して発表した公立・公的病院を3年で集中的に再編する議論です。医療体制の合理化と医療費の抑制を図るものですが，急性期病床の大幅な削減を生じることは明らかであり，当然のことながらそれに伴う薬剤師も含めた医療関係者への影響も厳しくなると予測されます。

四つには，高齢者の増加とともに費用がますます嵩み，これまで通りに医療を維持できるか，疑問視されるに至っていることです。

五つには，費用の観点からばかりでなく，大きな流れの変化として，「医療から栄養・運動へ」や，「医薬品から食品へ」などと言われることが多くなってきたことです。

V．薬学生の皆さんへ

ご存知のように，「人生100年時代」を迎えました。皆さんはたっぷり時間がありますので，いろいろなことに挑戦する「マルチな人生」を選んでほしいです。それが人生の先輩である私から後輩の皆さんに贈る言葉です。現在私は87歳（1932年生まれ）ですが，さすがに仕事はほどほどになりましたが，週2回のテニスは欠かしません。人生100年時代のモデルケースの一つになることを目標にしています。

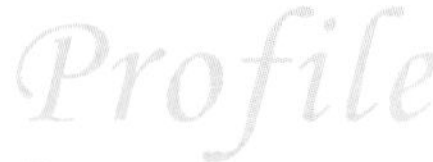

三輪 亮寿

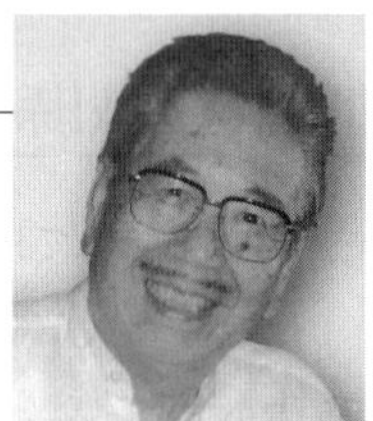

弁護士／薬学博士／東京大学薬学科卒。今，超高齢社会化という未経験の困難な時代を迎えようとしています。それが70年前の敗戦前後の困難な時代と似ているとの指摘があります。私は旧制前橋中学1年生の時，米軍の空襲による一面焼け野原の中で敗戦を迎えた「戦中派」ですので，皆さんの知らない大事なことを皆さんに伝えることを使命と考えています。私は昭和30年に東京大学の薬学科を卒業し，その約20年後に弁護士となり，医事判例や薬学教育に携わりながら現在に至っています。

教育の視座から
改訂薬学教育モデル･コアカリキュラムでの在宅医療教育

重要ワード 薬学教育モデル・コアカリキュラム，実務実習モデル・コアカリキュラム，改訂コアカリ，薬剤師として求められる基本的な資質，薬学実務実習に関するガイドライン，多職種連携・協働，チーム医療

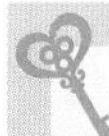

KEY1 患者からみれば，実習生も医療従事者の一人。患者の役に立てることを探すという心の在り方でトライ！

KEY2 薬学教育は現状，改訂前後のモデル・コアカリキュラムが両方使用されている移行期で，現場同様に激変している

KEY3 改訂コアカリでは「薬剤師として求められる基本的な資質」という10項目が新設され，卒業までに身につけることになっている

KEY4 在宅医療に関する学習のキーワードは，「多職種連携」「チーム医療」。そのために病状に関する情報収集と報告を学ぶことは最低限必須

1. 初めて在宅医療を学ぶ方，実習生の皆さんへ

薬剤師が患者宅に伺い薬物治療の管理を行う時代になりました。OTC（over the counter）という言葉が示すように，薬剤師免許がなければその内側に入れなかったcounterから飛び出し，医療環境として恵まれているといえない“患者宅”という場で薬剤師の持てる能力を発揮することが求められるようになったのです。

薬剤師は薬学部を卒業し，薬剤師国家試験に合格した人にしか与えられない資格です。事象に対する化学的理解を無意識に行い，患者に接するときには自然と薬の体内動態をチェックしていることでしょう。

薬剤師の在宅医療の主目的は患者の薬物治療の管理であり，薬のことは元より，患者情報や環境情報にもしっかり対応した上で薬学的管理をすることが求められます。質の高い薬物治療の提供のためには，患者との信頼関係も築かなくてはなりません。そして，人材不足の現状から，在宅医療を行う薬剤師は，ほとんど一人での行動となります。在宅医療では，薬の効果や副作用が出ているか，医師への急な診察の依頼等を適切に一人で判断しなくてはなりません。**つまり，在宅医療では，薬剤師としての問題解決，適切な判断とコミュニケーションに高い能力が求められます。**

在宅医療実習では，実習生は指導薬剤師に患者宅に連れていっていただきます。指導薬剤師がどのように薬物治療に寄与しているのか，また，患者とどのようなコミュニケーションをとって信頼関係を築いているのか，医師とどのような連携をとっているのかなどをしっかり見てきてください。

NOTE

◆在宅医療に必要な能力

薬学的問題解決力

適切な判断力

コミュニケーション力

NOTE

そして，その空間には患者と指導薬剤師だけではなく貴方がいます。実習生だからといって黙って見ているだけでは，患者は気味悪がって心を開いてくれません。**患者にしてみたら，貴方も立派な医療従事者です。貴方の在り方次第で強い味方にもなれるのです。患者に何か一つでも役にたてることを見つけて，トライしてください。**

2. 6年制薬学教育の課題

・初めての薬学教育モデル・コアカリキュラム（2002年策定）
・初めての実務実習モデル・コアカリキュラム（2003年策定）

に基づく6年制薬学教育課程が2006年に始まってから13年が経ちます。

◆6年制薬学教育の特徴
・実務実習の長期化
・現場の実践からの学び

6年制薬学教育のカリキュラムは，医療人としての薬剤師を育成するために構築されています。大きな特徴として，実務実習を長期化させ，現場での実践を通して薬学を学ぶ点があげられます。

6年制薬学教育が一通り完結し，6年間の薬学教育を受けた薬剤師が誕生した時期から，初めてのモデル・コアカリキュラムによる教育の問題点が指摘され始めました。

実務実習についても様々な課題が，実習を終えた学生から出されました。

在宅医療も，実際に実習を受けることができなかった学生が多い項目の1つとしてあげられています。

実務実習において指摘される様々な課題
・病院と薬局で重複する到達目標（SBOs）が半数もある
・病院でのTDMや治験，薬局でのセルフメディケーション等，実際に実習を受けることができなかった項目がある
・実習施設間での実習内容に大きな差がある
・薬局で在宅医療実習を受けることができなかった

一方，薬学教育課程が6年制となってから，薬剤師業務は目を見張るほどの変容を遂げました。**「顔の見える薬剤師」から「信頼される薬剤師」へと，薬剤師に望まれる立ち位置は急転換した**のです。

3. コアカリキュラム改訂へ

◆改訂前後のコアカリの変遷

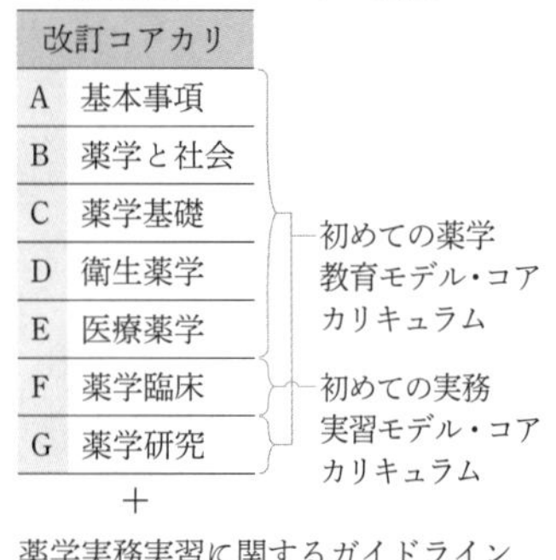

こうした医療全体を取り巻く情勢の変化や，医療・保健・福祉等における社会的ニーズに貢献できる薬剤師養成などの観点から，2011年，文部科学省は薬学教育のコアカリキュラムを見直し改訂することを決め，日本薬学会へ改訂作業が委託されました。

2013年，改訂された「薬学教育モデル・コアカリキュラム（以下，改訂コアカリと省略する）」が完成しました。「A基本事項」，「B薬学と社会」，「C薬学基礎」，「D衛生薬学」，「E医療薬学」，「F薬学臨床」，「G薬学研究」という7項目に整理されています。これまでの実務実習モデル・コアカリキュラムの内容が「F薬学臨床」という項目となって統合され，コアカリキュラムが一本化された形です。

内容としては医療人としての薬剤師教育にいっそうポイントを絞り，**6年制学**

部・学科の学士過程教育に特化して策定されています。その象徴が，6年制卒業時に学生が身につけておくべき資質として，新たに設けられた10項目の「薬剤師として求められる基本的な資質」です。

薬剤師として求められる基本的な資質

① 薬剤師としての心構え	⑥ 薬物療法における実践的能力
② 患者・生活者本位の視点	⑦ 地域の保健・医療における実践的能力
③ コミュニケーション能力	⑧ 研究能力
④ チーム医療への参画	⑨ 自己研鑽
⑤ 基礎的な科学力	⑩ 教育能力

2015年度の入学生から，改訂コアカリに基づく新しいカリキュラムによる6年制薬学教育が導入されました。2020年度に実施される第106回薬剤師国家試験からは，改訂コアカリに準拠した出題基準が適用された試験がはじまります。

加えて，**改訂コアカリに基づく実務実習を適正に実施するための指針を示した「薬学実務実習に関するガイドライン（以下，ガイドライン）」が2015年に策定さ**れました。本ガイドラインには，大学主導で，実習を行う病院及び薬局施設と円滑に連携し,「薬剤師として求められる基本的な資質」の修得を叶える実習の実現に向け，水準の確保・向上のため様々な工夫等が盛り込まれています。

4. 地域医療を学ぶ上での改訂コアカリのポイント

改訂コアカリでは，卒業時までに修得されるべき「薬剤師として求められる基本的な資質」を前提とした学習成果基盤型教育（outcome-based education）に力点が置かれています。そのためコアカリの記載方法も，下記のようになっています。

GIO（最終的に「薬剤師として求められる基本的な資質」を身につけるための一般目標）を設定

↓

SBOs（GIOに到達するために身につけておくべき個々の実践的能力の到達目標）を明示

◆改訂コアカリ＝outcome-based education

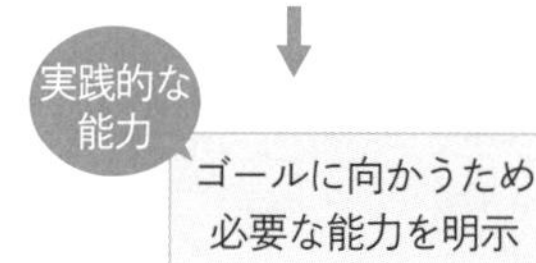

これまでのような，**それぞれの分野の教育を積み上げる方式から，学習成果のゴールを決めてそれに向け，教育カリキュラムを編成する方向へ変更**されました。

医療人としての薬剤師を養成する観点から，大項目のうち「A基本事項」と「B薬学と社会」で学ぶべき内容が充実し，6年間を通して学生がこれらを学ぶことができるカリキュラム編成を行うことが大学には求められています。

「F薬学臨床」では，実務実習で学ぶべき内容を，これまでのように病院と薬局で分けて記載する方式をとっていません。処方せんに基づく調剤，薬物療法の実践，チーム医療への参画などについて，薬剤師として身につけるべき事項をひとまとめにして記載し，特に大学の事前学習で修得しておくべき目標へは「前」が表記されています。

さらに，薬物療法を幅広く学習するために学習すべき代表的な疾患（8疾患）を

NOTE

改訂コアカリにおいて在宅医療にかかわる教育関連項目

A　基本事項	
(4) 多職種連携協働とチーム医療	
GIO	医療，福祉，行政，教育機関及び関連職種の連携の必要性を理解し，チームの一員としての在り方を身につける。
1	保健，医療，福祉，介護における多職種連携協働及びチーム医療の意義について説明できる。
2	多職種連携協働に関わる薬剤師，各職種及び行政の役割について説明できる。
3	チーム医療に関わる薬剤師，各職種，患者・家族の役割について説明できる。
4	自己の能力の限界を認識し，状況に応じて他者に協力・支援を求める。(態度)
5	チームワークと情報共有の重要性を理解し，チームの一員としての役割を積極的に果たすように努める。(知識・態度)

B　薬学と社会	
(4) 地域における薬局と薬剤師 ② 地域における保健，医療，福祉の連携体制と薬剤師	
GIO	地域の保健，医療，福祉について，現状と課題を認識するとともに，その質を向上させるための薬局及び薬剤師の役割とその意義を理解する。
1	地域包括ケアの理念について説明できる。
2	在宅医療及び居宅介護における薬局と薬剤師の役割について説明できる。
4	地域の保健，医療，福祉において利用可能な社会資源について概説できる。
5	地域から求められる医療提供施設，福祉施設及び行政との連携について討議する。(知識・態度)

実務実習＝臨床現場での学びの箇所

F　薬学臨床	
(4) チーム医療への参画【A (4) 参照】 ② 地域におけるチーム医療	
GIO	医療機関や地域で，多職種が連携・協力する患者中心のチーム医療に積極的に参画するために，チーム医療における多職種の役割と意義を理解するとともに，情報を共有し，よりよい医療の検討，提案と実施ができる。
3	地域における医療機関と薬局薬剤師の連携を体験する。(知識・態度)
4	地域医療を担う職種間で地域住民に関する情報共有を体験する。(技能・態度)
(5) 地域の保健・医療・福祉への参画【B (4) 参照】 ① 在宅(訪問)医療・介護への参画	
GIO	地域での保健・医療・福祉に積極的に貢献できるようになるために，在宅医療，地域保健，福祉，プライマリケア，セルフメディケーションの仕組みと意義を理解するとともに，これらの活動に参加することで，地域住民の健康の回復，維持，向上に関わることができる。
4	在宅医療，介護に関する薬剤師の管理業務(訪問薬剤管理指導業務，居宅療養管理指導業務)を体験する。(知識・態度)
5	地域における介護サービスや介護支援専門員等の活動と薬剤師との関わりを体験する。(知識・態度)
6	在宅患者の病状(症状，疾患と重症度，栄養状態等)とその変化，生活環境等の情報収集と報告を体験する。(知識・態度)

提示し，実習では，それらの薬物療法を実際に体験することを促しています。

その他，変更された内容として下記のような点が特記されます。

- 実習の割り振りは4期制へ
- 病院，薬局の実習期間は連続性のある22週間以上と明示
- 実習の評価でも「基本的な資質の修得度」が重要な指標に

PART 1 総論

NOTE

5. 改訂コアカリで求められるこれからの在宅医療教育

2019年度から改訂コアカリに準拠した実務実習が始まりました。

教育現場では，これまでの実務実習で用いていた目標，方略，評価の考え方とは異なる新しい到達度評価の方法が導入されています。

これまでの実務実習にはいくつか課題がありましたが，上述したように在宅医療実習を受けることができる環境が整っていなかったこともそのひとつでした。
理由としてあげられるのは下記のような点です。

- 在宅医療業務を実施していない実習受入薬局が多く存在する
- 受入地域の薬局多施設によるグループ実習等の工夫も行われていなかった

薬剤師は今後，最適な薬物療法の提供に加え，セルフメディケーションや地域包括ケアの推進といった役割を地域医療において一体的に果たす医療者へと大きく転換することが使命となっています。さらに，発病を未然に防ぐ先制医療への関わりや，薬剤の副作用の発見者になることが求められています。

改訂コアカリでの薬局実習ではそのため，地域医療の要となる在宅医療実習が受け入れ先の薬局で可能になることを前提として教育関連項目の充実が図られています。

在宅医療に関するGIOやSBOsのキーワードは，「多職種連携・協働」と「チーム医療」の2つです。そのため，改訂コアカリでは実務実習中に「在宅患者の病状の情報収集と報告を体験する」必要があります。大学は事前学習で学生へフィジカルアセスメント能力の基本スキルを修得させ，実習施設は地域医療の現場で，在宅療養中の患者が必要としている様々なケアに対応できる臨床のオンデマンド型実践能力を修得できる教育を行う必要があるのです。

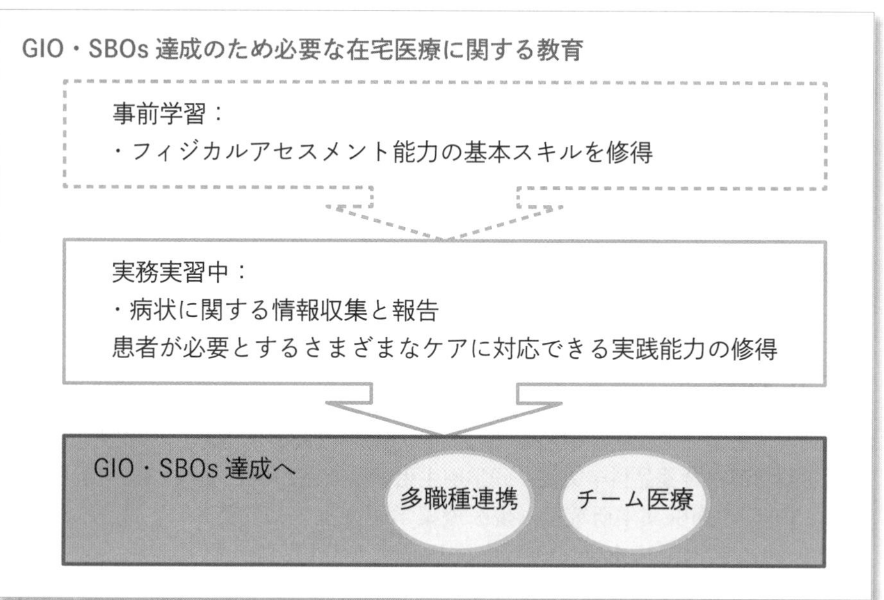

NOTE

Profile

中嶋 幹郎

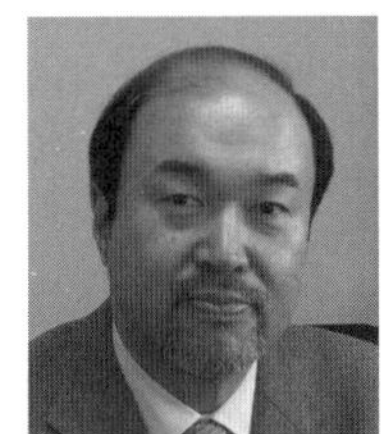

長崎大学大学院医歯薬学総合研究科実践薬学分野 教授。日本在宅薬学会評議員(バイタルサイン講習会ディレクター)。1982年長崎大学薬学部薬学科卒業，1984年長崎大学大学院薬学研究科修士課程修了し，長崎大学医学部附属病院薬剤部に薬剤師として勤務。1993年長崎大学医学部助手(病院薬剤部)となり，1995年九州大学にて博士（薬学）を取得。2000年長崎大学医学部講師（病院副薬剤部長併任），2001年長崎大学医学部助教授(病院副薬剤部長併任)。2005年8月より長崎大学大学院医歯薬学総合研究科教授，長崎大学薬学部教授（専任）。2009年より文部科学省の在宅チーム医療人材育成教育改革プロジェクトの事務局を担当し，現在に至る。

石井 伊都子

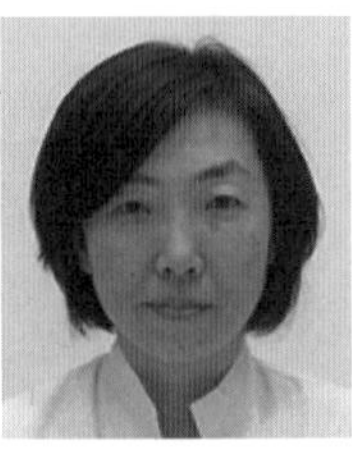

千葉大学医学部附属病院薬剤部 教授・薬剤部長。1988年千葉大学薬学部総合薬品科卒業後，同学部生化学研究室助手となる。1996年 病院薬学研究室（現医療薬学研究室）に異動。1999-2000年米国National Institute of Health, NHLBI, 博士研究員。2007年 千葉大学大学院薬学研究院 准教授。2012年9月より千葉大学医学部附属病院薬剤部 教授・薬剤部長，薬学研究院 教授を兼務し，現在に至る。

薬剤師の使命と倫理

重要ワード 薬剤師綱領，薬剤師行動規範，生命倫理の４原則

KEY1 現代社会において，必ずしも病院で受ける医療の質が高く，在宅療養の質が低いとは限らない

KEY2 人生の最期を病院で迎える時代から，家族とともに在宅死を選択するケースが増える時代が到来する

KEY3 薬剤師はより質の高い在宅療養支援をチーム医療として推進しなければならない

KEY4 薬剤師はこれまで患者の死と直面する立場から遠い位置にいたが，死生観や生命倫理に深く関わっていくことが要求される

KEY5 薬剤師は，薬の専門家として生命の尊厳について深い見識をもちあわせ，人の生命と健康な生活を守る使命感と責任を有することが求められている

1. 臨床現場のエピソードからみる薬剤師の使命と倫理

患者は40歳の男性です。ある日，この男性は自宅の庭で灯油を浴びて焼身自殺を図り，救急搬送されました。

熱傷範囲はおよそ全身の43％であり，かなり危険な状態でしたが医師らによる懸命の処置によって一命を取りとめました。人工呼吸器管理下で，感染防止のためにピペラシリン/タゾバクタム（PIPC/TAZ）を，気道熱傷に対してシベレスタットナトリウムを開始，さらに播種性血管内凝固症候群（DIC）の可能性を考慮してトロンボモジュリンが投与されました。

その後，状態を維持しつつ，外科的デブリードマンを施行しながら植皮手術を行う準備をしていました。ところが，この患者は精神疾患を患っており，過去にも数回自殺企図歴があったことから，10日目に家族から積極的な治療はやめて欲しいとの申し出がありました。すなわち，DNARとなったわけです。

急遽，スタッフの間で治療方針について話し合いがなされ，行うべき処置と中止する治療についてコンセンサスをとりました。ここで中止する薬剤について薬剤師としての見解を求められました。その結果，次の治療方針に切り替わりました。

NOTE

◆DNAR（Do Not Attempt Resuscitation）
患者本人または患者の利益にかかわる代理者の意思により，心肺停止時，蘇生に成功することがそう多くない場合，心肺蘇生法をおこなわないことを前もって医師が指示すること。患者／代理者へのインフォームドコンセントと，社会的な患者の医療拒否権の保障が前提。
（日本救急医学会・医学用語解説集より）

NOTE

- 人工呼吸器管理は変更なし
- 手術，デブリードマン，持続的血液濾過透析（CHDF）などの侵襲的治療を中止
- 創処置は汚染したガーゼ交換のみ行う
- 血液製剤の使用を中止
- 抗生物質の投与を中止
- 生命維持に必要な輸液・栄養は行う
- 鎮痛，鎮静は十分に行う
- 死戦期には家族の到着まではカテコラミンを使用する

やがて，21日目にアシドーシスの進行により心静止となりました。

通常，突然患者が心肺停止をきたした場合には，そばにいる医療スタッフはただちに心肺蘇生するように訓練を受けています。しかしDNARでは，いかなる治療にも反応しない不治の進行性病変で，死が目前に迫っている患者に対しては，心停止に陥った時，心肺蘇生を行わないことを前もって指示することができます。

治療を継続していれば患者は助かっていたと思うと，薬剤師の意見によって生命の決定がなされる重大な倫理的決断は，大きな責任を実感させられるものでした。このような責任こそが，薬剤師の使命ではないかと考えます。

ここで紹介した症例は，救命できた可能性は高かったものの，DNARという治療の壁に阻まれたケースで，現場に大きな課題を残しました。

岡山大学病院高度救命救急センターでは，救命できなかった（しなかった）症例は，後日必ずM&M（Morbidity and Mortality）カンファレンスで検証を行います。カンファレンスでは自分たちが行った医療は医学的にも倫理的にも本当に最善であったのか否かを議論します。

今回の症例であれば，第9病日でDNARとなってから12日間生存しました。治療方針，家族との話し合いの内容，治療に費やした数千万円という治療費など多くの検討課題がありました。今後の教訓として生かすためにも多職種でこれら問題点を情報共有することが大切です。

2. 薬剤師の使命を示す「薬剤師綱領」

我が国では，古くから薬剤師の使命として，薬局薬剤師，病院薬剤師問わず患者の生命に関わる医薬品という物質を取り扱う責任ある立場を考慮して，日本薬剤師会が制定した，以下に示す「薬剤師綱領」が伝えられています。

薬剤師綱領（昭和48年10月制定）

一．薬剤師は国から付託された資格に基づき，医薬品の製造・調剤・供給において，その固有の任務を遂行することにより，医療水準の向上に資することを本領とする。

一．薬剤師は広く薬事衛生をつかさどる専門職としてその職能を発揮し，国民の健康増進に寄与する社会的責任を担う。

一．薬剤師はその業務が人の生命健康にかかわることに深く思いを致し，絶えず薬学・医学の成果を吸収して，人類の福祉に貢献するよう努める。

3. 薬剤師の倫理を示す「薬剤師行動規範」

薬剤師は法的に重大な責任のもとで医療現場に立ち，患者に最善の医療を提供する使命があります。患者のために，よかれと思ってやったこと，やらなかったことが過失責任に問われてしまうこともあるので，臨床現場では非常に重大な判断が求められます。

法からみる主な薬剤師の義務

- 調剤義務（薬剤師法第19条）
- 応招義務（薬剤師法第21条）
- 疑義照会義務（薬剤師法第24条）
- 情報提供義務（薬剤師法第25条の2）
- 処方せん記入・保存義務（薬剤師法第26条）
- 調剤録備置・記入・保存義務（薬剤師法第28条）

ここで,「患者のためによかれと思う」ことは，薬剤師個々の「倫理」が働くからではないでしょうか。では，「倫理」とは何を示すのでしょうか。

日本薬剤師会では，以下のような「薬剤師行動規範」を平成30年に制定しています。

薬剤師行動規範

薬剤師は，国民の信託により，憲法及び法令に基づき，医療の担い手として，人権の中で最も基本的な生命及び生存に関する権利を守る責務を担っている。この責務の根底には生命への畏敬に基づく倫理が存在し，さらに，医薬品の創製から，供給，適正な使用及びその使用状況の経過観察に至るまでの業務に関わる，確固たる薬（やく）の倫理が求められる。

薬剤師が人々の信頼に応え，保健・医療の向上及び福祉の増進を通じて社会に対する責任を全うするために，薬剤師と国民，医療・介護関係者及び社会との関係を明示し，ここに薬剤師行動規範を制定する。

1. 任務

薬剤師は，個人の生命，尊厳及び権利を尊重し，医薬品の供給その他薬事衛生業務を適切につかさどることによって，公衆衛生の向上及び増進に寄与し，もって人々の健康な生活を確保するものとする。

2. 最善努力義務

薬剤師は，常に自らを律し，良心と他者及び社会への愛情をもって保健・医療の向上及び福祉の増進に努め，人々の利益のため職能の最善を尽くす。

3. 法令等の遵守

薬剤師は，薬剤師法その他関連法令等を正しく理解するとともに，これらを遵守して職務を遂行する。

4. 品位及び信用の維持と向上

薬剤師は，常に品位と信用を維持し，更に高めるように努め，その職務遂行にあたって，これを損なう行為及び信義にもとる行為をしない。

5. 守秘義務

薬剤師は，職務上知り得た患者等の情報を適正に管理し，正当な理由なく漏洩し，又は利用してはならない。

NOTE

6．患者の自己決定権の尊重

薬剤師は，患者の尊厳と自主性に敬意を払うことによって，その知る権利及び自己決定の権利を尊重して，これを支援する。

7．差別の排除

薬剤師は，人種，ジェンダー，職業，地位，思想・信条及び宗教等によって個人を差別せず，職能倫理と科学的根拠に基づき公正に対応する。

8．生涯研鑽

薬剤師は，生涯にわたり知識と技能の水準を維持及び向上するよう研鑽するとともに，先人の業績に敬意を払い，また後進の育成に努める。

9．学術発展への寄与

薬剤師は，研究や職能の実践を通じて，専門的知識，技術及び社会知の創生と進歩に尽くし，薬学の発展に寄与する。

10．職能の基準の継続的な実践と向上

薬剤師は，薬剤師が果たすべき業務の職能基準を科学的原則や社会制度に基づいて定め，実践，管理，教育及び研究等を通じてその向上を図る。

11．多職種間の連携と協働

薬剤師は，広範にわたる業務を担う薬剤師間の相互協調に努めるとともに，他の医療・介護関係者等と連携，協働して社会に貢献する。

12．医薬品の品質，有効性及び安全性等の確保

薬剤師は，医薬品の創製から，供給，適正な使用及びその使用状況の経過観察に至るまで常に医薬品の品質，有効性及び安全性の確保に努め，また医薬品が適正に使用されるよう，患者等に正確かつ十分な情報提供及び指導を行う。

13．医療及び介護提供体制への貢献

薬剤師は，予防，医療及び介護の各局面において，薬剤師の職能を十分に発揮し，地域や社会が求める医療及び介護提供体制の適正な推進に貢献する。

14．国民の主体的な健康管理への支援

薬剤師は，国民が自分自身の健康に責任を持ち，個人の意思又は判断のもとに健康を維持，管理するセルフケアを積極的に支援する。

15．医療資源の公正な配分

薬剤師は，利用可能な医療資源に限りがあることや公正性の原則を常に考慮し，個人及び社会に最良の医療を提供する。

このように「倫理」とは，その人が秩序を保ちながらよりよく生きるための生き方を追求・実践することで，良識ある人として必要な能力と態度，そして行動や言動を決断する時に働くものではないでしょうか。薬剤師個々の倫理を醸成するためには，薬の専門知識のみならず，コミュニケーション能力をはじめ，科学的基礎能力，保健医療における実践的能力などを自己研鑽しなくてはならないでしょう。

4．生命倫理について知っておきたい4原則

薬剤師を取り巻く環境には，さまざまな生命倫理の問題があります。例えば，遺伝子診断・遺伝子治療，人工妊娠中絶，代理母出産，脳死・臓器移植，尊厳死，インフォームド・コンセント，終末期医療におけるDNAR，iPS細胞を用いた再生医療

などでは，薬物治療に関わる上で薬剤師の意見が求められるケースも増えてくるでしょう。薬剤師は，生命倫理を考慮する上で，下記に示す重要な4原則を知っておく必要があります。

生命倫理の4原則

① 自律尊重原則 (Respect for Autonomy)	自己決定のできる成人については意思決定の際に他者からの支配的な影響や障害を受けず決定を理性的に理解し，患者自らの自由意思による決定を尊重する。自己決定できない子ども，精神障害者・知的障がい者については，人道的な保護を与える。個人情報の保護もこれに該当する。患者さんの自律を尊重するためには，患者さん自身で決定できるように，重要な情報は全て提供し，疑問には丁寧に説明する。
② 無危害原則 (Non-maleficence)	ヒポクラテスの格言「何はともあれ，危害を加えるべからず」に即した原則で，人を殺めたり傷つけたりしてはならないという禁止事項は医療従事者の完全義務とされる。危害のリスクを負わせないような責務を果たす。
③ 善行・仁恵原則 (Beneficence)	患者の利益のために最善を尽くし，積極的にその人の幸福に貢献する。
④ 正義・公正原則 (Justice and Equality)	他者に対して公正な立場を与え，誰が利益にあずかり，誰が負担を担うのかを考慮する。

［トム・L. ビーチャム/ジェイムズ・F. チルドレス『生命医学倫理』（永安幸正/立木教夫（監訳），成文堂，1997年）より引用］

これらの原則を考慮した場合，介護にあたる家族の意向も尊重しなければならないケースもあります。例えば，本稿冒頭のエピソードのように家族から延命治療の中止を求めてきた場合，DNARを遵守する方向に治療方針を変更します。

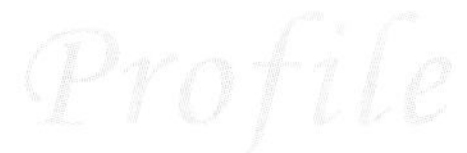

名倉弘哲

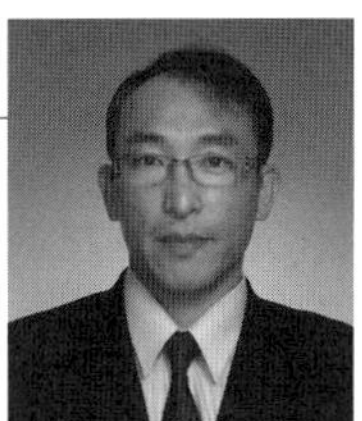

岡山大学医歯薬学総合研究科救急薬学分野教授。1987年3月昭和大学薬学部卒業。北海道大学薬学部，昭和大学薬学部研究生，聖マリアンナ医科大学医学部薬理学教室助手，通産省博士研究員（東京工業大学生命理工学部勤務），昭和大学病院薬剤部を経て，2007年より岡山大学医療教育統合開発センター准教授，2012年より現職。

Special Point① 薬剤師以外の者に実施させることが可能な業務

● はじめに

薬局において行う業務は多岐にわたり，この業務の中には薬剤師が必ず行わなければならないものもあれば，必ずしも薬剤師である必要はなく，薬剤師以外の者が実施できる業務もあります。この線引きは明確なものもありますが，調剤にかかわる業務など解釈に差があり，判断に悩むものもあります。

「調剤業務のあり方について」（薬生総発0402第1号 平成31年4月2日 厚生労働省医薬・生活衛局総務課長）（以下，「本通知」といいます）では，そのような業務について行政の一定の見解が示されています。本通知は0402通知などといわれ，業界において注目されていますので，本稿では，本通知に関し注意を要する点について考えてみたいと思います。

● 本通知の位置づけ

本通知は，一定の要件を充たせば薬剤師以外の者による錠剤の取り揃え等を行うことは差し支えないなどと示していることから，本通知によって薬剤師以外の者が錠剤の取り揃えを行うことが認められたという見解もききます。しかし，このような業務は，適切な運用を行えば，本通知が発出される前も十分に可能な業務と解釈でき，実際に行っていた薬局もありました。本通知によって行政から認められたのではなく，はっきりしなかった行政の解釈が示されたものと考えられます。もっとも，今後は，これまで行ってきた薬局も本通知に従った運用をすることが適切です。また，本通知は，「薬剤師の行う対人業務を充実させる観点」から示したとしており，単なる業務効率のためでのものではなく，より良い対人業務が今まで以上に求められていることにも注意を要します。さらに，最終的な責任は薬剤師としており，当然のことですが，患者に薬を正しく提供する責任は，薬剤師が引き続き負うこととなります。

● 薬剤師以外の者に実施させることが可能な業務

本通知では，薬剤師以外の者が実施して差し支えない業務についての解釈を示しています（表1）。「処方箋に記載された医薬品（PTPシート又はこれに準ずるものにより包装されたままの医薬品）の必要量を取り揃える行為」「当該薬剤師以外の者が薬剤師による監査の前に行う一包化した薬剤の数量の確認行為」を例示していますが，あくまで表1の3要件を充たすことが前提で，薬剤師の指示・確認等は必要です。指示・確認等があることに加えて，この3要件を充たす業務なのか，または要件を充たす業務フローになっているのかという視点で考えることが重要です。その点を意識して業務フローを考える必要があるでしょう。本通知がでたから，業務フローも考えずに，ピッキングは薬剤師以外の者でもOKということでは問題がありますし，この例示された業務だけが可能なわけでもないのです。

本通知は，薬剤師法19条の解釈を示したものですが，一部でしかありません。本通知でも言及されている平成28年度厚生労働科学特別研究事業「かかりつけ薬剤師の本質的業務と機能強化のための調査研究」等も参照するといいでしょう。

なお本通知では，「薬剤師以外の者が軟膏剤，水剤，散剤等の医薬品を直接計量，混合する行為は，たとえ薬剤師による途中の確認行為があったとしても，引き続き，薬剤師法第19条に違反すること」とされており，これらの薬剤のようにあとで薬剤師が確認するのが困難な再現性のないものについては，3要件を充たさないこととなります。

表1

1　調剤に最終的な責任を有する薬剤師の指示に基づき，以下のいずれも満たす業務を薬剤師以外の者が実施することは，差し支えないこと。なお，この場合であっても，調剤した薬剤の最終的な確認は，当該薬剤師が自ら行う必要があること。 ・当該薬剤師の目が現実に届く限度の場所で実施されること ・薬剤師の薬学的知見も踏まえ，処方箋に基づいて調剤した薬剤の品質等に影響がなく，結果として調剤した薬剤を服用する患者に危害の及ぶことがないこと ・当該業務を行う者が，判断を加える余地に乏しい機械的な作業であること （本通知より抜粋）

● その他留意点

その他，本通知は，調剤に該当しない行為として取り扱って差し支えない業務を表2のとおり示していますが，適切な管理体制のもととされており，医療安全等の観点から適切な管理体制の構築が求められます。

表2

・納品された医薬品を調剤室内の棚に納める行為
・調剤済みの薬剤を患者のお薬カレンダーや院内の配薬カート等へ入れる行為，電子画像を用いてお薬カレンダーを確認する行為
・薬局において調剤に必要な医薬品の在庫がなく，卸売販売業者等から取り寄せた場合等に，先に服薬指導等を薬剤師が行った上で，患者の居宅等に調剤した薬剤を郵送等する行為

（本通知より抜粋）

また，薬剤師以外の者に対する薬事衛生上必要な研修の実施についても言及がされています。業務に関する内容はもちろんですが，法的な観点からみれば，医薬品，調剤にかかる法令の理解，薬局や薬剤師の責任，個人情報の取り扱い，医療に関する倫理等は必要と考えます。

なお，通知には言及はありませんが，薬剤師の指示と責任のもと行うことが前提となっているため，薬剤師もこの通知に従った運用の注意点について，研修等で理解をしておく必要があるでしょう。また，ルール違反等がない体制の整備も必要であり，手順書等についても適切に整備し運用することを要します。

（赤羽根 秀宜）

Profile

赤羽根 秀宜

弁護士・薬剤師。中外合同法律事務所所属。
1997年帝京大学薬学部卒業，同年薬剤師免許取得。薬剤師として薬局勤務。2008年東海大学法科大学院卒業，2009年弁護士登録（第二東京弁護士会）。

PART 2

各論

1. 在宅医療と薬剤師

①地域包括ケアシステムと薬剤師

重要ワード 日常生活圏域，セルフメディケーション，医療保険・介護保険，住み慣れた場所，薬学的専門性，包括的アセスメント

KEY1 良質な地域包括ケアシステムを構築し，しっかり廻していくためには，まず薬剤師が薬局から一歩外へ踏み出すことが大切

KEY2 地域包括ケアシステムは「システム」ではない。患者や利用者，他職種との個別化された人間関係。いわゆる「顔の見える関係」では足りない。お互いの考え方や背景にあるナラティブ（物語）まで理解する「肚の見える関係」まで関係性を高める

KEY3 医療専門職である以前に，地域住民の一人であることを肝に銘じ，地域で支え合う社会を皆で創りだしていく

1. 地域包括ケアシステムとは？

地域包括ケアシステムの定義

「地域の実情に応じて，高齢者が，可能な限り，住み慣れた地域でその有する能力に応じ自立した日常生活を営むことができるよう，医療，介護，介護予防，住まいおよび自立した日常生活の支援が包括的に確保される体制」

※地域における医療及び介護の総合的な確保の促進に関する法律　第1章第2条（定義）（平成元年）

つまり，地域包括ケアシステムとは，高齢化が進む我が国で，高齢者の尊厳と自立を担保しつつ，住み慣れた場所で最期までその人らしく過ごすために，地域の医療・介護・福祉・行政・そして民間ボランティアなどみんなで協力してケアしていこう！！　というシステムです。

地域住民が住み慣れた地域で生活する**日常生活の場**のことを「日常生活圏域」と呼びます。おおむね30分以内に駆けつけられる範囲が理想的な日常生活圏域の定義で，具体的には中学校区を基本とします。住み慣れた小さい圏内（中学校区）で，それぞれの地域の実情に合ったケアの仕組み（システム）の構築が大切です。

地域の実情例1：人口3,000人未満の某村

・医療資源としての薬局は，周辺3町村合わせて1施設
・人口の20％以上が独居老人世帯
・総人口は減少，高齢者人口は増加

↓

職域を超えて多職種連携を行い，人的資源不足をお互いにリスペクトすることでカバーしている。
地域住民は，地域の医療・介護環境をよく理解しており，医療従事者を大切に想ってくれている。

地域の実情例2：人口300,000人ほどの都市部

・総人口は減少，高齢者人口は増加
・医療・介護施設数は全国と比較して増加傾向
・医師・薬剤師数増加傾向

↓

施設や医療従事者の数は増えているが，現場での人手不足が続いている。
そのため，業務効率化をかねて多職種SNSを導入し，多職種連携の質と量が向上した。

このように地域によって特性は変わるので，地域差を理解しつつそれぞれの地域でしっかりとシステムを創りこむ必要があります。

2. 自助・互助・共助・公助の概念

地域包括ケアシステムを考えるときに重要なのが自助・互助・共助・公助の概念です。戦前の大家族主体の我が国では，介護は家族の問題として解決されていましたが，核家族化が進んだ現在では高齢者世帯も増え，家庭内で全てを賄うことは困難となっているからです。

自助	他人の力を借りずに独力で自分のことをすること
互助	お互いに自発的に助け合うこと 例）隣近所同士の助け合い
共助	リスクを有する人々が共に助け合うしくみ 例）保険制度
公助	税を財源とするいわゆる行政主導の援助

今後は，今まで通りの共助・公助の枠組みの中での保険制度や福祉援助は期待できなくなると思われます。OTC医薬品やサプリメントによるセルフメディケーション，健康増進は自助努力に負うところが大きくなります。また，埼玉県某市のように地元の「おせっかいさん」を巻き込んだ互助をシステムに取り込む地域もでてきています。

3. 地域包括ケアシステム，5つの構成要素

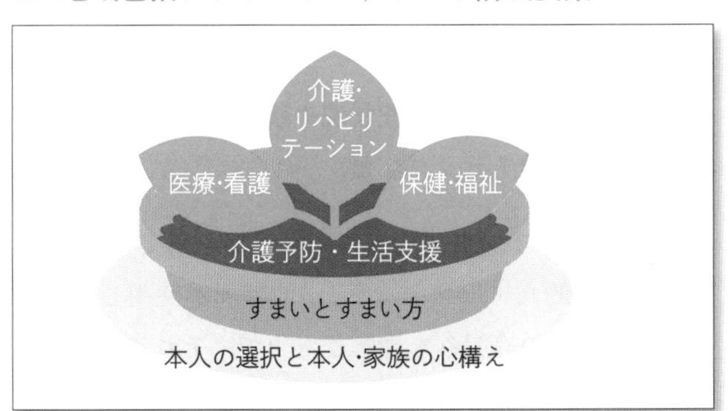

図　地域包括ケアシステムにおける5つの構成要素

厚生労働省資料より作成

地域包括ケアシステムでは，「介護」「医療」「福祉」という専門的なサービスと，その前提となる「住まい」「介護予防・生活支援」が相互に関係し，連携しながら在宅の生活を支えます。

言い換えると，住み慣れた地域がベースにあり，そこでの尊厳と自立ある生活を維持するために支援する福祉サービスがあります。その上に，介護や医療の専門家が結集して，サービス利用者の選択に基づき，さまざまな生活支援サービスを日常生活圏域で適切に提供し，生活を支えるシステムがあるといえます。

4. 地域包括ケアシステムにおける薬剤師

1）保険制度上の立ち位置

薬剤師の業務は，医療保険・介護保険それぞれの制度の下にあります。

保険制度	受けられるサービス	薬剤師の業務
医療保険	在宅医療	在宅患者訪問薬剤管理指導
介護保険	居宅介護	居宅療養管理指導

地域包括ケアシステムにおいては，

・2年に一度の調剤報酬改定

・3年に一度の介護報酬改定／介護保険事業計画改定

・5年に一度の医療計画改定

の動きにしっかりと目を向けておくことが大切です。長期のスパンで業務に対するビジョンを明確にしましょう。

薬剤師は医師の指示により，「在宅患者訪問薬剤管理指導」「居宅療養管理指導」として患者の自宅や施設など住み慣れた場所へ訪問します。

両者の名称の相違は，利用する保険制度（医療保険・介護保険）の違いによるもので，適応により開始などの手続きに若干違いがあります。

導入手続きや保険制度の詳細については別項に譲り，ここでは3つのポイントを抑えましょう。

ポイント1

要介護または要支援の認定を受けた場合，介護保険が優先されて適応を受けること

ポイント2

40歳以上から介護保険は利用できるが，64歳までは特定疾患が原因となって介護が必要になった場合のみが対象になること

ポイント3

介護保険の適応であっても，医薬品費・医療材料費・調剤技術料については医療保険の適応を受けること

薬剤師は，患者が医療保険と介護保険の両制度の狭間で「住み慣れた場所で最期まで」その人らしく生きていくために,「薬学的専門性」を発揮する位置にいるのです。

2）ステージとパートナーシップ上の立ち位置

薬剤師は薬の専門家として，地域包括ケアの専門ステージである「医療」「介護」「予防」の何れの局面にも介入できます。また，介入の場は薬局内だけでなく「患家」「施設」などの日常生活のいずれのステージも可能です。

薬剤師の支援ツールの中心は「医薬品」で，適正使用と医療安全確保のための「薬学的専門性」を活かすことではあります。ただ，現実は「医薬品」のみにおさまらず,「サプリメント」「医療材料」「衛生材料」「介護用品」さらには「健康情報」「検体検査」など多岐にわたります。すべてのツールをもって，国民の健康な生活確保をしていきましょう。

医薬品	介護用品
サプリメント	健康情報
医療材料	検体検査 etc
衛生材料	

また，介入のパートナーとしては医師・歯科医師・看護師・管理栄養士・作業療法士（OT），理学療法士（PT）などほとんどの医療関連職種に加え，ケアマネジャー・介護福祉士などさまざまな介護・福祉関連スタッフと協働します。介入の場にしても，薬局に籠る理由はありません。サービス担当者会議やケアカンファレンスなど，職種間連携への窓は大きく開いています。

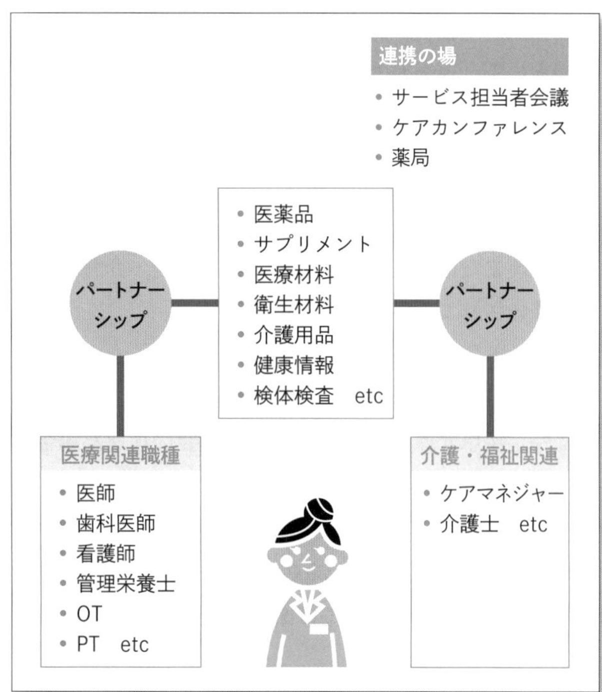

5. 地域包括ケアシステムにおける薬剤師の役割

1）在宅領域における職能を発揮するために

薬剤師は今まで薬局で薬を中心に業務を行っていました。

これまでの薬局業務
- 処方箋の受け取り
- 処方監査／調剤
- 服薬方法や服薬上の注意点を患者に説明
- 副作用のような薬に起因する事象が発生した時の対応

在宅領域において薬剤師は，他職種と連携して発生する問題点や有害事象を防止し，日常生活を支援する役割への職能の転換が求められています。

多職種連携による業務に必要なのは，患者の包括的なアセスメントとそれを職種間で共有する力です。

在宅領域を含む薬局業務
～多職種連携による日常生活の支援～
- 環境をみる視点（独居か同居か，自宅のバリアフリーの環境など）
- 生活をみる視点（食事・排泄・睡眠・運動・認知機能などの状態や利用サービスなど）
- 身体をみる視点（バイタルサインやフィジカルアセスメントなど）
- 薬剤をみる視点（服薬状況や残薬，薬効評価や副作用の発現チェックなど）

在宅医療・ケア領域で的確に患者情報を得て整理し（＝患者の包括的なアセスメント），他職種が使用しているアセスメントの枠組みを理解した上で，それに沿った形式での情報提供が必要です。

ケアマネジャーや看護師などは，それぞれの職種の立場から患者ニーズを体系的に把握するため，複数のアセスメントツールを開発し運用しています。このことは薬剤師も承知しておく必要があります。

まさに医療安全の確保を目的とした共通言語による包括ケアであり，連携といえます。

6. 専門性にこだわらないことも大切

地域包括ケアシステムにおいて，さまざまな職種が専門性を発揮することはもちろんですが，逆にその専門性にこだわりすぎずに対応することも求められます。薬剤師においても，薬に対する高い専門性を期待される一方で，ケア全体を俯瞰し質的向上を期待されるケースもあるでしょう。

例えば，現場の医師や看護師が気づかなかったり見過ごしてしまうような日常動作の低下が，実は錐体外路症状による副作用であったりします。また，医師や看護師にはいいにくいような些細な体調の変化や療養の希望を訴えられることもあります。もちろん，それらの訴えもしっかりとアセスメントし適切な専門職に繋いでいきましょう。

(原著：福田 進，改訂：佐藤一生，手嶋無限)

本稿は，故 福田 進先生がご執筆された初版内容を，著作権者の方の許可を得て改訂致しました。
福田 進先生に心より感謝致します。

1. 在宅医療と薬剤師

② 在宅医療の主な医療処置からみる「地域の物流拠点」としての薬局

重要ワード 医療材料，衛生材料，医療機器，一般医療機器，管理医療機器，高度管理医療機器，保険医療材料，特定保険医療材料

KEY1 薬局はその地域で健康に関するモノと情報の流れの拠点

KEY2 医科診療および訪問看護実施において「モノ」と「情報」で協働する

KEY3 薬局の各種アイテムを用いた薬事衛生の推進を行う

1. 在宅療養生活の支援からみる物流

医薬品をはじめとする物流の拠点となることが求められる薬局では，さまざまな物品を取り扱っています。医薬品やOTCなどについては他項に譲り，本稿では在宅医療でよく遭遇する医療処置から，主に医療材料や衛生材料と薬剤師の介入ポイントについて解説します。

在宅医療に関して薬局が扱う主な物品には，処方箋により調剤給付されるものと一般の商品として購買するものがあります。前者は厚生労働省により13品目が指定されています（表1）。

表1 在宅医療に関して薬局が扱う主な物品

処方箋による	医薬品，13品目の特定保険医療材料
処方箋によらない	一般用医薬品，医療材料・衛生材料，食品，介護・福祉用品等（貸与），口腔ケア用品，服薬ゼリー・オブラート　など

2. 医療機器の分類

医療機器は人体に与えるリスクに応じてクラスⅠからⅣまでの分類があります（表2）。クラス分けで押さえるポイントを表3に示します。

1）一般医療機器（衛生材料）

在宅医療で繁用される衛生材料は，特殊なものを除いてほとんどが保険薬局で販売されています（表4）。

表3 クラス分けで押さえるポイント

- 薬局で扱うことが可能
- 販売にあたって別途許可が必要
- 同じ用途の品目でもメーカー等により分類が異なっている場合（例：翼状針）がある
  → 個別に添付文書で要確認

表2 医療機器のクラス分類

クラス分け		分類		医療機器	医療材料	例
薬局で扱うことが可能	クラスⅠ	不具合発生時人の生命および健康に…	影響が極めて低い	一般医療機器	医療・衛生材料	ピンセット　救急絆創膏　ガーゼなど
	クラスⅡ		影響が比較的低い	管理医療機器	保険医療材料	電子体温計　補聴器など
					特定保険医療材料（ものによりクラスⅡからクラスⅣに分類）	翼状針(一部)輸液ルート　プラグ類
販売にあたって別途許可が必要	クラスⅢ		重大な影響を与えるおそれがある	高度管理医療機器		翼状針（一部）
	クラスⅣ					輸液ポンプ　コンタクトレンズなど
特定保守管理医療機器		クラス分けとは別に保守点検，修理，その他管理に専門的な知識及び技能を必要とするもの				血糖測定器など

表4　よくある衛生材料の例とポイント

ガーゼ類・脱脂綿・絆創膏・テープ類・滅菌手袋・包帯・油紙・リント布・綿球・綿棒・三角巾

※在宅医療における特殊なもの：
Yカットガーゼ，使い捨て手袋　など

- 清潔であることが前提で，主に使い捨て（ディスポーザブル）
- 品揃えの差はあるがほとんどの薬局に備蓄
- 薬機法のもと，絆創膏にも「医薬品」「医薬部外品」「医療機器」の3分類がある

2）管理医療機器，高度管理医療機器

管理医療機器と高度管理医療機器に属するのが特定保険医療材料と保険医療材料です。翼状針など，同じ用途の品目でもメーカー等によりクラス分類が異なっている場合があるので個別に添付文書での確認が必要です。

薬局では管理医療機器は扱うことが可能ですが，高度管理医療機器は，別途許可がなければ販売できません。

a. 特定保険医療材料

保険医療材料のうち，特定の場合に限り使用が認められているものが特定保険医療材料です。医薬品と同様に公定価格が決められており，保険請求ができますが，処方箋で給付可能なものと医療機関の算定や加算に包括されるものがあり，すべてが処方箋で供給できるわけではありません（表5）。在宅療養管理に汎用され，かつ処方箋で支給可能な特定保険医療材料は13品目あります（図1）。おのおのの機器が在宅療養者にとっては命綱的な意味があるくらい重要です。

表5　特定保険医療材料の保険算定

- 医療機関が管理料と一緒に特定保険医療材料料として算定している場合は，医療機関から給付
- 何らかの理由で医療機関から支給されない場合，院外処方箋に記載され，薬局から調剤並びに保険請求
- 上記以外の特定保険医療材料は原則的に医療機関の手技料に含まれたり，材料加算料の算定により給付

3. 質の高い在宅医療のための供給体制

薬局を介した在宅医療に必要な医療材料，衛生材料の供給体制が明確になっています。

例えば，医師が患家へ往診した時，医療材料等が急に必要になり，かつ医療機関に備蓄がなくても，薬局と連携することですぐに提供できるようなシステムになっています。この流通体制に参与できる薬局は，以下の3つの要件を満たしている必要があります。

要件1	当該患者に在宅患者訪問薬剤管理指導を行っており，基準調剤加算および在宅患者調剤加算の届け出をしている
要件2	訪問看護ステーションから，訪問看護計画書と訪問看護報告書が主治医に提出されている
要件3	在宅主治医からの指示がある

4. 在宅医療における主な医療処置と使用する医療機器 ～薬剤師の関わり方～

在宅患者の基礎疾患は多様で，85％以上は要介護状態にあり，各要介護度の患者がそれぞれ10％以上存在しています。認知症患者の日常生活自立度についてはランクⅠからランクⅣまで，幅広く分布がみられます。薬剤師が相談を受ける医療処置も多岐にわたり，医療材料や衛生材料を適切に把握しておくことが大切です（表6）。

5. 健康支援における各種栄養食品の供給

1）経口栄養食品の供給

摂食・嚥下障害がみられる患者には，歯科医師や歯科衛生士，管理栄養士，言語聴覚士などの専門職による摂食・嚥下リハビリテーションや食形態の評価が行われます。ソフト食や摂食開始食といった各種栄養食品の提供は薬局からも行うことができ，必要に応じて対応していきます。

2）経管栄養剤の供給

経鼻投与，胃ろうからの投与を行う場合は，下記のようなポイントがあります。

- 半固形タイプの栄養剤や粘度調整剤（とろみ剤）の利用検討
- 投与速度や投与量などの調節
- 投与時の姿勢
- 胃食道逆流，下痢，栄養剤漏れなどへの注意

など

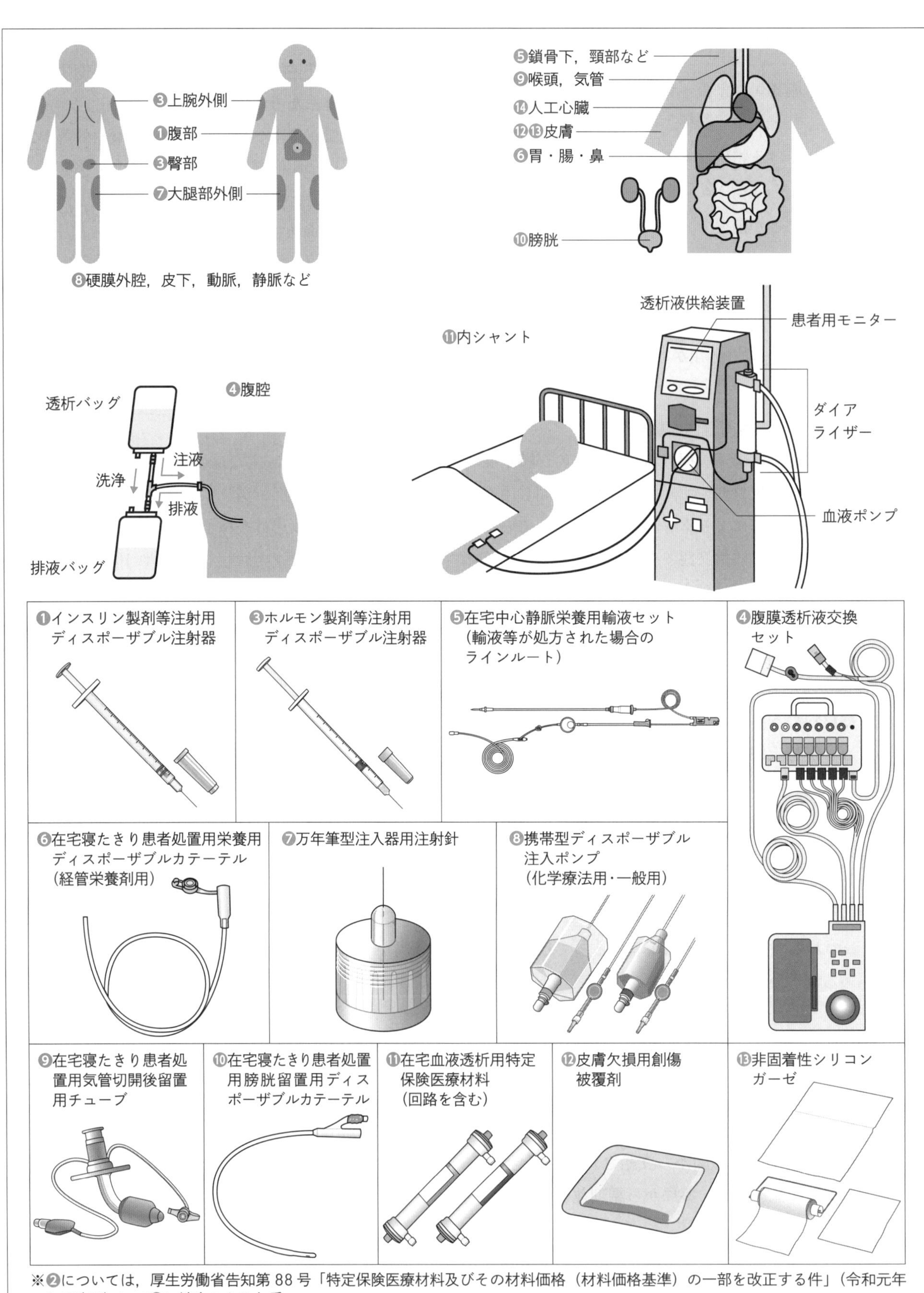

※❷については，厚生労働省告知第 88 号「特定保険医療材料及びその材料価格（材料価格基準）の一部を改正する件」（令和元年 5 月改正）にて❸に統合のため欠番
※⓮にかかる「水循環回路セット」は現状ほとんど使われていない

図1　身体部位からみる特定保険医療材料

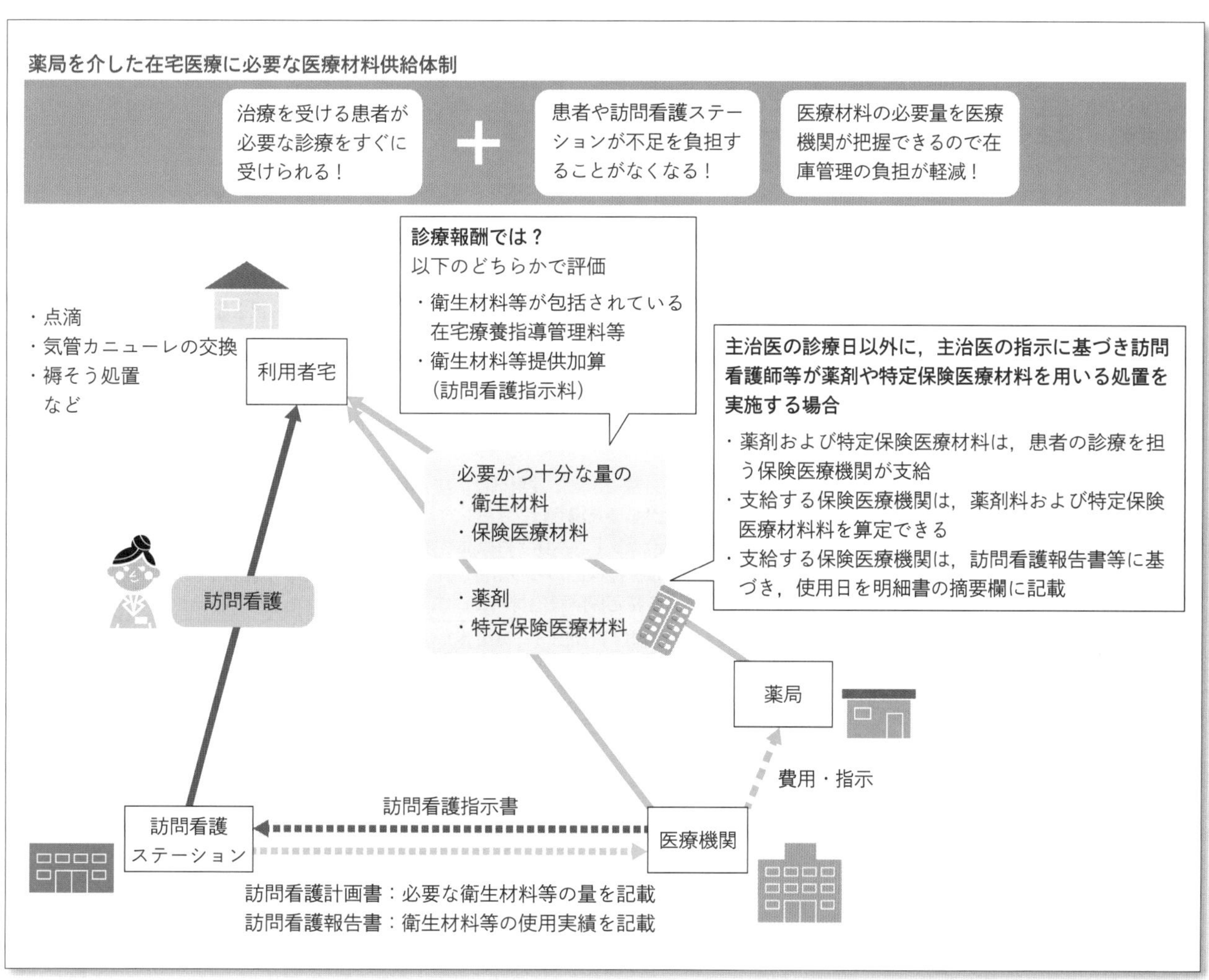

図2　在宅医療での医療材料，衛生材料の流れ

表6　医療処置からみる処方箋により調剤給付が可能な特定保険医療材料と，主な関連する医療材料，衛生材料

医療処置	処方箋で給付可能な特定保険医療材料		主な関連する医療材料，衛生材料	関連する医療処置
在宅自己注射	❶	インスリン製剤等注射用ディスポーザブル注射器	アルコール綿，穿刺器具，測定用試験紙（センサー）血糖測定器	・療養上必要な事項について適切な注意及び指導を行った上で，処方箋を交付できる注射薬と同時に処方された場合に特定保険医療材料料として算定可能 **ポイント：**針刺し事故回避のため，処方時からの指導が重要。平成28年の診療報酬改定で，在宅自己注射の使用済み針の回収集積の場が薬局に定められたことが，地域活動における薬局の介入ポイントとして注目されている。全国で推定80万人に上る在宅患者による使用済み注射針が原因の針刺し事故回避のため，適正で安全な廃棄処理について，各地の薬剤師会が取り組んでいる ・注射針は使用後，処方時に同時に渡す針ケースに被せ，ねじることで注射筒からケースごと針を外すことができる。針がむき出しで散逸したり，破損分解を防止するために使用直後に廃棄用のプラスチック容器等へ入れておくよう，調剤服薬指導の時点から患者へ説明するよう徹底する ・容器に回収された針については各薬剤師会や自治体により段取りが異なるので確認が必要
	❸	ホルモン製剤等注射用ディスポーザブル注射器	アルコール綿	
		単回使用注射用針	アルコール綿	
	❹	万年筆型注入器用注射針	消毒綿	
腹膜透析	❺	腹膜透析液交換セット	皮膚清浄綿，滅菌綿棒，粘膜消毒液固定テープ	**主な適応：**腎不全等で透析が必要な場合。人工透析を病院で行う場合（HD）は週に3回程度4時間以上の拘束が必要。自宅で行えると医師が判断した場合に「自己腹膜還流」（PD）の適応となる

※❷については，厚生労働省告知第88号「特定保険医療材料及びその材料価格（材料価格基準）の一部を改正する件」（令和元年5月改正）にて❸に統合のため欠番

医療処置		処方箋で給付可能な特定保険医療材料	主な関連する医療材料，衛生材料	関連する医療処置
在宅中心静脈栄養療法	❻	在宅中心静脈栄養用輸液セット(自由落下式・ポンプ接続兼用輸液セット・輸液ポンプ用輸液セット) 付属品：フーバー針 輸液バッグ	アルコール綿，Yカットガーゼ，防水パッド，固定用防水フィルム 中心静脈栄養法用ポンプ（※医療機関給付）	**主な適応：**小腸大量切除，消化器悪性腫瘍等による通過障害で経口摂取ができない場合 **ポイント：** ・中心静脈（鎖骨下静脈や大腿静脈等）から高カロリー輸液を投与する中心静脈栄養療法（Intravenous Hyperalimentation：IVH）をHPN（Home Parenteral Nutrition）という ※通常の末梢血管では，ことに高濃度ブドウ糖輸液によって血管炎を起こすリスクがあるため，太い静脈を確保して血液による希釈を起こす ・皮下に埋め込んだリザーバー（ポート）に専用の針（フーバー針＝翼状針）を刺入して薬剤を注入する ・病院で体内カテーテル先端の形状をカード等に記載され，患者が持参する。形状により，ヘパリンロックまたは生食ロックが必要。訪問看護ステーションにも確認 ・処方箋で出せる注射剤は，78品目（令和元年5月1日現在)。処方により無菌製剤が必要な場合はクリーンベンチを使用 ・輸液セット（本体と付属品＝フーバー針・輸液バッグ）は医療機関が算定する場合は医療機関からの給付，院外処方箋で処方する場合は調剤報酬点数表に規定する特定保険医療材料として，処方箋を受けた薬局から給付
経鼻・胃ろう・腸ろう経管栄養療法	❼	在宅寝たきり患者処置用栄養用ディスポーザブルカテーテル	カテーテルチップ，Yカットガーゼ，栄養剤バッグ，投与アシストシステム，固定テープ	**主な適応：**胃摘出（経鼻栄養)，脳血管障害等による嚥下困難，通過障害，消化吸収低下状態等 **栄養ルートの決定チャート** 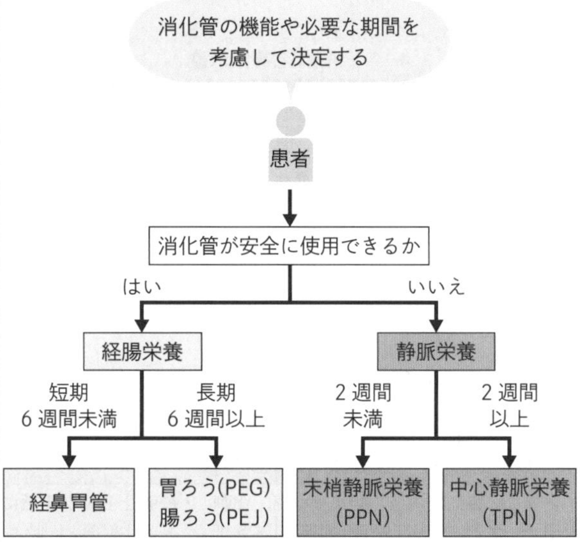 消化管の機能や必要な期間を考慮して決定する 患者 消化管が安全に使用できるか はい → 経腸栄養 短期 6週間未満 → 経鼻胃管 長期 6週間以上 → 胃ろう(PEG) 腸ろう(PEJ) いいえ → 静脈栄養 2週間未満 → 末梢静脈栄養(PPN) 2週間以上 → 中心静脈栄養(TPN) ・消化機能が維持されている場合，体外から消化管内に通したチューブを経由して栄養剤を投与する ・一般的に，6週間未満の場合は鼻からチューブを挿入する経鼻栄養が，6週間を超える長期にわたる場合は胃（胃ろう）や腸（腸ろう）からの投与が選択される
		経鼻用（一般用・乳児用）		
		経腸用	延長チューブ，アダプター	
		腸ろう用	固定用防水フィルム，Yカットガーゼ，固定テープ，注入ポンプ	
在宅化学療法	❽	携帯型ディスポーザブル注入ポンプ		**主な適応：**外来がん化学療法 ・90年代半ばから，皮下埋め込み式ポートとバルーン型インフューザーポンプが普及し，在宅化学療法が普及しつつある ・外来通院でも問題なく実施できるとされている ・抗がん剤のポンプへの注入操作は安全キャビネット内で行う ・特定保健医療材料の携帯型ディスポーザブル注入ポンプのうち，本用途のものは自己で投与量を変えることはないため，PCA（patient-controlled analgesia）装置との接続部分が存在しない。機密性が保持され，溶液が簡単に取り出せない構造で，非電気的なバルーン等を利用した定量かつ持続的投与ができる仕組み
		化学療法用	固定用防水フィルム	

医療処置		処方箋で給付可能な特定保険医療材料	主な関連する医療材料，衛生材料	関連する医療処置
				自己調節鎮痛法（Patient Contorolled Analgesia；PCA） ・定量を持続的に投与できる携帯型ディスポーザブル注入器を使い，主にオピオイド系の薬剤を静脈または皮下を介して投与 ・薬剤濃度の変更などにより，痛みのタイプや全身病状に合わせた設定が可能 ・使用するポンプへの薬剤注入や資材の調達など事前の準備が必須 ・ポンプのボタンを押すたび，既定の薬液量が持続投与で一定量，自動的に投与される ・薬剤とディスポーザブル注入ポンプ（PCA回路付き）が処方されるので，無菌的操作で調剤を行う **参考**：PCA（自己調節鎮痛法）亀田グループ医療ポータルサイト （http://www.kameda.com/patient/topic/palliativecare/08/index.html）
がん末期疼痛管理		PCA回路付き一般用	フーバー針（※メーカーにより高度管理医療機器），固定テープ	**主な適応**：がん末期の疼痛管理を要する状態・病態。積極的治療を望まず，予後6〜12か月未満 **ポイント**：全人的な痛みを含めて介入。病状によって処方を非オピオイドまたは（強弱）オピオイドの選択や剤型（経口剤・貼付剤・坐薬・注射剤等）に切り替えることがあり，病態に即応できる体制で臨む
気管カニューレ管理	❾	在宅寝たきり患者処置用気管切開後留置用チューブ ①一般型 カフ付き（吸引機能あり）一重管二重管，カフ付き（吸引機能なし）一重管二重管，カフなし ②輪状甲状膜切開チューブ ③保持用気管切開チューブ	皮膚清浄綿，Yカットガーゼ，アルコール綿，ディスポーザブルグローブ（片手），人工鼻，カニューレホルダー，固定テープ，口腔ケアセット	**主な適応**：気管切開下にある患者 **ポイント**：気管カニューレ（特定保険医療材料）や固定のバンド（衛生材料）等を薬局から供給することがある ・吸引カテーテルの選択は①先端部の形状　②接続部から先端までの長さ　③接続部の太さ（色で識別）　④接続部の形状──の4つから考える ・平成24年から「介護職員による喀痰吸引等制度」が始まり，条件を満たせば介護職員でも痰吸引が可能 **気管切開と気管内吸引** 気管切開とは，切開以外に気道確保が困難な状態の下，肺に空気を送るなど呼吸管理や感染管理，痰など分泌物を吸引するため気管を切って管（カニューレ）を挿入することをいいます。 気管切開されていると勢いのある呼気や有効な咳ができず，繊毛機能もないため，口腔・鼻腔・気管孔からの気道内分泌物や飲食物が気管カニューレや気管支，肺内等に留まります。これらの除去や吸引することを，気管内吸引とよび，吸引する場所により鼻腔内吸引，口腔内吸引および気管カニューレ内吸引があります。
在宅自己導尿管理	❿	在宅寝たきり患者処置用膀胱留置用ディスポーザブルカテーテル	グローブ	**主な適応**：神経性膀胱，前立腺肥大や腫瘍などによる尿路狭窄，意識障害や手術後等の排尿困難 ・残尿測定，滅菌尿の検査，膀胱洗浄等の目的で，尿道口からカテーテルを無菌的に挿入して膀胱にたまった尿を排出させる ・カテーテル留置による持続的導尿（膀胱留置カテーテル管理法）と一般的な在宅自己導尿管理法がある ・膀胱留置カテーテルは先端部と接続部の形状，材質，管の外径サイズ（Fr.）・機能等の違いで多種類がある
在宅血液透析	⓫	在宅血液透析用特定保険医療材料 ①中空糸型透析器 ②吸着型血液浄化器	消毒液，綿棒，固定テープ	・我が国で血液透析を必要とする患者約30万人のうち，多くは外来通院で透析を行っている。本療法利用者はまだ0.1〜0.2%と推定されているが，年々増加傾向にある ・医療施設から無償で透析装置を借りて自宅に設置し，患者または介護者が，医療施設の管理と指導の下で準備から穿刺（針を刺す），返血（血液を体に戻す），後片付けまで行う
褥瘡管理	⓬	皮膚欠損用創傷被覆剤	ガーゼ，固定テープ	・褥そうは，圧迫されている場所の血流が悪くなったり滞ることで皮膚の一部が赤い色味をおびたり，ただれたり，創ができる状態。一般的に「床ずれ」ともいわれる ・深い創になると壊死組織の除去や洗浄を行うため，時期に応じた外用薬の塗布やドレッシング材・被覆材が必要 **ポイント**：症状に応じた薬剤，ドレッシング材，被覆材等の選択により創を保護し感染を防ぎ，治癒を早め，痛みを軽減する。商品によっては高度医療管理が必要なものがあるため，処方を受ける前に添付文書での確認が必要
	⓭	非固着性シリコンガーゼ		

医療処置	処方箋で給付可能な特定保険医療材料		主な関連する医療材料，衛生材料	関連する医療処置
埋め込み型補助人工心臓	⑭	水循環回路セット	—	

3）経済面からの支援ポイント

医療現場ではNST（Nutrition Support Team）による介入が増え，栄養補助食品の利用が進んでいます。また病院では2003年，診断群分類ごとに入院基本料や検査，診療行為などを包括算定するDPC（Diagnosis Procedure Combination；診断群分類）制度が始まり，エンシュア・リキッドやラコールNFといった「医薬品」は包括部分になりました。一方，栄養補助食品は出来高払い部分になり，経営上も栄養補助食品の利用が進むことになりました。在宅療養では，栄養補助食品は医療保険が適応されず，実費負担になることを考慮し，経済面からも患者支援を検討していく必要があります。

（高崎 潔子）

③地域連携パスの現状とこれから

KEY1 地域連携パスは「地域での医療連携をスムーズに行う」ためのツール

KEY2 地域医療連携は病診・病病だけの時代から多職種連携の時代へ

KEY3 薬剤師も積極的に地域連携パスに参加できる仕組みづくりが大切
地域連携パスの適応疾患を知るとアウトカムが明確になり，薬剤師の介入ポイントがわかる

KEY4 薬局で，お薬手帳といっしょに患者用パスである「連携手帳」を確認することは連携の第一歩として有用

1. 地域連携パスの「パス」とは

地域連携パスの「パス」はクリニカルパスの省略形です。

クリニカルパスとは，特定の疾患や検査，手術について，その最終的な達成目標に向け病院内で提供するサービス（治療行為や処方，検査，処置など）を時系列に記載したスケジュールを指します。

公的文書では，「クリティカルパス」とも表記されることもありますが，特に違いがあるわけではありません。医療現場では「クリニカルパス」と呼ぶことが一般的です。

クリニカルパスは通常，医療者が利用する医療者用パスと，図や絵を多用し，患者が一目で治療のスケジュールがわかるように工夫された患者用パスで構成されます（図1）。

医療者用パスは，エビデンスを基にした医療者が患者に介入するスケジュールとスケジュールの進行度チェック，目標とする患者状態の確認を行うためのもので，オーバービュー，日めくり式，プロセスチャートの3つのコンテンツから構成されます（表1）。

2. 地域連携パスの目指すもの

地域連携パスは，「地域医療連携をスムーズに行う」ためのツールです（表2）。

(1) 地域医療連携とは

地域医療連携とは，地域全体で医療の需要と供給のバランスをとりながら，地域医療の機能分化を推進することにより，疾病の予防や早期発見，重症化・再発予防を行う仕組みです（図2）。狭義には，病院と診療所との連

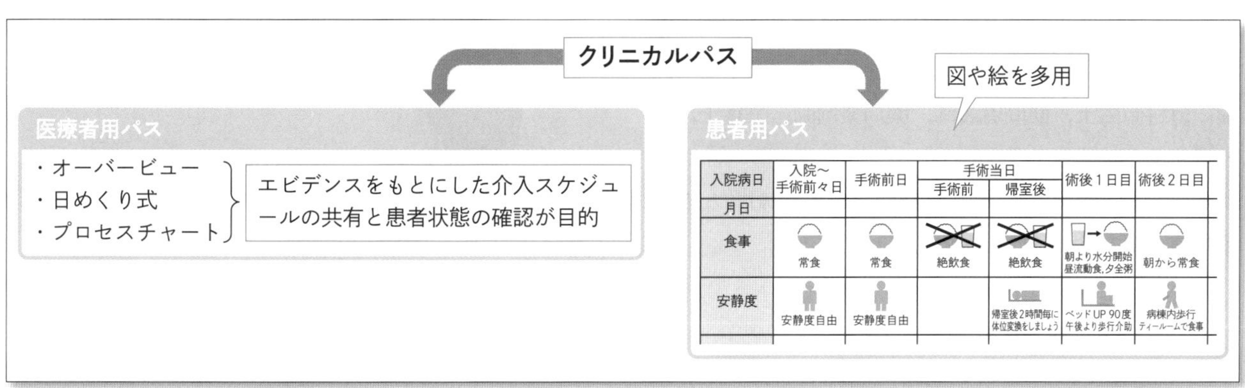

図1 クリニカルパスの構成

表1　代表的な医療者用パス

① オーバービュー	
横軸に患者の標準的な経過（時間軸）を設定し，縦軸には，患者に提供される医療サービス（診療やケア計画）で構成される介入項目（治療，検査，処方，注射，指導，観察項目）や治療の達成目標である「アウトカム」，達成目標が未達成の項目である「バリアンス」が設定されています。これにより，治療の流れ（予定）と実施状況，患者の状況が一目でわかるようになっています。	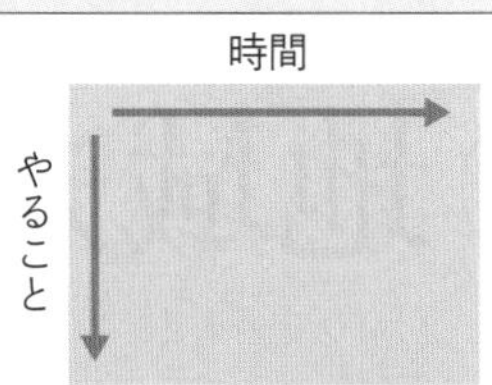
② 日めくり式	
オーバービューの1日分の内容を詳細に閲覧，評価，記載するものです。一般的に看護記録を兼ねていることも多く，その日のスケジュールを評価する役割も担っています。日々の評価には，アウトカムやバリアンスの状況を記録します。	
③ プロセスチャート	
治療計画をいくつかの治療ステップに分けて，ある条件を満たせば次のステップにいくといった計画図のことです。フローチャートとも呼ばれることもあります。実際の診療では，治療経過や重症度などの要素により次の治療計画が変わることが多いため，想定される選択肢を図式化したものです。	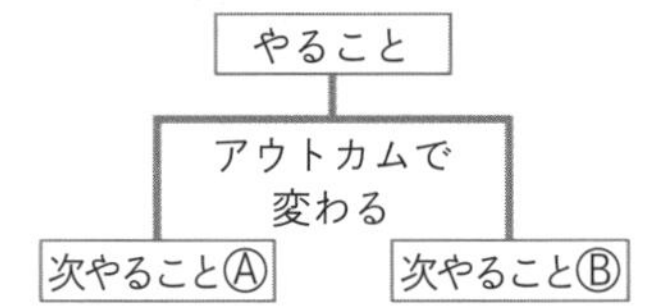

表2　地域連携クリニカルパスのまとめ

クリニカルパスとは
・**良質な医療を効率的，かつ安全，適正に提供するための手段として開発された診療計画表。** ・もともとは，1950年代に米国の工業界で導入されはじめ，1980年代に米国の医療界で使われ出した後，1990年代に日本の医療機関においても一部導入された考え方。 ・**診療の標準化，根拠に基づく医療の実施（EBM），インフォームドコンセントの充実，業務の改善，チーム医療の向上などの効果が**期待されている。
地域連携クリニカルパスとは
・急性期病院から回復期病院を経て早期に自宅に帰れるような診療計画を作成し，**治療を受けるすべての医療機関で共有**して用いるもの。 ・診療にあたる複数の医療機関が，役割分担を含め，あらかじめ診療内容を患者に提示・説明することにより，患者が安心して医療を受けることができるようにするもの。 ・**施設ごとの治療経過に従って，診療ガイドライン等に基づき，診療内容や達成目標等を診療計画として明示**する。 ・回復期病院では，患者がどのような状態で転院してくるかをあらかじめ把握できるため，重複した検査をせずにすむなど，転院早々から効果的なリハビリを開始できる。 ・**医療連携体制に基づく地域完結型医療を具体的に実現**することを目指す。

携である病診連携や，病院と病院との連携である病病連携のことをいいます。最近では，地域の中でのチーム医療が広がりを見せており，医療と介護との連携や歯科医師，歯科衛生士，訪問看護師，薬局薬剤師，栄養士，リハビリテーションスタッフ，ソーシャルワーカー，ケアマネジャー，ホームヘルパー（訪問介護員），行政などの多職種連携を含めることが増えています。

(2) 代表的な地域医療連携

地域医療連携にはいくつかの代表的なパターンが存在します（図3）。

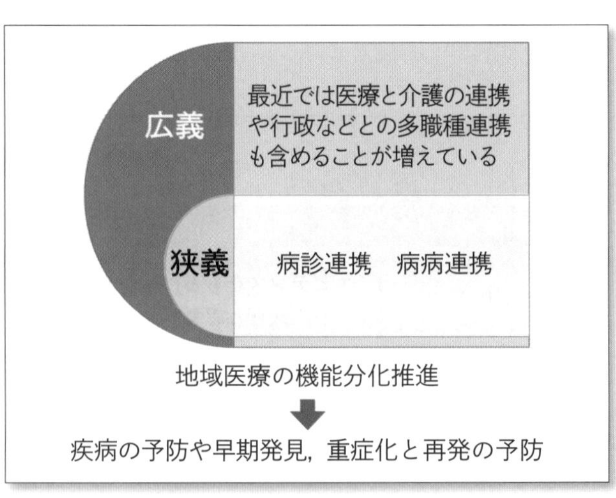

図2　地域医療連携の定義

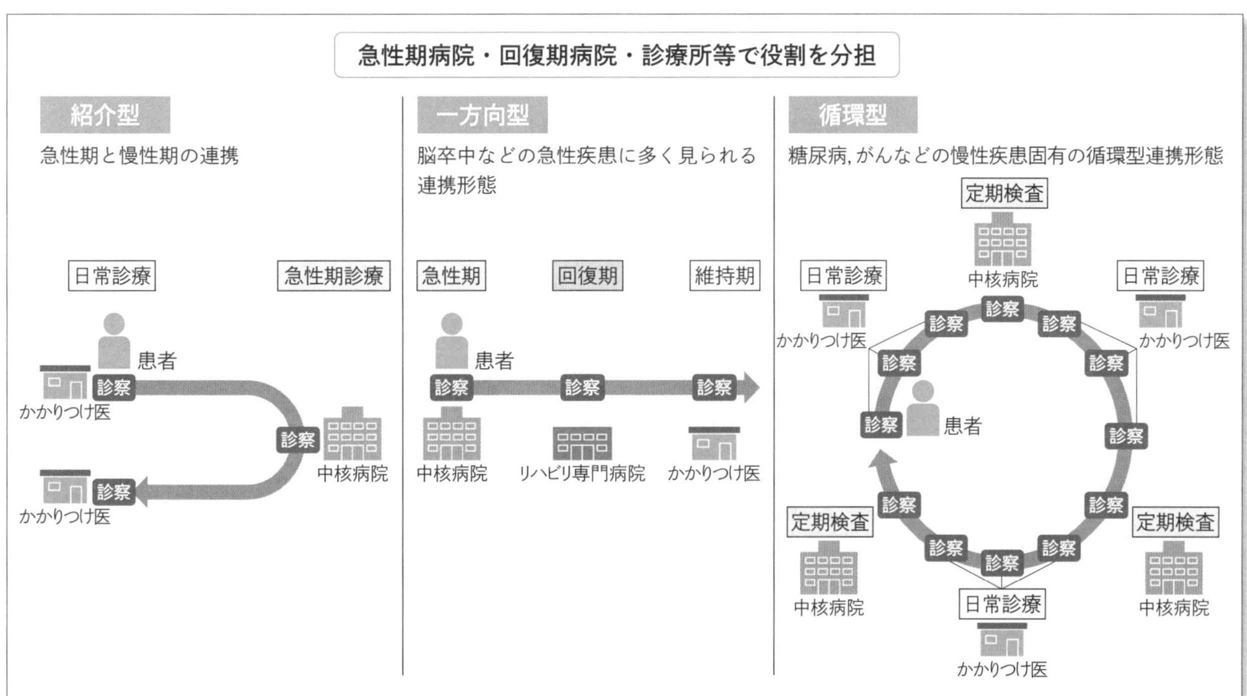

図3　地域医療連携の主なパターン

① 紹介型：診療情報提供書（紹介状）を基本とした連携

このパターンには開業医から病院に向けた連携と，病院から開業医に向けた連携の2つが存在します。診療所で見つかった疾患の精密検査や手術などの治療を病院で行うために診療情報提供書（紹介状）を用いて病院に紹介する場合や，病院の救急で初期治療を行ったのち，診療情報提供書（紹介状）を用いて診療所で継続治療を行うパターンです。

② 一方向型連携

この連携では，急性期治療，回復期治療，慢性期治療を地域で役割分担し，その治療内容に応じて患者が医療機関を移動します。このパターンの代表的な疾患は，脳卒中や大腿骨頸部骨折などがあげられます。これらの疾患では，発症時は急性期治療が必要であり，急性期の病態が終了すると徐々にリハビリテーションなどの回復期治療を経て，慢性期と呼ばれる在宅での治療に移行します。それぞれの医療機関で役割を分担し，役割に応じて治療を行うパターンです。

③ 病院と診療所を循環する循環型連携

この連携では，疾患の急性増悪期には急性期病院で治療を行い，普段の診療は開業医で行う2人主治医制をとれるという特徴があります。この循環型連携は，急性期と慢性期を繰り返す疾患である糖尿病やがん疾患に適用されるパターンです。特徴として，専門医とかかりつけ医が協働して相互に診療を行うことができます。

(3) 地域連携パスの効果

地域連携パスは，患者が様々な機能をもつ病院間の移動や在宅に復帰するための長期的な診療計画を作成することで，治療に携わるすべての医療機関で情報を共有することができるものです。この過程で複数の医療機関があらかじめ役割分担を決めることで，患者に対して総合的に診療内容を説明することができます。また治療効果などのアウトカムを関連機関で共有し，定期的に地域連携パスの見直しを行っていくことが可能です。

3. 診療報酬からみる地域連携パス

2006年「医療制度改革大綱による改革の基本的考え方」における「患者の視点にたった，安全・安心で質の高い医療が受けられる体制の構築」に地域連携パスが明示され，この年の診療報酬改定で大腿骨頸部骨折の地域連携パスの算定が始まりました。

2008年の診療報酬改定では，脳卒中が対象疾患に加えられ，2010年の診療報酬改定ではがんが追加されました。この中で地域連携パスは，「急性期病院から回復期病

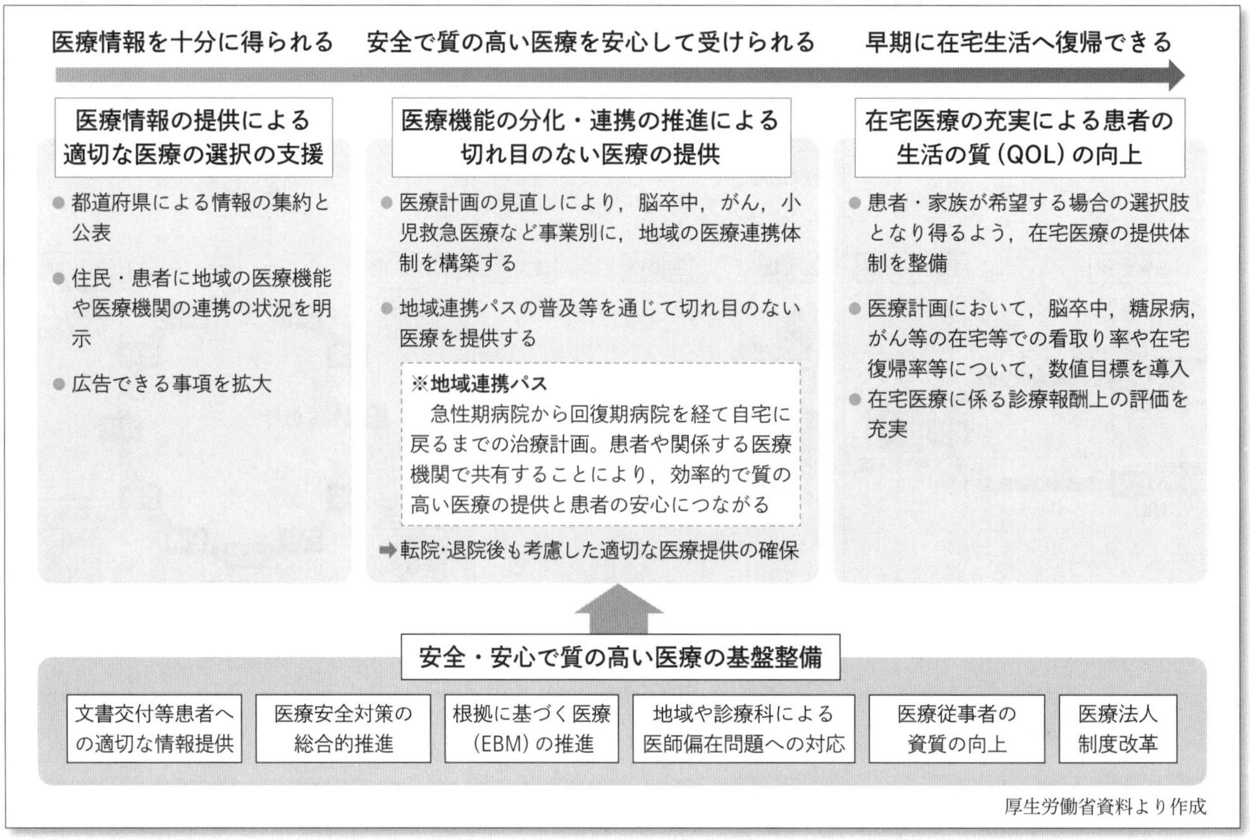

医療情報を十分に得られる　安全で質の高い医療を安心して受けられる　早期に在宅生活へ復帰できる

医療情報の提供による適切な医療の選択の支援	医療機能の分化・連携の推進による切れ目のない医療の提供	在宅医療の充実による患者の生活の質（QOL）の向上
●都道府県による情報の集約と公表 ●住民・患者に地域の医療機能や医療機関の連携の状況を明示 ●広告できる事項を拡大	●医療計画の見直しにより，脳卒中，がん，小児救急医療など事業別に，地域の医療連携体制を構築する ●地域連携パスの普及等を通じて切れ目のない医療を提供する ※地域連携パス 急性期病院から回復期病院を経て自宅に戻るまでの治療計画。患者や関係する医療機関で共有することにより，効率的で質の高い医療の提供と患者の安心につながる ➡転院･退院後も考慮した適切な医療提供の確保	●患者・家族が希望する場合の選択肢となり得るよう，在宅医療の提供体制を整備 ●医療計画において，脳卒中，糖尿病，がん等の在宅等での看取り率や在宅復帰率等について，数値目標を導入 ●在宅医療に係る診療報酬上の評価を充実

安全・安心で質の高い医療の基盤整備

文書交付等患者への適切な情報提供	医療安全対策の総合的推進	根拠に基づく医療（EBM）の推進	地域や診療科による医師偏在問題への対応	医療従事者の資質の向上	医療法人制度改革

厚生労働省資料より作成

図4　医療全体の質向上からみた地域連携パスの位置づけ

院を経て自宅に戻るまでの治療計画。患者や関係する医療機関で共有することにより，効果的で質の高い医療の提供と患者の安心につながる」とされています。

これらの診療報酬以外にもDPC包括点数で評価されるなど，様々な手段で地域医療連携を誘導する動きがあります。しかし，医療全体からみると，まだまだ地域連携に関わるすべての疾患が網羅されていません。今後，様々な疾患における地域連携パスの整備が進むと予想されます。

2005年，2006年に行われた医療制度改革では，地域医療連携クリニカルパスの導入が記載されました。地域連携パスは，単に治療計画のスケジュールだけではありません（図4）。地域連携パスを中心として，診療情報の集約や提供，医療と介護との連携などの効果が期待されています。これらを実現するために，安心･安全で質の高い医療の基盤整備が必要であるとされています。地域での基盤整備における重要なキーワードは，多職種連携です。

4．地域連携パスの特徴

（1）病院内のパスとの違い

地域連携パスは，病院内で使用されるクリニカルパスのオーバービューや患者用パスの形式と，それほど変わるものではありません。

病院内のクリニカルパスは数日～数カ月の時間軸であるのに対して，地域連携パスは数カ月から数年と非常に長い時間軸になっている部分が異なります（図5）。そのため，地域連携パスでは，疾患についてわかりやすい説明を付加した長期間記録できる「連携手帳」や「わたしのカルテ」といった資材を患者用パスとして利用しています。

（2）地域医療連携のパターンによる特徴

一方向型連携の地域連携パスをリレー型パスと呼びます。脳卒中や大腿骨頚部骨折などの疾患に適用され，それぞれの医療機関での役割が決まっています。そのため，早くから地域連携パスとして整備が進み，診療報酬でも評価されてきました。

循環型連携の地域連携パスは，サイクル型パスと呼ばれており，糖尿病やがんなどの長期間治療が必要とされる疾患に適用されます。病院と診療所における治療の役割分担が比較的明確になるため地域連携パスとしては整備しやすいとされています。特にがんに関しては，国が定める「がん診療連携拠点病院」の整備に関する法律で，

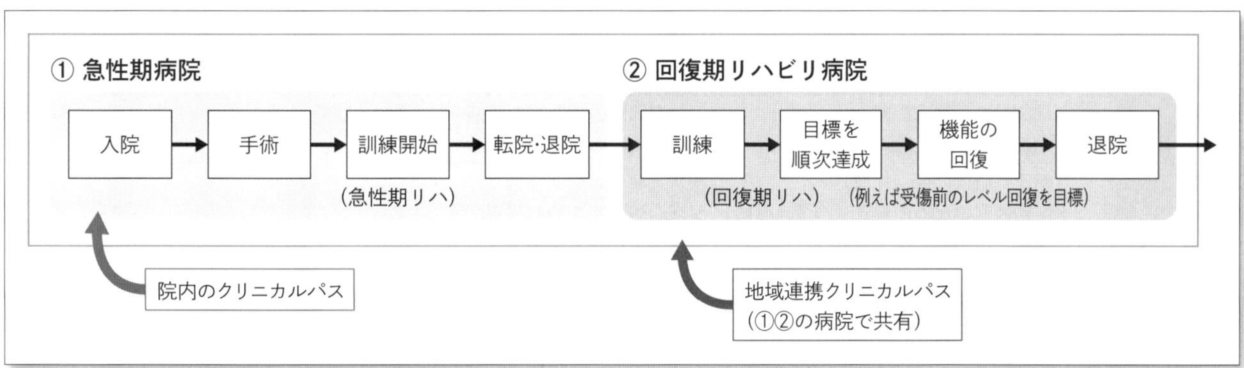

図5　地域連携パスのイメージ　　厚生労働省資料より作成

地域連携パスの整備が義務づけられており，各都道府県単位で整備が進んでいます。

5. 地域連携パスと薬剤師の関わり

多くの病院の場合，地域連携パスを主にコーディネートしているのは，地域医療連携室の看護師や医療ソーシャルワーカー，病棟の退院調整に関わる看護師などです。入院中の患者に対して説明を行い，患者の同意のもとに適用されます。地域の医療機関やケアマネージャーなどとは退院時（前）カンファレンスなどを通じて患者情報を共有し，連携先を調整して地域連携パスを適用していきます。

地域連携パスは，医師を中心に，病院や診療所の受診するタイミングをどうするのか，受診時に何をチェックするのかなどを調整して医師目線で作成されています。薬剤師の関与は，病院を移動する場合や退院時における薬物治療の情報共有や，在宅における日常生活での薬物療法になります。

地域連携パスがどのような疾患の患者に適用されているのかを知っていると，薬剤師が目指すアウトカムが明確になります。例えば，がん診療連携パスでは薬剤師の役割（アウトカム）を，服薬指導や内服状況・副作用のチェック，医療機関への連絡・相談機能としています。通常がん治療と聞くと，薬剤師が考えるアウトカムは，抗がん剤や麻薬の安定供給，定期受診や急変時の対応などの受診勧奨，不安軽減，基礎疾患のフォローアップ，服用説明やアドヒアランス向上，飲み忘れた場合の対処方法，在宅・居宅での生活管理などです。しかし実際には，がん診療連携パスの適用患者では，抗がん剤や麻薬の処方のないことも多く，がん以外の高血圧や糖尿病などの基礎疾患の管理が重要になります。つまり，地域で稼働している地域連携パスの適応疾患を正確に把握することで正確なアウトカム管理につながります。

現状では，特に薬局薬剤師にとっては，地域連携パスを適用している患者かどうかという情報さえ入手困難です。病院で入院中に調整される地域連携パスの情報を薬剤師が入手しようとするのであれば，退院時（前）カンファレンスへの積極的な参加や連携先との情報共有が有用です。また，地域連携パスに関わる訪問看護師やケアマネージャーなどと連携し，薬剤師が介入する方法もあります。さらには，患者用パスである「連携手帳」を活用することが地域連携パスへの参加の手がかりになります。薬局の窓口で「お薬手帳」だけでなく，患者が持参している「連携手帳」を確認できれば，薬と疾患の両面からアプローチすることができます。

しかしながら，病院の退院時（前）カンファレンスや退院時共同指導に積極的に参加している薬剤師はまだまだ少なく，また，薬局の窓口では患者用地域連携パスである「連携手帳」を提示する患者も少ないため，どの患者に地域連携パスが適用されているのか十分に把握できていません。多職種連携においては，職種間との信頼関係の構築とともに患者情報の共有ができれば，地域医療の一端を担う薬剤師の本領が発揮できます。病院や薬局に勤務する薬剤師が地域連携パスに関与する仕組みとともに，多職種連携体制を整備することが，これからの地域連携に必要です。

6. 地域連携パスの課題

病院内のクリニカルパスでは，日々の目標やパス全体の目標であるアウトカムが定められています。アウトカムは，医師が定める治療計画の進行状況に加えて，患者のケアの項目である観察項目や臨床データ（バイタルサ

表3　がん診療連携パスにおける職種の機能

	専門医	かかりつけ医	薬剤師
診断	・確定診断，精密診断 ・病期診断，再発時の診断	・初期診断，再発時の診断 ・精密検査の必要性の判断	
検査	・精密検査（画像，採血） ・経過観察のための検査（画像，採血）	・スクリーニング検査 ・経過観察のための検査	
治療	・手術，内視鏡手術 ・化学療法（抗がん剤治療） ・放射線治療，臨床試験 ・症状緩和治療 ・経過観察	・日常の指導・管理 ・連携した化学療法とその継続 ・症状緩和治療とその継続 ・経過観察	
ケア			・服薬指導 ・内服状況・副作用のチェック ・医療機関への連絡・相談
診療連携パス	・診察 ・補助化学療法（抗がん剤治療） ・定期的精密検査（画像，採血） ・副作用・合併症の対応 ・再発時の対応	・診察 ・連携した化学療法の継続 ・経過観察のための日常的検査（主に採血） ・副作用・合併症の対応	・服薬指導 ・内服状況・副作用のチェック ・医療機関への連絡・相談

イン，検査値など），患者への教育，患者の理解度などの項目があります。病院内のクリニカルパスでは，これらのアウトカムやバリアンスを分析することで，治療計画の改善，改良を行っています。

一方，地域連携パスでは，治療スケジュールに重きを置いているため，日々のアウトカムやバリアンスを評価し，管理することが難しいという面があります。例えば受診日に受診しないというバリアンスが生じた場合，誰がそのバリアンスを発見し，誰に連絡して，その後どうするのか，などを定めることが必要であり，役割を整理し，情報共有できる仕組み作りが課題となります。また，医師が行う医療行為を中心に構成されているため，患者に関わるすべての職種の行為がパスに設定されていない場合もあります。地域医療連携では，多くの職種がそれぞれの職能に応じて患者に関わることが必要です。地域の多くの職種がそれぞれの役割を整理し，情報交換できるシステムづくりも課題となります。

これらの問題を解決するために地域連携パスを稼働している多くの地域でパスの見直し作業が行われています。この作業には，関係する医療機関，介護サービス事業者等が集まって行われる場合や，関係する医師を中心に行われる場合などさまざまです。本来は，その地域連携パスに関わるすべての関係者が集まり，地域連携パスの問題点を情報共有し，評価を行いながら，よりよい地域連携パスへと改良，改変していくことが求められます。薬剤師にもこのような地域連携パスの会議への積極的な参加と発言が求められるところです。

7. 今後の展望

薬剤師の課題は，地域連携パスに積極的に参加できる体制を作ることです。地域連携パス適用患者の把握や，アウトカムの設定，バリアンス発生時の対応，薬剤師機能の情報発信，次回処方の提案など多くの課題があります。そのためには調剤時だけでなく，在宅や居宅における患者の状態を常に把握し，医師への処方提案や，患者への急変時の受診勧奨を適宜行うなど，これまで以上に患者に寄り添うことが求められます。

最近では，ICT（Information Communication Technology）により，臨床検査値や病名，診療情報（受診医療機関情報，入退院情報，医師の記録など），アレルギーなどの情報を共有できる仕組みも構築されています。また，電子処方せんや電子版お薬手帳が普及すれば，業務の効率化だけでなく，医療機関と薬局との連携がさらに進むものと考えられています。

地域連携パスは，患者が持つパス手帳（患者手帳）と医療者用パスで運用されています。現在，最も普及している医療用手帳は母子手帳です。赤ちゃんの頃から「母子手帳」，少し大きくなると「成長記録」，その後病気になると「お薬手帳」，「糖尿病連携手帳」，「がん連携手帳」，「緩和手帳」と医療には多くの手帳を活用しています。これらの手帳をもっと有効に活用すれば，地域医療には欠かせないツールとなります。また，それぞれの手帳を時系列に並べると，その人の一生涯の記録になります。現在，ICT技術を活用して，生まれた時からの情報を一元管理し，人の一生涯を管理する医療サービスも研究されています。

さらに，地域連携パスの電子化も研究されており，脳卒中医療を対象とする「地域連携パスの情報共有システムを対象とした標準化仕様の策定とその実証」や,「日本版EHRを目指した地域医療連携電子化クリニカルパスにおける共通形式と疾患別項目の標準化に向けた研究〔厚生労働科学研究事業（地域医療基盤開発推進研究事業）日本版EHR研究班〕」（※EHR：EHRとはElectronic Health Recordの略語で，個人の医療・健康等に係る様々な情報を蓄積し，参照・活用・共有等を行う仕組みを指します）などが行われています。

このように，地域連携パスやICT技術をはじめとした様々な手段で薬剤師も患者情報を入手する時代が到来しているのです。

これからの少子高齢化社会時代に,「地域全体で患者を診る」という地域包括ケアの考え方は，地域の医療，介護，その他の資源を有効に活用することが不可欠です。地域連携パスは地域医療連携を円滑に行うためのツールであり，ICT技術をうまく活用することで，薬剤師には地域に寄り添い，その職能を活かした「人と人との繋がり」を大切にできる身近な科学者としての活動が期待されます。

（小枝 伸行）

参考文献

1) 濃沼信夫．パスの学術史，日本クリニカルパス学会誌 2013；15：153-156.
2) 野村一俊．大腿骨頸部骨折に対するクリティカルパスと地域連携．Clinician 2002；49：661-674.
3) 岡田晋呉，田城孝雄（編）．スーパー総合医／地域医療連携・多職種連携．真興社，東京，2015.
4) 今田光一．アウトカムの設定・分析・評価―基本事項を活用．新医療連携 2009；6：15-18.
5) 今田光一．地域医療連携の構築・実践時でのタイプに沿った適切なIT化方策．新医療2010；37：45-49.
6) 日本老年医学会（編）．健康長寿ハンドブック―実地医家のための老年医学のエッセンス．メディカルビュー社，東京，2011.
7) 東山聖彦．地域医療連携の質の評価と標準化．大阪府のがん診療地域連携パスの「質の評価」：大阪府統一型パス運用3年間の実績からみた評価．日本医療マネジメント学会雑誌 2013；14（suppl）：132.
8) 東山聖彦．都道府県統一型がん地域連携パスの活用で図る地域連携：大阪府の場合．地域連携入退院支援 2013；6：98-104.
9) 経済産業省「地域医療情報連携システムの標準化及び実証事業」http://www.kantei.go.jp/jp/singi/it2/iryou/kaisai_h20/dai3/siryou3.pdf（2020年1月閲覧）
10) 医療制度改革大綱による改革の基本的考え方 https://www.mhlw.go.jp/bunya/shakaihosho/iryouseido01/taikou01.html（2020年1月閲覧）
11) 北岡朋子，境健爾，片渕秀隆，田上治美．クリニカル・パスと薬剤師：計画と実践のノウ・ハウ［連載］．熊本県がん診療連携パス「私のカルテ」と薬剤師．医薬ジャーナル 2014；50：2023-2030.
12) 日本クリニカルパス学会学術委員会（監）．クリニカルパス概論―基礎から学ぶ教科書として．サイエンティスト社，東京，2015.
13) 日本医療マネジメント学会（監）．がん地域連携クリティカルパス：がん医療連携とコーディネート機能．じほう，東京，2010.
14) 濃沼信夫．クリニカルパス／地域医療連携―医療資源の有効活用による医療の質向上と効率化．日本医療企画，東京，2011.
15) 日本医療マネジメント学会（編）．クリティカルパス最近の進歩2008．じほう，東京，2008.
16) 日本クリニカルパス学会（編）．クリニカルパス用語集（第2版）．サイエンティスト社，東京，2019.
17) 在宅服薬支援マニュアル．日本薬剤師会，2018.

COLUMN

クリニカルパスが普及した経緯

クリニカルパスは1985年，アメリカで看護師Karen Zander氏を中心にスタートしました。医療現場では，多くの疾患が定型的な経過をたどります。例えば，入院時には検査をして，点滴を開始し，翌日には手術をする。その後数日で退院するといった経過になります。そこで，在院日数の短縮や，医師をはじめとした多職種連携の強化を目的として，工業界で生産性をあげる手法として開発された「クリティカルパス（critical path：決定的な進路，経路）」の考え方を医療に応用したのが始まりです。

クリニカルパスに治療の評価や改善，医療の質の担保・向上といった効果があることがわかるにつれ，この方法は広まっていきました。背景にはアメリカで導入されているDRG/PPS（Diagnosis Related Group/Prospective Payment System：診断群別定額支払方式）があります。感染症や副作用，医療過誤などDRG/PPSで定める診断群以外の治療を行った場合，費用は病院が負担しなければならなくなります。このような感染症や副作用，医療過誤などを発生させないために医療の質を担保し，向上させる効果があるクリニカルパスが広がりました。

日本の医療においても，1998年11月から国立病院より始まったDRG/PPSに近いDPC包括支払い制度が導入されると，医療の質の担保と効率性を目指すため院内でのクリニカルパスの利用が普及しました。

Special Point② 患者急変時に備え，最低限知っておきたいこと

患者への緊急対応が必要なときの知識は医療者として必須です。

患者急変とは？

1．薬局内での患者急変例
- ・苦しみ胸の痛みを訴えうずくまる
- ・意識消失による転倒

2．在宅訪問中の急変例
- ・異常な呼吸様式（死戦期呼吸，あえぎ呼吸ともいう）これは心停止状態と判断してよい
- ・急な痙攣や四肢の異常な動き，成立しない会話など
- ・食べ物や飲み物の誤嚥⇒とにかく咳をさせる。背部叩打法，ダメならハイムリッヒ法

速やかに
119番通報

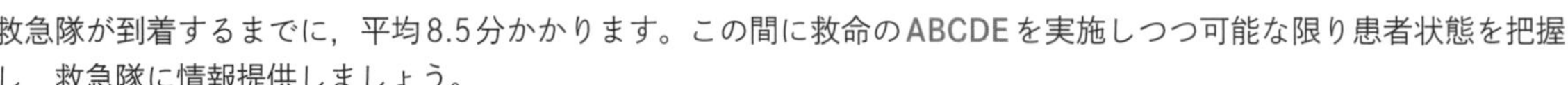

救急隊が到着するまでに，平均8.5分かかります。この間に救命のABCDEを実施しつつ可能な限り患者状態を把握し，救急隊に情報提供しましょう。

POINT 評価，判断，救急対応を同時に実施する必要がある

Ⓐ（Airway：気道の評価）

口腔内に異物がないか，誤嚥の有無はないか？

対応 ハイムリッヒ法による応急処置（図1）

1. 後ろから両腕を回し抱えるようにする
2. 片手で握りこぶしをつくり，みぞおちの下に当てる
3. その上をもう一方の手で握り，上方に向かって圧迫するように素早く突き上げる
4. 咳き込んだら，やめてそのまま咳をさせる

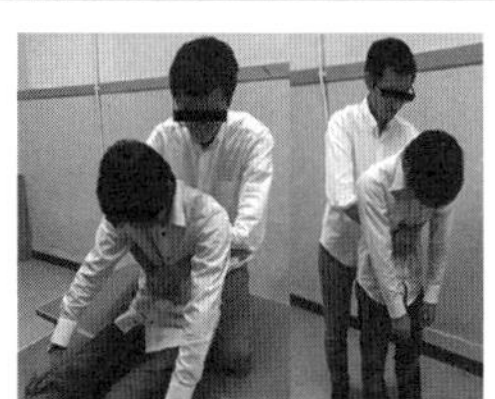
図1

＊妊婦や乳児の場合は背部を強く何度も連続して叩く「背部叩打法」のみを行います。

舌根沈下など気道閉塞がないか？

対応 側臥位にするか，肩の下に枕やクッションを入れ，首を後屈させる。ベンゾジアゼピン系の睡眠薬などの影響や肥満が原因であることも考慮する。

＊気道を確保する場合，通常は頭部後屈顎先挙上法（図2）を行います。転倒や転落が疑われる場合は「頭部後屈顎先挙上法」ではなく「下顎挙上法」を実施します。

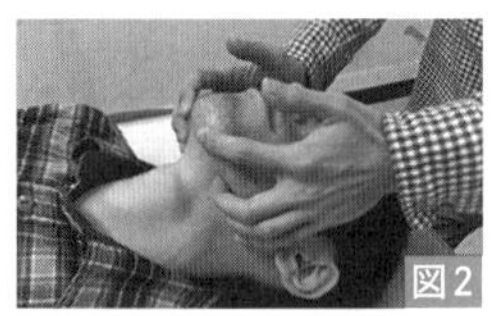
図2

Ⓑ（Breathing：呼吸の評価）

呼吸様式に異常はないか？

＊呼吸数の正常範囲は20回/分です。

左右の胸郭の動きに異常はないか？

＊緊張性気胸や無気肺なども疑います。

死戦期呼吸ではないか？

＊死の間際に現れる顎を大きく使った呼吸のことで，下顎の大きな動きから下顎呼吸ともいいます。

呼吸音の異常はないか？

対応 前胸部，側胸部を聴診して，連続性の音（wheeze，rhonchi）および断続性の音（fine crackle，coarse crackle）の判別を行います。

血中酸素飽和度は？

対応 パルスオキシメーターで測定，数値を記録し救急隊へ申し送ります。

Ⓒ（Circulation：循環の評価）

脈拍，血圧の測定

対応 橈骨動脈，総頸動脈の触知，記録を迅速に的確に行い，記録して救急隊に申し送る。

＊脈が弱く速いかどうか，皮膚が冷たく湿っていないか，なども確認しましょう。

毛細血管再充血時間の測定

対応 【爪床圧迫法】5秒間手爪を圧迫して血流が戻り再充血するまでの時間を測定する。2秒以上かかれば心停止を疑う。

＊毛細血管再充血時間は，CRT：Capillary refilling timeといいます。

Ⓓ（Dysfunction of CNS, Disability：中枢神経障害の評価）
瞳孔径の測定 ＊正常は2.5～4mm，瞳孔不同，対光反射の確認も行います。 意識レベルをGCS/JCS＊1で評価（JCSの1桁～3桁だけでもよい）
Ⓔ（Exposure, Environmental control：脱衣と体温管理）
全身状態の評価 対応 アレルギーなどの発疹の有無，活動性出血がないか脱衣による観察を行う。 ＊外傷，アナフィラキシーショック（食物，咬傷）などでは代償性交感神経亢進の結果，四肢の冷感，湿潤，頻拍などが次第に出現します。 低体温になっていないか？ 対応 体温を測定し，低体温状態になっていれば毛布などで保温。 大量服薬あるいは毒物の摂食をしていないか？ 対応 患者の周囲を観察し，薬の殻や毒物が周囲に散乱している場合は救急隊に申し送る。

＊1 GCS/JCS

【GCS】GCS（Glasgow Coma Scale）
「E2V3M4，合計9点」などと表現され，点数が小さいほど重症となります。健常者は15点満点で深昏睡は3点。

開眼機能（Eye opening）を示す Ⓔ	
4点	自発的に開眼
3点	呼びかけに開眼
2点	痛み刺激で開眼
1点	痛み刺激に開眼しない
言語機能（Verbal response）を示す Ⓥ	
5点	見当識がある
4点	会話は成立するが混乱している
3点	発語するが会話は成立しない
2点	理解不明な発声
1点	発語なし
なお，挿管などで発声が出来ない場合はⓉと表記する。扱いは1点と同等である。	
運動機能（Motor response）を示す Ⓜ	
6点	命令に従って四肢が動く
5点	痛み刺激を手で払いのける
4点	痛み刺激に対して四肢を引っ込める
3点	痛み刺激に対して屈曲運動がある
2点	痛み刺激に対して伸展運動がある
1点	反応しない

【JCS】JCS（Japan Coma Scale）
日本国内で主に使用される意識レベルの分類です。GCSよりも簡便に評価できます。

0	意識清明
Ⅰ．覚醒している（1桁の点数で表現）	
Ⅰ-1	見当識は保たれているが意識清明ではない
Ⅰ-2	見当識障害がある
Ⅰ-3	自分の名前・生年月日が言えない
Ⅱ．刺激に応じて一時的に覚醒する（2桁の点数で表現）	
Ⅱ-10	普通の呼びかけで開眼する
Ⅱ-20	大声での呼びかけ，強く揺するなどで開眼する
Ⅱ-30	痛み刺激を加えつつ，呼びかけを続けると辛うじて開眼する
Ⅲ．刺激しても覚醒しない（3桁の点数で表現）	
Ⅲ-100	痛みに対して払いのけるなどの動作をする
Ⅲ-200	痛み刺激で手足を動かしたり，顔をしかめたりする
Ⅲ-300	痛み刺激に対し全く反応しない
この他，Ⓡ（不穏）・Ⓘ（糞便失禁）・Ⓐ（自発性喪失）などの付加情報をつけて，JCS Ⅲ-200-Iなどと表します。	

（名倉 弘哲）

Special Point③ 残薬という「目に見えるSOS」

残薬問題はよく取り上げられますが，発見して処理することが課題なのではなく，また服用できない理由という「犯人」探しが解決に至るわけでもありません。残薬は「目に見えるSOS」です。その残薬という事象を通して裏側にあるストーリーに目を向けることで我々にできることがあるのではないでしょうか。

●モデル症例からみる残薬への視点の例
90代後半，女性
主疾患：認知症，右大腿骨頸部骨折後。
生活背景：実の娘3人姉妹と同居。食事はスプーンによる全介助。

きっかけは，ケアマネジャーからの「全然薬が服用できず，たくさん残っている」という相談でした。事前情報を最小限として先入観をなくし，自分の目で見て判断するためにも，家族の了承を得て，まずケアマネジャーと自宅にお伺いしました。
患者はベッドに寝ていました。2か月前に自宅で転倒し救急搬送，手術はせずに3週間ほどで帰宅後，約1か月この状況とのことです。話しかけに対しては頷きと視線を逸らすのみで，会話は成立しません。娘さま達も老老介護にあたる高齢で，加齢に伴う身体機能の低下や自身の抱える疾病で，お母さまの介護は精一杯のようです。
残薬はアセトアミノフェン錠が200錠ほどバラバラと残っており，他に服用薬はありません。ケアマネジャーより，訪問診療はまだ3回，そのうち処方せんを発行されても調剤を受けなかったことが1回というエピソードも聞きました。

訪問後，主治医と連絡をとり，診療情報をいただきました。高齢で認知症もあり，骨折時は家族と相談して手術はせず在宅介護となったこと，アセトアミノフェンを処方しているがあまり効果がなく，ロキソプロフェンに変更を考えているとお伺いしました。「痛みどめという残薬」に対し，4つの視点から対処を考えていくことを提案し，正式に訪問依頼をいただくこととなりました。

視点① 患者から痛いという訴えはない
・体動時の痛みはあるようで，じっとしていることが多い
・3回毎食後服用の必要があるか検証する必要あり

視点② 患者の体質と性格
・元来病気知らずで薬の服用も慣れておらず，副作用も心配している
・本人が痛いと言わない状況で，苦労して服用させる必要がどの程度あるのか

視点③ 寝たきりの現状
・ベッド上でほとんど動かない生活
・食事量も少なく，長期化すると褥瘡リスクもどんどん上がる
・痛みが影響しているのか考える必要がある

視点④ 訪問リハ介入の可能性
・動かないため廃用症候群が進行することが考えられ，拘縮予防のためリハビリなどが入る可能性がある
・現状でケアマネジャー，家族はどう考え，認識しているか

ひとつの方法として①～④の視点を合わせ，同じ方向に向かわせることを考えました。アクションとして，まず家族に「服用しない状態から今後，予想される生活と，痛み止め服用でそれが大きく変わること」をご説明しました。結果はなんと，介護者である家族の服薬管理の大切さに対する理解が深まったことにより，翌日からパーフェクトに服用できるようになったのです。現在，継続して定期訪問し，本人の状態や家族の認識などを確認しています。
まず炎症を抑える必要性を念頭に置き，痛み止めと一辺倒な説明のみではなく，現状をしっかり把握して分析し，患者のみならず周囲の理解度に合わせたアプローチを行っていくことが今回は功を奏したのかもしれません。残薬という現象のみでなく，何を見てどう考え，何を行った結果，残薬に至っているのかというプロセスも重要だと考えます。

（齊藤 直裕）

PART 2

各論

2. 薬学的介入の実際

Special Point④　初回訪問に至るまでの流れと訪問薬剤管理指導計画の立案

初回訪問に至るまでの流れと訪問薬剤管理指導計画を立てる上での患者情報や問題点の抽出について述べます。
在宅医療において，薬物療法の効果が発揮されるためにも，有害事象の発現を防止するためにも患者情報の収集は必要不可欠です。薬剤師が食事・睡眠・運動・排泄・認知機能への影響を生活者視点で評価することで，多職種での共通の目標設定や薬に対する理解を促すことが可能になり，地域での見守りの強化にも繋がります。

● 訪問薬剤管理指導が始まるまでの大まかなイメージ

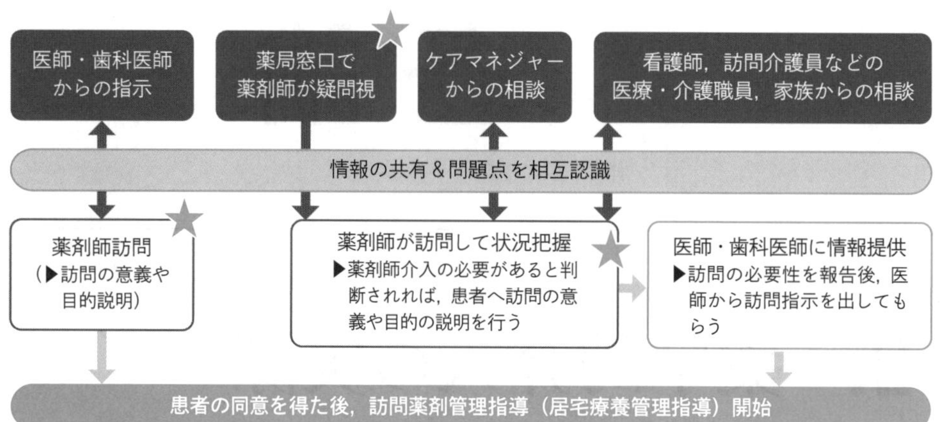

★初回訪問になりうるポイント。この初回訪問を受け，医師およびケアマネジャーに向けた報告書と訪問薬剤管理指導計画書を作成する

【具体的な計画立案のプロセス】

● 薬局カウンターから始まる在宅医療

服薬指導を続けるなかで，飲みにくい，残薬があるといった薬に関する問題が聞かれるようになります。患者の本当のニーズを見極めながら話していきます。
訪問管理薬剤指導計画の立案は，患者の承諾を得てから医師に連絡し，指示を受けて後となります。

薬局での在宅医療が始まる実際例

- かかりつけ薬剤師として服薬状況確認のために自宅に訪問することがくり返されるとき
- 認知症症状が進み，1日に何回も来局したり尿臭が強くなったりする患者の家族と相談のうえ
- 外来がん化学療法やオピオイドをつづけるなか，来局に限界を感じて

● 病院から始まる在宅医療：退院時カンファレンス

入院中の患者が退院する前に，病院スタッフと在宅ケアスタッフ，家族が在宅療養支援に必要な情報の引き継ぎを行う場です。初回訪問前に情報を入手して準備できるだけでなく，在宅に関わる他職種，患者や家族と対面できる機会です。病院の退院調整部門と日ごろから連携し，開催する際に連絡をもらいます。

退院時カンファレンスで検討すべき事項

- 特に退院に至る経緯は，患者の人生観や価値観を考え，今後在宅で目標となる部分を明確にする上でも重要
- 入院中の使用薬剤やADL，病状や介護力から使用薬剤の適正化と，在宅で継続可能か考慮
- 実際に患者・家族と対面した際，診療情報提供書や看護サマリーなどの事前情報から準備してきた事柄が適正であったかどうか判断する。こうした情報は観察する側（医師・看護師）や利用する側（薬剤師）それぞれの主観的な判断も含まれ，実際にお会いした患者は，事前情報よりも元気に見えたり，逆に病状が重く見える場合がある。それすらも一面に過ぎず，退院できる嬉しさ，大勢が集まる中での緊張や不安もあるので注意
- 他職種の意見も確認して患者を総合的に捉える
- 在宅療養支援における薬物療法については，薬剤師も含めたチーム医療の中で実現可能か考える。必要であれば退院前調整を病院スタッフと協議

● 事前情報がそれほど得られない初回訪問

医師やケアマネジャーから突然の訪問依頼があり，退院時カンァレンスや事前情報が十分にないまま初回訪問が始まる場合も少なくありません。できるだけ訪問依頼元などから情報を得て，上記の退院時カンファレンスと同様に

準備し，初回訪問時の検討事項を確認します。

● 訪問薬剤管理指導計画での検討項目

次回訪問日，訪問サイクル	プロブレム・目標
・ケアマネジャーや他職種からの情報などを基に，訪問および通所サービスなどの利用状況を考慮 ・なるべく自立支援を念頭に置いた計画を検討 ・独居や認知症の見守りも兼ねる場合は，他サービスや関わりと重ならない日時選択 ・病状や家庭環境などによっては，訪問看護師や訪問介護員の訪問時に同行する場合も。ケアマネジャーが作成するケアプランとの擦り合わせをしていくとよい ・定期的な見直しが大切	・患者も含めた多職種共通の中長期的な到達目標と，それを見据えた短期目標をプロブレムとして共有していく ・目標はケアプランで作成される。関わるスタッフで共通認識した上で各職種に応じて個々に到達目標が設定されている ・ケアプランの変更は，ケアマネジャー主導によるサービス担当者会議で意見交換を行い，各種の到達目標を再確認することで実施。薬剤師は薬が及ぼす影響について生活者視点で伝えていく

薬剤師の訪問内容は，薬に関することが中心ではありますが，患者にとって生活上の促進因子となるためには，介入する全ての職種と連携し，共通の目標に向けて補完し合うことが大切です。

【初回訪問】

薬剤師は日頃の外来業務でも処方内容から患者の病状を推測し，インタビューを基に服薬指導を行います。在宅訪問でも同様に，現在服用している薬剤，これまで服用していた薬剤を確認し，現疾患や既往歴，副作用歴，アレルギー歴をインタビューして，自宅に保有する残薬からさまざまなことを類推していきます。

➡Special Point⑤「初回訪問時のアセスメント」参照

薬局カウンターと大きく異なる点は，指導の場が療養している自宅であるため，上述した患者の生活機能，身体機能，人生観，背景と結びつけて薬学的な介入方法を考えやすいことです。

● 訪問薬剤管理指導計画の立案で収集したい患者情報

身体機能，健康状態	価値観や人生観など
・年齢，性別，現疾患，既往歴など，患者の基本的な情報 ・難聴や弱視といった身体的な障害なども含め，観察して情報を見直していく	・治療方針を決定する上でも重要な項目。治療継続の判断や最期を過ごす場所などにも影響 ・仕事や家庭内，地域，社会での役割も重要
生活機能	**社会的，家族的な背景**
・いわゆるADL（Activities of Daily Living）。食事や排泄，整容，移動，入浴などの介護における基本的な動作 ・在宅医療ではIADL（Instrumental Activity of Daily Living）も重要。ADLよりも複雑な動作，例えば家事や洗濯，金銭管理などであり，服薬管理もこれにあたる	・患者の生活する家の形態や，独居など家族の形態，経済的状況など ・生活する上での物的，社会的な環境も重要

● 計画の見直し

患者の病状や環境の変化によって，計画の見直しも必要となります。

検討すべき事項

- ・投与経路や剤形
- ・服用回数の変更およびそれに伴う徐放製剤への変更
- ・経管栄養，中心静脈栄養の種類およびそれに付随する薬剤
- ・処方薬以外の医療・衛生材料の提案　など

現場では，時に悩み苦しむこともありますが，薬剤師に限ったことではありません。患者支援に向けた短期および中長期的な到達目標を通じて，多職種連携・協働の強化を図り，柔軟に対応しましょう。薬はさまざまな生活機能へ影響する可能性を秘めており，多職種の共通理解を図っていくことが在宅療養支援の質向上に繋がります。

（小黒 佳代子）

PART 2 各論

2 薬学的介入の実際

Special Point⑤ 初回訪問時のアセスメント

● 初回訪問時に気を付けてチェックするとよい薬剤

長期慢性処方の疑い…抗ヒスタミン薬，ビタミン剤，生活習慣病薬，抗認知症薬，便秘薬，抗コリン薬，抗精神病薬，抗不安薬，睡眠薬，抗うつ薬

誰にでも出ていそうな，昔から服用している薬こそ要チェック

長年服用している薬だからこそ，副作用なんて起きているはずがないと見落とされることが案外多いものです。高齢化して生理機能が落ちたため出るようになった有害事象が，薬剤由来でなく老化に伴う新しい病態と思われることも少なくありません。

また，長年服用しているからこそ，医師に相談することなく自己流の服用方法をとっていることもあり，そのため思いもよらない効果減弱や増強が起きていることがあります。

添付文書に記載がある相互作用のチェックはもちろん，腎機能の低下や脳の萎縮，身体機能の低下など，老化，生活の変化に伴い，見直す点はあるか，トラブルに発展しそうな点はあるか，考えてみましょう。今後の療養計画の中で本当に必要な薬は何か，医師に相談・提案していくための情報を多く準備することができます。

COLUMN

薬物治療の適切性の評価に有用なツール

身体機能や生理機能の低下，ポリファーマシーなど，高齢者が抱える問題は多く，安全な薬物治療を提供するためには薬学の知識が必要不可欠です。

薬学生の実務実習でも，高齢の患者を担当することは多くあるでしょう。高齢者では薬物による有害事象の頻度が高く，重症例にもよく遭遇しますので，より安全な代替薬の選択や処方提案が必要とされます。

薬物治療の適切性を評価する基準として，海外では米国の「STOPP/START（Screening Tool of Older person's Potentially inappropriate Prescriptions/Screening Tool to Alert doctors to the Right Treatment）criteria」や，英国の「Beers criteria」が用いられています。国内でも，日本老年医学会が提唱する「高齢者の薬物療法ガイドライン 2015」が発表されました。

本ガイドラインは，高齢者の薬物療法の安全性を高める目的で作成されています。安全性に主眼を置いているため，治療ガイドラインとは主旨が異なることに注意が必要です。本ガイドラインの特徴として，「特に慎重な投与を要する薬物」と「開始を考慮すべき薬物」がリスト化されています。

そのほか，厚生労働省より「高齢者の医薬品適正使用の指針（総論編）2018年5月」も発表されています。いずれもリスクとベネフィットを考慮して最適な薬物療法を提供するうえでの重要な指標となります。

また，減薬の手順を示した減薬プロトコルdeprescribing protcolが2015年JAMA Intern Med（JAMA Intern Med 2015；175：827）にて提唱されました。薬物治療中断の考え方，中断方法の具体例も書かれているので，ぜひ参考にされてください。

最後に，薬を減らすことが全てではありません。安全で効果的な薬物治療とは何か，減薬や調整などで適正化していけるよう患者をよく観察しましょう。

● アセスメントに必須の5つの観点

アセスメントで必要なのは患者の生活面からの評価です。具体的には食事・排泄・睡眠・運動・認知機能の5つの観点があげられます。暮らしにおけるこの5つの観点を初回訪問時には必ず確認し，その後も継時的にみていきましょう。こうした生活機能の評価を意識すると，訪問薬剤管理指導計画や面談時の確認ポイントが見えてきますし，薬効や副作用の確認など処方内容の検討にも反映できます。

多職種との協働においては，これらを共通の情報として各職種がそれぞれの方法論でアプローチし，患者を支援していくことでよりよいケアになるでしょう。薬学的には，薬剤が生活機能に及ぼす影響について多職種に情報を共有することで，薬剤師が介入していない時間帯の情報も得やすくなります。

<table>
<tr><td>食事</td><td rowspan="5">・初回訪問時に必ず確認
・薬効や副作用の確認の際などにも常に評価
・訪問薬剤管理指導計画を立てる際や見直しに反映
・多職種との情報共有においても意識</td></tr>
<tr><td>排泄</td></tr>
<tr><td>睡眠</td></tr>
<tr><td>運動</td></tr>
<tr><td>認知機能</td></tr>
</table>

COLUMN

「生活機能と薬からみる体調チェック・フローチャート」

薬学生であれば実務実習において，慢性疾患でいつも同じ薬がでている，特に体調の変化がない患者に何を聞いていいかわからず困ったことはないでしょうか。皆さんもご存知のように薬にはメリット（主作用）とデメリット（副作用）があります。薬物治療は医療者に任せきりにするものではなく，患者自身も参加し管理していく意識が重要です。むやみにデメリット（副作用）を恐れるのではなく，そのリスクを知った上で有害事象を回避していくために薬剤師と二人三脚で進めていきます。薬剤師は薬と生活という新たな環境を安全に過ごしていくためのナビゲーターです。そこで，まずは患者が質問しやすく，答えやすい「食事」「睡眠」等の生活機能の面から尋ねてみるのはいかがでしょう。薬剤による有害事象が原因で，患者の生活機能に影響が生じることは少なくありません。

日本薬剤師会による「生活機能と薬からみる体調チェック・フローチャート」は，生活機能（「食事」，「排泄」，「睡眠」，「運動」，「認知機能」）を切り口にした質問を通じて，フローチャート形式で患者の状態から薬学的にアセスメントする流れを解説しています。本チャートは，ガイドラインやマニュアルではなく，患者の暮らしを守るために「薬と暮らしを結び付けて考える」思考を育てるヒントが沢山つまっています。在宅療養や高齢者といった枠にとらわれずに使用でき，薬剤師だけでなく全職種に向けて書かれています。

内容は大まかに以下の通りです。「食事」「排泄」「睡眠」「運動」「認知機能」の領域ごとに

①患者の言葉，キーワード
②フローチャート
③症例とその解説
④確認問題
⑤回答例
⑥参考資料（薬剤一覧）

という構成となっています。

患者の訴えのみならず，生活機能への影響を評価して他職種にも共有することで，薬による有害事象に気づきやすくなり，患者さんのQOLやADLの改善に役立つことでしょう。ポリファーマシーの解消にも繋がることは言うまでもありません。

【初回訪問でアンテナを立てる食事の話】

状況に応じ，医師やケアマネジャーに報告し，多職種との連携について相談

(1) 美味しく3食食べられているか？
　(食事内容のバランスと味覚障害，食欲，食事量など)
(2) 食べているとき，食べにくい感じはないか？
　・義歯の有無（歯肉肥厚や羸痩（るいそう）による義歯の不具合，咀嚼など）
　・口の中の痛みの有無（口内炎や義歯の不具合など）
　・口の乾きの有無（口内乾燥など）
　・口の動き，飲み込みにくさの有無（嚥下状態）
　・手の動きなど（パーキンソン様症状）
(3) 水分摂取量

※2回目訪問時のチェック項目
(1) 水分摂取量の再確認（体重・病状の確認をして適正な水分量であるかの確認）
(2) 口腔ケアの状況（口腔カンジダの有無）
(3) 体重の変化の確認（低栄養の確認）
(4) 可能であれば握力測定（ペットボトルのふたを開けることができるか，2Lのペットボトルを持ち上げられるか，指輪っかテストのチェックなどでも確認してみる）

・簡易栄養状態評価ツール（MNA）や摂食嚥下障害アセスメントツール（EAT-10），反復唾液嚥下テスト（RSST），改訂水飲みテスト（MWST）といったスケールで，継続的で客観的な評価を行いましょう
・水分についても摂取量の変化など聴取し，経口補水に関するアドバイスなどを行っていきます

【初回訪問でアンテナを立てる排泄の話】

本人の主訴だけでなく，腸音の確認・皮膚状態・血圧による脱水チェックを行い客観的評価を行う

(1) 頻尿，失禁など，排尿障害で日中や夜間の苦痛はないか確認
(2) 尿取りパッドの使用の有無を確認
(3) オムツの有無を確認
(4) 排便で困っていることはないか確認
(5) 自宅のお手洗いで温水洗浄便座を使用するかどうかの確認（尿路感染症を起こす環境はないか確認）
(6) 汗をよくかく方かどうかの体質確認

※2回目訪問時のチェック項目
(1) 排尿障害に伴い，水分摂取量を少なめにしていないか確認（脱水予防）
(2) 尿量の確認（水分摂取量の確認，NSAIDsの服用の確認）
(3) 尿の濁りや残尿感，頻尿が急に起こることがないか確認
(4) 排便状況の確認（下痢・便秘の有無の確認，食事のバランス，薬による影響を確認）
(5) ブリストルスケールで便の硬さを確認
(6) 排便後に気分が悪くなったことはないか確認（血圧の変動の確認）
(7) 発汗に関して症状がある場合は背景の確認

・排尿や排便といった排泄機能は薬や生理機能の変化，環境の変化などで影響を受けるため，本人及び介護者からの情報を確認していく必要があります
・ブリストルスケールによる便の性状分類は，食事内容の助言においても消化管の通過時間をイメージでき有用です

【初回訪問でアンテナを立てる睡眠の話】

今までの趣味・嗜好などを聞きながら1日の生活サイクルを確認

(1) 日中，何をしてお過ごしか？　楽しみは何か？
本当は何をしたいか？（日中傾眠）
(2) 昼寝の有無（日中傾眠・睡眠の質・中途覚醒・熟眠障害への影響・服薬時間・疲労感などの確認）
(3) 就寝時間の確認

※2回目訪問時のチェック項目
(1) 睡眠薬の服用時間の確認（T_{max}，$T_{1/2}$，22時以前の服用の有無）
(2) 寝酒の習慣の有無
(3) 睡眠に対する満足度について確認（入眠状況，早朝覚醒についての確認など）
(4) 不快な夢を見ることがないか，幻覚や幻聴などがないかの確認（認知機能にも関わる）

・薬以外の環境因子が大きな影響を及ぼすことが多々あるので，服用薬の変化以外に生活面で変化に関する確認が必須です。入院中は睡眠薬が必要でも，自宅に帰ると精神的な落ち着きが出て減薬が可能になることもあるなど，生活面での変化が生じた際は睡眠状態の確認もしましょう

【初回訪問でアンテナを立てる運動の話】

車椅子での生活が長時間だったり寝たきりの際は，椅子の座面確認などを含めた褥瘡リスクを検討し，多職種連携の必要について確認

(1) ふらついたり転びそうになったりすることはないか確認
(2) 歩きにくさや歩き出しがスムーズか確認
(3) めまいの有無を確認
(4) 麻痺・しびれの有無を確認
(5) 体が勝手に震えたりすることがないか確認
(6) 移動手段（歩行器・車椅子）・補助具（杖など）の確認

※2回目訪問時のチェック項目
(1) 手すりが必要な箇所を確認（玄関・風呂・トイレ・階段）
(2) 階段の上り下りや段差で困ることはないか確認

(3) 動かしにくい体の箇所はないか確認
(4) 痛みで動くことを苦痛に思うことはないか確認（身長の変化などの確認）
(5) 床や椅子から立ち上がることが大変ではないか確認

・薬により歩行や各種動作に影響が出ることもあり，生活動作の観察は大事です。
・摂食嚥下に姿勢の保持が影響します。椅子の角度，体幹の傾きや頭頸部の角度など，適切な摂食姿勢をとる必要があり，繊細な摂食・嚥下の機能がスムーズかどうか，日常の変化を丁寧に捉えましょう。

【初回訪問でアンテナを立てる認知機能の話】

(1) 周辺症状（BPSD）で介護者が困ることはないか確認
(2) 介護者から見た中核症状の変化を確認
(3) 本人，介護者が苦痛に思う症状はないか確認
（物忘れ・幻聴・幻覚・イライラ・不安・不快な夢・気が重い・憂鬱など）
(4) 今まで薬を飲んで眠くなる薬はあったか，薬剤に過敏に反応することはないかの確認（レビー小体型認知症のような反応がないか確認）
(5) 社会性の欠如はないか確認（ピック病のような症状はないか確認）

認知症の場合は診断名を過信しない。病態によって興奮性の症状と抑うつの症状が出ることがある。処方変更や用量変更を早急に行うほうがよいことがあるので，できるだけ早い段階でどのような病態が混在しているのか確認

※2回目訪問時のチェック項目
(1) 脳血管障害の既往の有無
(2) 手足の動きの悪さはないか（レビー小体型の兆候の有無を確認：肘の曲がり方がスムーズかどうかの確認）
(3) 軽いうつ症状はないか，独り言や幻覚の有無，立体の認識状況（時計の書き方·立方体の模写）の確認（レビー小体型の兆候の有無を確認）
(4) 会話が成立するか，話題がどんどん変わることはないか確認（ピック病のような症状はないか確認）
(5) 物忘れの程度の確認
(6) 感情の起伏の激しさで介護者の疲労が溜まっていないか確認

・認知機能障害をきたす可能性がある薬剤には抗不安薬，睡眠薬，抗コリン薬，抗パーキンソン薬，H_1受容体阻害薬，H_2受容体阻害薬など多々あります。処方変更の際は前後の認知機能について変化がないか注意を払います。
・多剤併用による影響も考慮し処方内容の見直しを行うことも大切です。
・病態にあった薬剤選択なのか，検討については介護者や患者本人が改善を感じているのか確認します。病態にあった薬剤選択が，介護者・患者本人ともに過ごしやすい環境作りにつながります。

（坂井 美千子）

2. 薬学的介入の実際

①がん

重要ワード がん，副作用対策，腫瘍マーカー，副作用グレード分類，服薬管理方法

- **KEY1** 各種抗がん剤の重篤な副作用の初期症状を本人・家族・ケアスタッフに周知する
- **KEY2** 各種抗がん剤の副作用の好発時期と症状を時間軸で把握する
- **KEY3** 抗がん剤治療以外の放射線療法や免疫療法などの実施スケジュールを把握する
- **KEY4** 療養中の食事・排泄・運動・睡眠・認知症状の状況を把握する

モデル症例でイメージをもとう！ 服薬状況が不安定な中，化学療法を選択した進行胃がん例の副作用対策

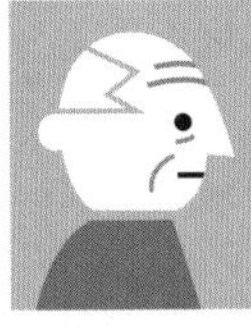

90歳代　男性

- **現病歴**：胃噴門部に3型胃がん；高分化腺がん，脳血管性認知症・慢性閉塞性肺疾患・狭心症・腰椎圧迫骨折
- **アレルギー歴**：シメ鯖（蕁麻疹）
- **家族状況**：脳血管性認知症の妻（80歳代）との2人暮らし，老老介護・認認介護・病病介護
- **訪問が始まった経緯**：介護スタッフから「内服忘れが多くあるが本人は飲めていると認めない」と情報があり，関係性を築きながらの服薬管理を目的に開始
- **介入時の状態**：障害高齢者の生活自立度A1，認知症高齢者の日常生活自立度Ⅲa
- **患者の願い**：自宅でこれまで通り，医療・介護サービスを利用しながら生活していきたい。がんによる胃閉塞の場合も手術を希望せず，延命治療は望まない
- **チーム構成**：外来と在宅訪問の併診。病院医師，在宅訪問医(内科医師，心療内科医師)，訪問看護師，訪問介護員，訪問薬剤師，訪問栄養士，ケアマネジャー
- **チームの方針**：本人の意思を尊重しつつ，医療・介護など社会資源の活用と，ご家族との連携を強化し支援を継続していく

服薬管理の変遷

● 初回訪問（X年1月）

夫婦ともに認知症で共依存の状態で，ほとんど服薬できずに過ごしていた。**夫婦がお互いに服薬状態を確認し合える環境整備**を目的とした管理指導計画を立て，色違いの服薬カレンダーを居室内に設置した。

● 3か月後

服薬状況が安定したことによりティーエスワンによる化学療法が開始となった。2投1休の服薬スケジュールで，体表面積と肝・腎機能から50mg/回×2/日とした。

1クール目投与中よりティーエスワンの副作用と疑われる症状が発現し，ヘパリン類似物質製剤で対処していたが，2クール目の休薬期間中には水様性下痢が頻発するようになったことから，症状が治まるまで休薬することとなった。

副作用が疑われる諸症状と対応

【1クール目投与中】
- 食欲不振と手掌・足底発赤知覚不全症候群
  →ヘパリン類似物質製剤で対処（表1，Grade 1）

【2クール目の休薬期間中】
- 頻発する水様性下痢（4～6回/日：表1，Grade 2）
  →経口補水液による充分な水分摂取，水様性下痢が治まるまで休薬

初回処方内容と代表的な副作用

処方薬	成分名	用量	用法	食事	睡眠	運動	排泄	認知
イソコロナールRカプセル20mg	硝酸イソソルビド	1回2カプセル	1日2回朝夕食後		めまい			
カルボシステイン錠500mg「トーワ」	カルボシステイン	1回1錠	1日2回朝夕食後					
ミヤBM錠	宮入菌	1回2錠	1日2回朝夕食後					
アンブロキソール塩酸塩Lカプセル45mg「サワイ」	アンブロキソール塩酸塩	1回1カプセル	1日1回朝食後					
ラベプラゾールNa錠10mg「トーワ」	ラベプラゾールナトリウム	1回1錠	1日1回朝食後		眠気	筋肉痛，脱力感	下痢	
ヒルドイドソフト軟膏0.3%	ヘパリン類似物質		かさかさするところに					
リンデロン-VG軟膏0.12%	ベタメタゾン吉草酸エステル・ゲンタマイシン硫酸塩		手指亀裂のあるところに					
スピリーバ2.5μgレスピマット60吸入	チオトロピウム臭化物水和物		1日1回2吸入　朝	口渇	めまい		便秘	

（暮らしの観点からのアセスメント：食事・睡眠・運動・排泄・認知）

表1　本事例で生じたティーエスワンによるものと思われる副作用とグレード分類

	Grade 1	Grade 2	Grade 3	Grade 4	Grade 5
手掌・足底発赤知覚不全症候群（CTCAE ver.4.0）	1クール目投与中 **疼痛を伴わないわずかな皮膚の変化または皮膚炎**（例：紅斑，浮腫，角質増殖症）	**疼痛を伴う皮膚の変化**（例：角層剥離，水疱，出血，浮腫，角質増殖症）；身の回り以外の日常生活動作の制限	**疼痛を伴う高度の皮膚の変化**（例：角層剥離，水疱，出血，浮腫，角質増殖症）；身の回りの日常生活動作の制限	−	−
下痢（CTCAE ver.4.0）	ベースラインと比べて<4回/日の排便回数増加；ベースラインと比べて人工肛門からの排泄量が軽度に増加	2クール目休薬中 ベースラインと比べて4-6回/日の排便回数増加；ベースラインと比べて人工肛門からの排泄量が中等度増加	ベースラインと比べて7回/日以上の排便回数増加；便失禁；入院を要する；ベースラインと比べて人工肛門からの排泄量が高度に増加；身の回りの日常生活動作の制限	生命を脅かす；緊急処置を要する	死亡
流涙（NCI-CTC ver 2.0）	軽症，機能障害なし 1年1か月後	中等症，機能障害はあるが日常生活には支障なし	日常生活に支障あり	−	−

● 6か月後

Hb低下（11.0〜12.0g/dLを推移）や腫瘍マーカー（表2：CA19-9，CEA）の上昇傾向が確認され，内視鏡にて腫瘍の増大が確認された。水様性下痢症状が治まったことを受けティーエスワン減量（40mg/回×2/日）により処方再開となった。

表2　腫瘍マーカーの推移

	X年6月	X年7月	X年9月	X年10月	X年11月
CA19-9	108.6	125.4	153.3	164.4	279.2
CEA	3.8	4.0	4.3	4.9	6.8

● 1年1か月後

ティーエスワンの減量投与を継続していたが，流涙の症状が発現したため，眼科受診することとなった。

副作用が疑われる諸症状と対応

・流涙

→重症化すると涙道閉塞になり追加処置が必要になることを踏まえ，主治医に眼科受診を提案し近医眼科への紹介状を作成してもらい受診。流涙は経過観察（表1，Grade1），右眼緑内障，両眼白内障の診断

● 1年3か月後

肝機能：AST 21 IU/L，ALT 11 IU/L，ALP 228 IU/L
腎機能：推定GFR 75.2 mL/min/1.73 m²，推定CCr 54.2 mL/min

転倒を機に入院しティーエスワン中止，BSC（ベストサポーティブケア／がんに対して積極的な治療を行わず苦痛緩和などに徹すること）となった。

退院後，外来受診は終了となり訪問診療のみとなる。転倒・転落の可能性が高く，外出の機会がなくなり，意欲低下や足の筋力低下が顕著になった。

その後，妻が入院し独居となったのを機に認知機能障害が進行し，日付の感覚がなくなり服薬状況が悪化した。

夫婦2人の声かけ対応でアドヒアランスを保っていた色違いの服薬カレンダーから，日時の感覚のズレに対応がしやすい日めくり式服薬カレンダー（図1）へ変更することで，服薬管理状況が安定した。

● 1年11か月後

その他の諸症状と対応

・食物の匂いを受け付けない症状の進行
→胃噴門部の閉塞も併せ食事摂取状況が不安定になったことから，食支援強化の必要性をケアマネジャーに情報提供し，主治医から訪問栄養指導の指示が出た。嗜好や摂取状況の評価が行われ，食形態の適正化が実施された。

余白部分にメモを残すことで，日々の状況の履歴を確認する上でも活用の幅が広がる

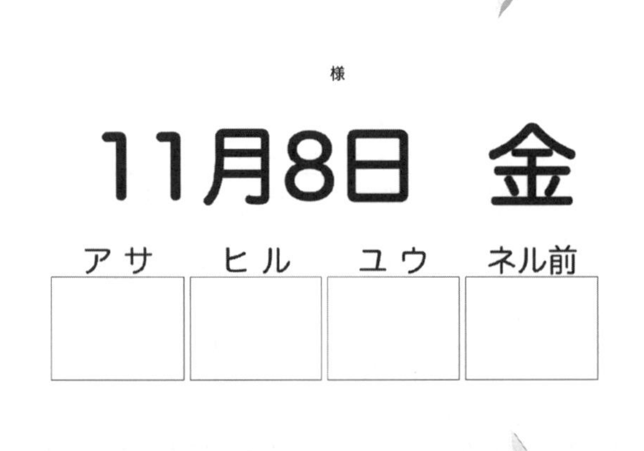

・当日分の服用薬剤が一目でわかる
・服薬忘れや飲ませ忘れの場合などはそのままの状態で保存しておくことで，服薬状況の把握がしやすい

図1　日めくり式服薬カレンダー

NOTE

病状の進行に合わせた早期の抗がん剤治療開始が望まれる中，認認介護・老老介護・病病介護のため服薬状況が安定せず，薬剤師の介入により服薬状況の安定化が図れて治療が実施できた例です。

・ティーエスワンは5大がんの1つ，胃がんの薬物療法において中心的な位置付けにあります
・腎機能低下時：ギメラシル（5-FUの分解酵素阻害薬でティーエスワン配合成分）の血中濃度が上昇するため，CCr値による用量調整が必要です
・フッ化ピリミジン系抗悪性腫瘍薬からの切り替え時には休薬期間を7日間以上設ける必要があり，併用薬による相互作用にも注意が必要です

参考文献

・手嶋無限.【フィジカルアセスメント入門】ケーススタディ　がん患者. 調剤と情報 2012；18：1961-1964.

（手嶋 無限）

在宅現場で

[必出！ 薬剤一覧と特徴]

分類	一般名	主な商品名		適応	特徴
分子標的治療薬	ソラフェニブトシル酸塩	ネクサバール	内服	根治切除不能又は転移性の腎細胞がん，切除不能な肝細胞がん，根治切除不能な甲状腺がん	・c-KITなどの種々の受容体チロシンキナーゼ阻害 ・VEGF受容体チロシンキナーゼ，PDGF受容体チロシンキナーゼなどを阻害し，腫瘍血管新生を阻害 ・腫瘍増殖に関与するC-Raf，正常型及び変異型B-Rafキナーゼ活性，並びにFLT-3，c-KITなどの受容体チロシンキナーゼ活性を阻害
	イマチニブメシル酸塩	グリベック		慢性骨髄性白血病，KIT（CD117）陽性消化管間質腫瘍，フィラデルフィア染色体陽性急性リンパ性白血病，FIP1L1-PDGFR α陽性の疾患（好酸球増多症候群，慢性好酸球性白血病）	・c-Abl，Bcr-Ablチロシンキナーゼ阻害 ・フィラデルフィア染色体由来*bcr-abl*遺伝子陽性細胞の増殖抑制 ・KITチロシンキナーゼ活性阻害
	ゲフィチニブ	イレッサ		EGFR遺伝子変異陽性の手術不能又は再発非小細胞肺がん	・上皮成長因子受容体（EGFR）チロシンキナーゼを選択的に阻害
	エルロチニブ塩酸塩	タルセバ		切除不能な再発・進行性で，がん化学療法施行後に増悪した非小細胞肺がん，EGFR遺伝子変異陽性の切除不能な再発・進行性で，がん化学療法未治療の非小細胞肺がん，治癒切除不能な膵がん	・上皮成長因子受容体（EGFR）チロシンキナーゼ阻害
	リツキシマブ	リツキサン	注射	CD20陽性のB細胞性非ホジキンリンパ腫 他	・ヒトBリンパ球表面の分化抗原CD20リンタンパク質を標的とする ・マウス-ヒトキメラ型抗CD20モノクローナル抗体 ・補体依存性細胞傷害作用（CDC）及び抗体依存性細胞介在性細胞傷害作用（ADCC）により効果を発現
	パニツムマブ	ベクティビックス		*KRAS*遺伝子野生型の治癒切除不能な進行・再発の結腸・直腸がん	・ヒト上皮増殖因子受容体（EGFR）を標的とする ・完全ヒト型抗ヒトEGFRモノクローナル抗体
	トラスツズマブ	ハーセプチン		HER2過剰発現が確認された乳がん，HER2過剰発現が確認された治癒切除不能な進行・再発の胃がん	・ヒト上皮増殖因子受容体2型（HER2）を標的とする ・抗HER2ヒト化モノクローナル抗体（HER2タンパク質に特異的に結合し，腫瘍細胞の増殖を抑制）
	ベバシズマブ	アバスチン		治癒切除不能な進行・再発の結腸・直腸がん，扁平上皮がんを除く切除不能な進行・再発の非小細胞肺がん，卵巣がん，進行又は再発の子宮頸がん，手術不能又は再発乳がん，悪性神経膠腫	・ヒト血管内皮増殖因子（VEGF）を標的とする ・抗血管内皮増殖因子（VEGF）ヒト化モノクローナル抗体 ・腫瘍組織から分泌されるVEGFに結合→血管内皮細胞に発現する受容体との結合を阻害→血管新生を抑制し腫瘍細胞の増殖を抑制
	ニボルマブ	オプジーボ		悪性黒色腫，切除不能な進行・再発の非小細胞肺がん，根治切除不能又は転移性の腎細胞がん，再発又は難治性の古典的ホジキンリンパ腫，再発又は遠隔転移を有する頭頸部がん，がん化学療法後に増悪した治癒切除不能な進行・再発の胃がん，がん化学療法後に増悪した切除不能な進行・再発の悪性胸膜，中皮腫	・ヒト型抗ヒトPD-1モノクローナル抗体 ・PD-1とそのリガンドであるPD-L1及びPD-L2との結合を阻害 ・がん抗原特異的なT細胞の増殖，活性化及び細胞傷害活性の増強等により，腫瘍増殖を抑制
ホルモン類似薬	ビカルタミド	カソデックス	内服	前立腺がん	前立腺がん組織のアンドロゲン受容体上でアンドロゲンと拮抗する
	ゴセレリン酢酸塩	ゾラデックス	注射	前立腺がん，閉経前乳がん	LH-RH誘導体は単回投与ではゴナドトロピン遊離を促進／反復投与では下垂体LH-RH受容体への持続刺激により脱感作を起こし，反対にゴナドトロピンの遊離を抑制させ，性ホルモン分泌を抑制させる
	リュープロレリン酢酸塩	リュープリン			

分類	一般名	主な商品名		適応	特徴
代謝拮抗薬	カペシタビン	ゼローダ	内服	手術不能又は再発乳がん，結腸がんにおける術後補助化学療法，治癒切除不能な進行・再発の結腸・直腸がん，胃がん	・ドキシフルリジンのプロドラッグ ・消化管から未変化体のまま吸収→肝臓で5′-デオキシ-5-フルオロシチジン（5′-DFCR）に代謝→主に肝臓及び腫瘍細胞内で活性の高いシチジンデアミナーゼにより5′-デオキシ-5-フルオロウリジン（5′-DFUR）に変換→腫瘍細胞のチミジンホスホリラーゼにより活性体である5-FUに変換され抗腫瘍作用を示す
	テガフール／ギメラシル／オテラシルカリウム	ティーエスワン		胃がん，結腸・直腸がん，頭頸部がん，非小細胞肺がん，手術不能又は再発乳がん，膵がん，胆道がん	・テガフールは5-FUのプロドラッグ ・ギメラシルは，5-FUの代謝酵素であるジヒドロピリミジンデヒドロゲナーゼ（DPD）を阻害→5-FUの濃度を高く維持 ・オテラシルカリウムは，消化管組織に分布してオロテートホスホリボシルトランスフェラーゼ(OPRT)を選択的に阻害し，5-FUからFUMPへの生成を選択的に抑制
	ペメトレキセドナトリウム水和物	アリムタ	注射	悪性胸膜中皮腫，切除不能な進行・再発の非小細胞肺がん	・細胞内でポリグルタミン酸化を受け，チミジル酸合成酵素，ジヒドロ葉酸還元酵素，グリシンアミドリボヌクレオチドホルミルトランスフェラーゼ（GARFT）など複数の酵素を同時に阻害することによりDNA合成を阻害 ・シスプラチンとの併用で抗腫瘍作用の増大が認められる ・重篤な副作用の発現を軽減するため葉酸及びビタミンB_{12}を投与
白金製剤	オキサリプラチン	エルプラット	注射	治癒切除不能な進行・再発の結腸・直腸がん，結腸がんにおける術後補助化学療法，治癒切除不能な膵がん，胃がん	・がん細胞のDNAの1本鎖内や2本鎖間に架橋を形成→DNA合成期と有糸分裂を阻害→分裂期の進行も阻害 ・殺細胞効果は，細胞周期非特異的(濃度依存性)
微小管阻害薬	ドセタキセル	タキソテール ワンタキソテール	注射	乳がん，非小細胞肺がん，胃がん，頭頸部がん，卵巣がん，食道がん，子宮体がん，前立腺がん	微小管タンパク質の重合を促進することにより微小管の安定化，過剰形成を引き起こし，紡錘体の機能を障害し，細胞分裂を抑制する

● 悪性腫瘍に伴う諸症状に対して用いる薬剤

一般名	主な商品名		適応	特徴
シナカルセト塩酸塩	レグパラ	内服	副甲状腺がんにおける高カルシウム血症　他	副甲状腺細胞表面のカルシウム受容体を刺激し，主としてパラトルモン（PTH）分泌を抑制することで血清PTH濃度を減少させる
パロノセトロン塩酸塩	アロキシ	注射	抗悪性腫瘍薬（シスプラチン等）投与に伴う消化器症状（悪心，嘔吐）（遅発期を含む）	CTZ，消化管の求心性迷走神経末端の$5\text{-}HT_3$受容体を遮断して嘔吐を抑える
オクトレオチド酢酸塩	サンドスタチン	注射	消化管ホルモン産生腫瘍に伴う諸症状の改善，消化管神経内分泌腫瘍	下垂体のソマトスタチン受容体に結合し，GH及びTSHの分泌を抑制する
ゾレドロン酸水和物	ゾメタ	注射	悪性腫瘍による高カルシウム血症，多発性骨髄腫による骨病変及び固形がん骨転移による骨病変	破骨細胞に取り込まれメバロン酸代謝経路に関与するファルネシルピロリン酸（FPP）合成酵素を阻害→FPPの生合成を阻害→破骨細胞のアポトーシスを誘導し骨吸収を抑制

●代表的な化学療法のレジメン

レジメン	薬剤	対象疾患	特徴
FOLFOX療法	・レボホリナート ・フルオロウラシル ・オキサリプラチン	大腸がん	・レボホリナートはフルオロウラシルの作用を増強する ・フルオロウラシルは下痢や口内炎，オキサリプラチンは末梢神経障害，イリノテカンは下痢や骨髄抑制を生じる ・イリノテカンの活性代謝物であるSN38はグルクロン酸抱合により胆汁中へ排泄されるため，グルクロン酸転移酵素UGT1A1の遺伝子多型に影響を受ける
FOLFIRI療法	・レボホリナート ・フルオロウラシル ・イリノテカン		
IP療法	・イリノテカン ・シスプラチン	小細胞肺がん	・シスプラチンは腎障害や高音域の難聴を生じる
PE療法	・エトポシド ・シスプラチン		
CAF療法	・シクロホスファミド ・ドキソルビシン ・フルオロウラシル	乳がん	・ドキソルビシンやエピルビシンなどのアントラサイクリン系抗悪性腫瘍薬は副作用に心毒性がある（エピルビシンはドキソルビシンに比べて心毒性の頻度は低い） ・シクロホスファミドは副作用に出血性膀胱炎を生じる（対策にはメスナが用いられる） ・フルオロウラシルは副作用に下痢，口内炎などを生じる
CMF療法	・シクロホスファミド ・メトトレキサート ・フルオロウラシル		
FEC療法	・フルオロウラシル ・エピルビシン ・シクロホスファミド		
R-CHOP	・リツキシマブ ・シクロホスファミド ・ドキソルビシン ・ビンクリスチン ・プレドニゾロン	悪性リンパ腫	・リツキシマブは副作用にインフュージョンリアクションがあり，予防を目的に抗ヒスタミン薬，非ステロイド性抗炎症薬の前投薬を行う ・リツキシマブは25 mg/時から漸時増量していく

PART 2 各論

2 薬学的介入の実際

薬学的介入のポイント

・抗がん剤治療は，がん細胞の増殖を抑え，がんの進行を抑えることが目的です

・効果だけでなく副作用のケアを考慮し，生活の質(QOL：quality of life)を維持・向上していくことが重要です

1. 抗がん剤の処方設計

体重や体表面積，腎機能，副作用発現状況などを医師はじめ医療チームで共有し，投与量の調整を行っていくことが安全な薬物療法に不可欠です。

そして，レジメン調整や副作用対策の実施に当たり，重要なのは病状を客観的な情報として把握・共有することです。腫瘍マーカーや，がんの病期分類の国際比較基準TNM分類は代表的なスケールの一つです。

● がんの進行度（TNM分類）

分類	特徴
T（tumor）	T0～T4：大きさ，浸潤の程度を表す
N（node）	N0～N3：リンパ節への転移の程度を表す
M（metastasis）	M0 or M1：遠隔転移の有無を表す

※以上の項目により各臓器ごとに病期分類(stage)を決定する。

● 腫瘍マーカー

・がん細胞の目印（マーカー）になる物質の総称

・がんの存在や部位，種類，進行度などの診断や治療の指標

・臓器特異性は高くないものが多く，腫瘍マーカーのみで悪性腫瘍性疾患の確定診断はできない

腫瘍	腫瘍マーカー
食道がん	SCC，CYFRA21-1
肺がん	
扁平上皮がん	CYFRA21-1，SCC
腺がん	SLX，CEA
小細胞がん	NSE，Pro-GRP
乳がん	CA15-3, CEA, NCCST-439, ERBb 2
肝細胞がん	AFP，PIVKA-Ⅱ
胆のう・胆管がん	CA19-9，CEA［CA50，SPan-1］
結腸・直腸がん（大腸がん）	CA19-9，CEA
子宮頸がん	SCC
子宮体がん	CA125
前立腺がん	PSA，PAP
膵臓がん	CA19-9，CEA［CA50，SPan-1］

2. 副作用対策

抗がん剤の種類は多岐にわたり，それぞれ副作用出現パターンに特徴があります。種類ごとに副作用の特徴を学び，生活面での確認事項をチームで共有して投与計画に反映していきます。薬学的管理と手術や放射線療法との関わりを知ることも有用です。

● **薬局カウンターでのポイント**

保険薬局では，外来化学療法の前後に使用する内服薬の処方せんを受けることが多くあります。処方からレジメンで用いる薬剤の用法・用量，出現リスクの高い副作用や発現時期について，特にレジメン変更時や初回には注意して確認対応します。

例1）催吐リスクの高い薬剤が使用されている場合は，十分な制吐剤が処方されているか確認

例2）骨髄抑制剤では，急な発熱や強い倦怠感，食欲不振，激しい下痢といった症状を，生活面での軽微な変化から確認していけるようチームで管理

● **注意が必要な主な副作用**

	商品名	成分名	注意が必要な副作用
分子標的治療薬	イレッサ	ゲフィチニブ	急性肺障害，間質性肺炎
	リツキサン	リツキシマブ	アナフィラキシー様症状，肺障害，心障害
	ハーセプチン	トラスツズマブ	心障害，アナフィラキシー様症状，間質性肺炎・肺障害
	アバスチン	ベバシズマブ	消化管穿孔
ホルモン類似薬	カソデックス	ビカルタミド	劇症肝炎
	ゾラデックス	ゴセレリン酢酸塩	間質性肺炎
代謝拮抗薬	ゼローダ	カペシタビン	脱水（激しい下痢），手足症候群など
	ティーエスワン	テガフール／ギメラシル／オテラシルカリウム	骨髄抑制・下痢・ 手足症候群・肝機能障害など
	アリムタ	ペメトレキセドナトリウム水和物	骨髄抑制・感染症・間質性肺炎など
白金製剤	エルプラット	オキサリプラチン	・腎毒性（急性腎不全：BUN・血中クレアチニン上昇，乏尿など）→予防のために多量の水分補給＋利尿薬の投与 ・嘔吐（高頻度）：5-HT_3受容体遮断薬併用で抑制 ・骨髄抑制，内耳障害

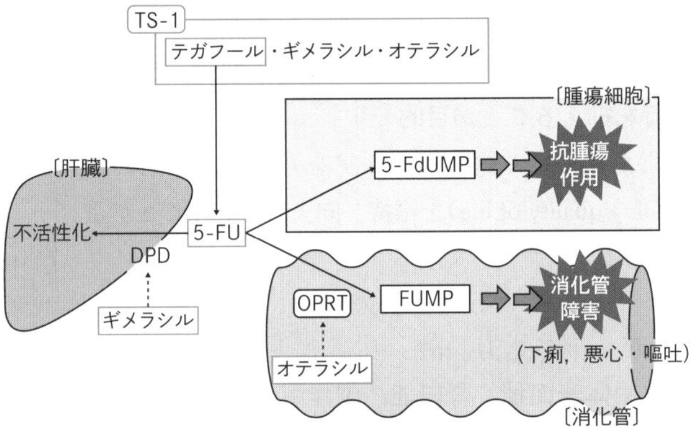

（手嶋 無限，村上 理，岡本 耕司，下野 宗隆）

②緩和ケア

重要ワード **医療用麻薬，オピオイドスイッチング，レスキュー，持続皮下注射，インフューザーポンプ**

KEY1 在宅におけるがんの緩和ケアにおける患者との関係は数日から数か月ととても短い場合が多い

KEY2 症状コントロールに伴う投与量の増減に対応すべく，デバイスを含めた薬剤の備蓄をなるべく多くしておくことが望ましい

KEY3 疼痛や呼吸苦の悪化時などに早急な対応が可能になるよう，多職種と情報を共有し速やかに対応できるような態勢を整えておく

KEY4 薬剤師が訪問したから○○しなければならない，ではなく，あくまでも患者の生活を支えるための医療であることを忘れてはならない

KEY5 常に患者の残された時間を支えるために何ができるのかを考えて行動する

モデル症例でイメージをもとう！　進行乳がんの肺転移例でみるオピオイドスイッチング※

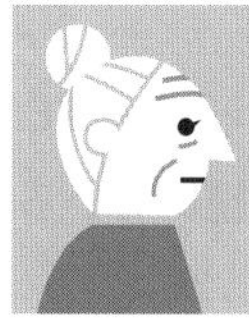

65歳　女性

- **現病歴**：乳がん
- **家族状況**：なし（独居）
- **訪問が始まった経緯**：通院による化学療法を行っていたが副作用症状が強く発現。自宅で最期まで自分らしく暮らしたいと希望し，在宅緩和ケアクリニックに紹介と同時に訪問薬剤管理指導を開始
- **介入時の状態**：生活自立度（performance status：PS）2，服薬は自己管理
- **患者の願い**：独居のため，身の回りの世話をする人が常にいるわけではない。今後状態が悪くなった時に突出痛や呼吸苦の対処が難しい。最後まで自力でトイレに行きたい
- **チーム構成・関わっている施設**：在宅緩和ケアクリニックと併設訪問看護ステーション，ケアマネジャー，ヘルパー，ボランティア
- **チームの方針**：患者自身が望むような形で人生を終えられるよう，苦痛の緩和は積極的に行うが，それ以外の医療的な行為はやりすぎず，自然経過を大切にする。薬局としては，残された時間を無駄にしないため，必要な医薬品（特に医療用麻薬）の供給は速やかに行えるよう事前に準備しておく

薬学的介入の変遷

● 初回訪問（X年5月）

薬剤師訪問時に玄関を開けるなど自立した生活を送っており，身の回りのことも自分でできている。現在服用中の薬についてもよく理解されていた（オキシコンチン錠40 mg 1日6錠分2，オキノーム散20 mg疼痛時1回3包）。痛みには1日1～2回程度のレスキュー使用でコントロールを図っていた。

● 3回目訪問（X年6月）：

オキシコンチン錠40 mgが1日12錠分2に，オキノーム散20 mgが1回6包に増量。呼吸苦が増強し，ベッドの周囲から離れられない状態。トイレだけは自力で行くものの，排泄後さらに呼吸苦が増強するため，予防的に

※オピオイドスイッチング：医療用麻薬（オピオイド）の使用時に副作用が出る場合や経口困難になった場合など薬剤を切り替えること

初回処方内容と代表的な副作用

処方薬	成分名	用量	用法
オキシコンチン錠40mg	オキシコドン塩酸塩水和物	1回3錠	1日2回（12時間毎）
オキノーム散20mg	オキシコドン塩酸塩水和物		疼痛時及び呼吸苦時に1回3包

暮らしの観点からのアセスメント

食事	睡眠	運動	排泄	認知
嘔気・嘔吐	眠気・傾眠	めまい・ふらつき	便秘	せん妄
嘔気・嘔吐	眠気・傾眠	めまい・ふらつき	便秘	せん妄

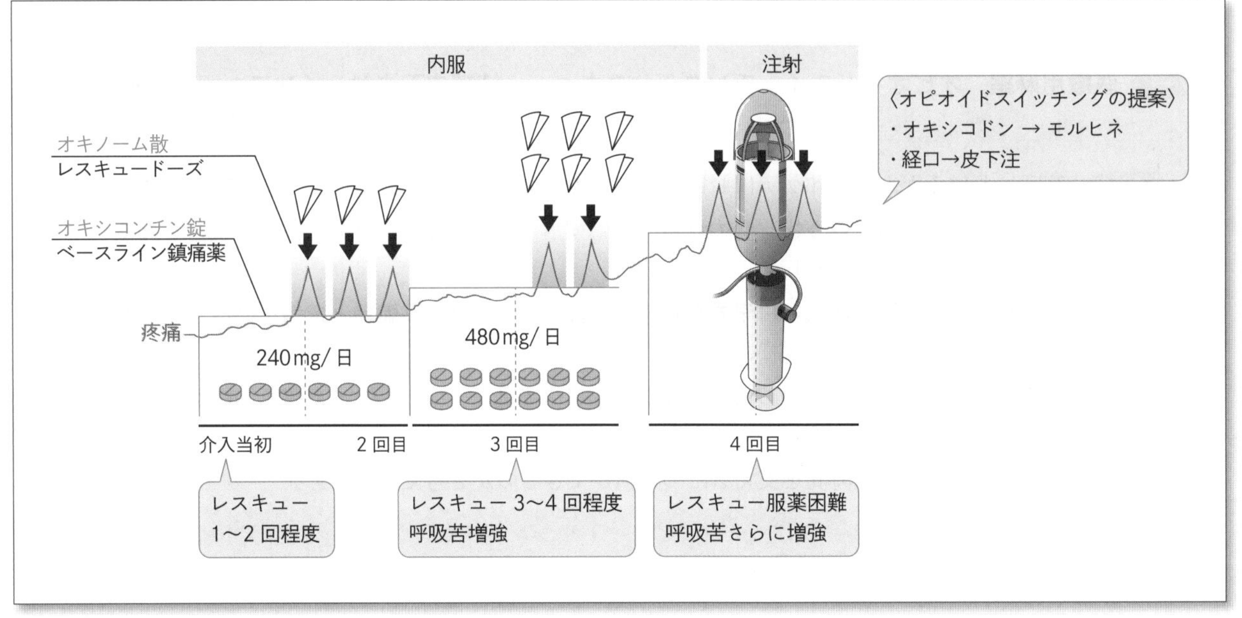

図1　処方内容の推移

レスキューの服用を自己判断で行っている。レスキュー回数は1日3〜4回に増加。

● 4回目訪問（X年6月）

医師より「患者から，呼吸苦が強くレスキューのオキノーム散20mgを1回に6包服用することが辛いとの訴えがある。本人と相談の上，モルヒネの持続皮下注に切り替えたいが，投与量やデバイスはどうしたらよいか？」との問合せを受ける。

デバイスについては，機械式ポンプは使用できないとのことで，インフューザーポンプを提案。

オキシコドン製剤内服から，モルヒネ製剤注射へ換算し，次のような処方提案となった。

モルヒネ塩酸塩注射液200mg	25ml（5A）
モルヒネ塩酸塩注射液50mg	20ml（4A）
生理食塩水	15ml

合計を60mlとし，インフューザーポンプ（0.5ml/時）に注入（レスキューを使用しなければ5日分）

オキシコドン製剤に注射薬があるにも関わらずモルヒネ製剤に切り替えた理由は，呼吸苦の増強が続いているため，

①呼吸抑制作用が増強するアヘンアルカロイドであるオキシコドン製剤からオピオイドスイッチングを検討

②オキシコドン製剤は1％濃度の注射薬しかなく，今後も麻薬増量が予想されるなか，増量に伴う液量が皮下の吸収量に追いつかなくなるため，4％濃度の注射液が市販されているモルヒネ製剤に切り替えた。

③腎機能障害がない

提案後，医師より次の処方せんが届いた。

モルヒネ塩酸塩注射液200mg	25ml（5A）
生理食塩水	35ml

オキシコンチン錠40mg内服が高用量のため，一般的な換算を行うことの危険性や患者が独居であり，身の回りで状態変化を見る人がいない状態などを考慮し，持

続皮下注は提案より少ない投与量からスタートになった（ベース0.5 ml/時，レスキュー0.5 ml/回）。**投与量が不足している際（痛みや呼吸苦が出る場合）は，レスキュー投与で対応**する。

医師より，できる限り患者の苦しい時間を少なくするため3時間以内に届けてほしいと依頼があり，すぐに無菌調剤し患家を訪問。訪問中の医師に薬剤を渡し，持続皮下注が開始となる。**オピオイドスイッチングの際は，変更前の薬剤の持続時間と，変更後の薬剤の効果発現時間を考慮**する。今回は注射への切り替えのため，オキシコンチン錠40 mgの最後の内服12時間後からスタートとなった（図1）。

NOTE

在宅緩和ケアで注意しなければならないのは，「薬剤師が訪問しているのだからいろいろな介入をしなければならない」と思わないこと。患者のその時の状態や気分，価値観に従って介入度合いを変えていく必要があります。せっかく家に帰ってきたのに，他人が出入りして落ち着けないのでは意味がありません。薬剤師は無形無色透明で存在し，患者や家族，そして医療チームの求めに応じてその都度姿や形，色を変えていきます。

患者の人生の幕引きの瞬間まで，どうお手伝いできるのか？　患者が望むことを，医療や薬学的な知識，医薬品の在庫を武器に支えることが必要です。けっして私たち医療者の自己満足であってはなりません。

（前田 桂吾）

在宅現場で

[必出！ 薬剤一覧と特徴]

分類	主な商品名	投与経路	特徴
モルヒネ	MSコンチン錠, カディアンカプセル	内服	・オピオイドμ受容体に強く作用する他，κ及びδ受容体刺激活性もある。 ・鎮痛，鎮咳，麻酔前投薬，止瀉の目的で応用 中枢抑制作用，中枢興奮作用，末梢作用に大きく分けられる ・内臓痛（がん性仙痛など）に有効
	アンペック注	注射	
	オプソ内服液	内服	
オキシコドン	オキシコンチン錠	内服	・経口投与する場合は，モルヒネより鎮痛作用が強い ・ほとんどが肝臓で代謝され，活性代謝物も少量であり，未変化体の尿中排泄率も低いため腎障害時でも使いやすい（留意は必要）
	オキノーム散, オキファスト注射液	内服，注射	
フェンタニル	デュロテップMTパッチ	貼付	・μ受容体刺激薬 ・モルヒネと比較し極めて強力な鎮痛作用をもつ ・脂溶性や生体内利用率がモルヒネよりかなり高い ・貼付剤は皮膚組織に対する浸透性に優れ，鎮痛効果が持続し，がん性疼痛などに有用
	フェントステープ, フェンタニル注射液, アブストラル舌下錠, イーフェンバッカル錠	貼付，口腔粘膜吸収剤，注射	
タペンタドール	タペンタ錠	内服	・μ受容体に対する刺激作用とNAd再取り込み阻害作用を有する
メサドン	メサペイン錠	内服	・依存性，耐性，呼吸抑制作用はモルヒネより弱い ・鎮痛作用はモルヒネと同程度 ・NMDA受容体拮抗作用があり，オピオイド耐性を回復させる **〈適応〉** 他の強オピオイド鎮痛剤で治療困難な中等度から高度の疼痛を伴う各種がんにおける鎮痛
ヒドロモルフォン	ナルサス錠, ナルラピド錠, ナルベイン注	内服，注射	・μ受容体作動薬であり，モルヒネ及びオキシコドンとほぼ同等の作用及び副作用を示す ・海外での使用の歴史は古いが，本邦では2017年に発売 ・徐放製剤は1日1回投与

薬学的介入のポイント

※本項目では主に，がん疾患における緩和ケアについて述べます。

緩和ケア自体は疾患の診断時から始まりますが，がんの在宅緩和ケアの場合，患者との関係は数日～数か月ととても短いです。なぜなら，大多数の患者はできる限り病院に通院し，化学療法などの治療を受けたのち，症状が悪化し通院できなくなるころから在宅緩和ケアに移行するためです。

認知症の併発や独居といったさまざまな生活環境の中でハイリスクな服薬管理を行うことになります。

第3段階
中等度から高度の強さの痛みに用いる**強オピオイド**
（モルヒネ，フェンタニル，オキシコドン，ヒドロモルフォン）

第2段階
軽度から中等度の強さの痛みに用いる**弱オピオイド**
（コデイン，トラマドール）

第1段階
非ステロイド性抗炎症薬（NSAIDs）又はアセトアミノフェン

● **必要に応じて鎮痛補助薬（抗てんかん薬，抗うつ薬，局所麻酔薬，NMDA受容体遮断薬，副腎皮質ステロイド性薬など）**
● 第1段階から第3段階において鎮痛薬の副作用対策と，状況に応じて鎮痛補助薬の投与を検討

WHO除痛ラダー※では第3段階に入っている症例が大多数

※WHO除痛ラダー：鎮痛薬の段階的な使用法で，3段階の除痛ラダーと治療にあたっての5原則からなる。

●治療にあたっての5原則

- 経口投与が基本
- 時刻を決めて規則正しく投与
- 痛みの強さに応じて薬物を選択
- 患者ごとに個別の適正量を設定
- その上でのさらに細かい配慮（副作用対策と患者の心の配慮）

●患者・家族に残された時間を支えるためのポイント

- 患者や医療者へ，病状に合わせたモノと情報を速やかに供給
- 在宅緩和ケアでは特に高用量の医療用麻薬使用例が多々ある
  - ▶できる限り医療用麻薬の常時在庫の種類（注射薬も含めて）を増やし，ある程度の量を確保
- 介入当初から予後と，使用するであろう薬剤や器材を想定し，医師や看護師に確認しながら，オーダーが来る前に用意

1. 疼痛評価

●在宅緩和ケアにおける疼痛評価の重要性

- 医療以外のさまざまな職種も関わる在宅緩和ケアでは客観的な疼痛評価が重要
- VASスケールやFACEスケールなど疼痛評価の基本を関わるスタッフで共有することも対応の一つ

●緩和ケアに関する痛みの種類

- がんの痛みには持続痛と突出痛がある
- 一般的には安静時の疼痛がVAS 2～3/10以下が目標

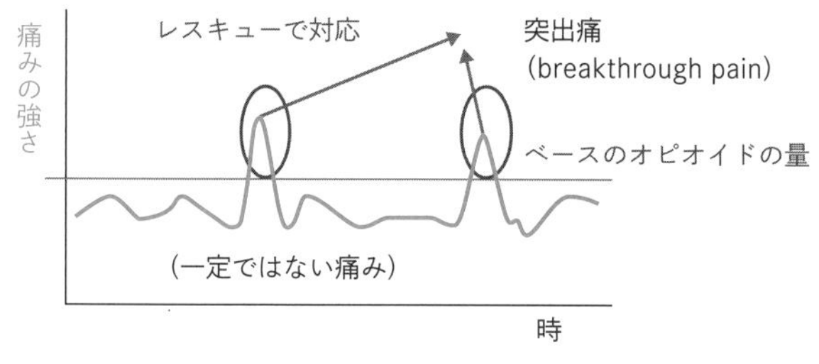

2. 在宅緩和ケアにおける医療用麻薬

●痛みのコントロールに使用するオピオイド

徐放製剤	1日のベース量として投与
速放製剤	突出痛などに対処するレスキュー用

両方が市販されている医療用麻薬はオキシコドン，モルヒネ，フェンタニル，ヒドロモルフォンの4種類

- 現在我が国で使用できる医療用麻薬の種類は少しずつ増えつつある
- オキシコドン，モルヒネ，フェンタニル，ヒドロモルフォンの4種類を基本に，副作用，患者の投与経路に対する希望，予後の見通し，経済的負担などを考慮しながら薬剤と投与経路を決定していく
  - ▶安静時痛がとれても眠気が耐えられるまでベースを増量して副作用なく鎮痛できる場合もある
  - ▶終末期では「うとうとして鎮痛」が目標になることもある

●レスキュー

- ベースとなるオピオイドが定期処方されている状態で痛みが増強したり残ったりするときに追加投与する臨時の薬剤
- 体動に伴う痛みがあるだけでベースを増量し，副作用のせん妄が生じると，体動→痛い→オピオイド→せん妄が悪化→体動という悪循環になり回復が難しくなる。

●鎮痛補助薬

- 神経障害性疼痛において医療用麻薬に追加して必要となる場合がある
- 保険適応外使用になるものもあり，十分な知識・経験を持って対応していくことが大事
- 服薬状況が怪しい場合，退薬症状が生じていないかの確認も重要

【主な鎮痛補助薬】

- **抗てんかん薬**：カルバマゼピン，ガバペンチン
- **抗うつ薬**：アミトリプチリン，マプロチリン
- **局所麻酔薬**：メキシレチン
- **NMDA 受容体遮断薬**：ケタミン塩酸塩

●処方設計への参画におけるポイント

オピオイド換算	スイッチング前後の薬力学的な評価の基礎
薬剤使用タイミング	投与ルートの違いによる薬物体内動態学的な視点からの切り替え
さまざまな規格と投与ルートの準備	徐放製剤と速放製剤の各種規格(それぞれの薬剤に規格が数種類存在する)とテープ剤・坐剤など投与ルートが異なる薬剤をできる限り多く在庫

【オピオイド換算の実際例】

モデル症例におけるオキシコドン製剤の内服からモルヒネ製剤注射への換算

経口オキシコドン　480mg/日

⇔経口モルヒネ　720mg/日

経口モルヒネ　720mg/日

⇔モルヒネ持続皮下注　240mg/日

このモルヒネ量は,1%製剤で24ml/日となり，皮下吸収量が約0.8ml/時間であることを考えると現実的な投与量ではありません。4%製剤で5ml(4%製剤で200mg)+4ml（1%製剤で40mg）の合計9mlとなります。投与デバイスは0.5ml/時の持続注入量で，かつレスキューが0.5ml/回の全量60mlのものを使用したため，症例のような処方提案となります。

3．モルヒネの詳説

適応	術後疼痛，がん性疼痛，心筋梗塞の疼痛などの激しい疼痛時における鎮痛・鎮静 激しい咳嗽発作における鎮咳，激しい下痢症状の改善
禁忌	・気管支ぜん息（ヒスタミンを遊離し，気道を収縮させるため） ・痙れん性疾患（脊髄反射亢進作用により痙れんを助長させるため）
急性中毒	・**呼吸抑制：呼吸中枢が麻痺**し，チェーン・ストークス型呼吸後，呼吸困難で死に至る〔解毒法：人工呼吸とともにレバロルファン又はナロキソンを投与（モルヒネとμ受容体で競合的に拮抗)〕 ・錯乱・せん妄→減量・中止などの処置
連用	・耐性発現：耐性は中枢抑制作用に生じ，縮瞳作用，止瀉作用には生じない 耐性を生じる薬理作用：鎮痛・鎮咳・陶酔・呼吸抑制 耐性を生じない薬理作用：縮瞳・脊髄反射亢進・止瀉
副作用	便秘，悪心・嘔吐（鎮痛用量以下で発現），眠気
生体内運命	・主に肝臓でグルクロン酸抱合され，モルヒネ-3-グルクロニド（M-3-G）とモルヒネ-6-グルクロニド（M-6-G）などを生成 ・M-3-Gは鎮痛作用なし，M-6-Gはモルヒネより強い鎮痛作用がある

●モルヒネの薬理作用

中枢抑制作用

鎮痛	・主に延髄網様体のμ受容体に作用し，脊髄後角ニューロンに対する下行性痛覚抑制系を賦活 ・脊髄後角を抑制し，一次知覚神経からの侵害刺激情報を遮断することによる
鎮咳	延髄咳中枢の抑制による
呼吸抑制	・急速に多量投与するとみられる ・延髄のμ受容体に作用し，呼吸中枢を抑制するため，チェーン・ストークス型呼吸となる ・急性モルヒネ中毒の死因
鎮静	・傾眠傾向や思考力の低下がみられる ・多幸感が引き起こされ不安・緊張が消える

中枢興奮作用

催吐	・延髄のCTZのD_2受容体に興奮的に作用して現れる ・クロルプロマジンなどD_2受容体遮断薬で拮抗される
縮瞳	中脳の動眼神経核を刺激 動眼神経（副交感神経に含まれる）興奮 ↓ ・瞳孔括約筋への直接作用はない ・アトロピンなどの抗コリン薬で拮抗される
脊髄反射亢進	マウスではストラウブの挙尾反応（尾がS字状）がみられる

末梢作用

止瀉（便秘）	・μ受容体刺激による腸内神経叢からのアセチルコリン遊離抑制作用→蠕動運動の低下 ・腸管壁からのセロトニン（5-HT）遊離促進作用→腸管平滑筋の5-HT_2受容体刺激→消化管緊張の亢進
尿閉	膀胱括約筋が収縮し，尿路閉塞により尿が出にくくなる
胆汁分泌抑制	Oddi括約筋収縮→胆管内圧上昇，十二指腸への胆汁排出低下
ヒスタミン遊離	気管支ぜん息の悪化，かゆみの誘発

●アヘンアルカロイドの構造活性相関

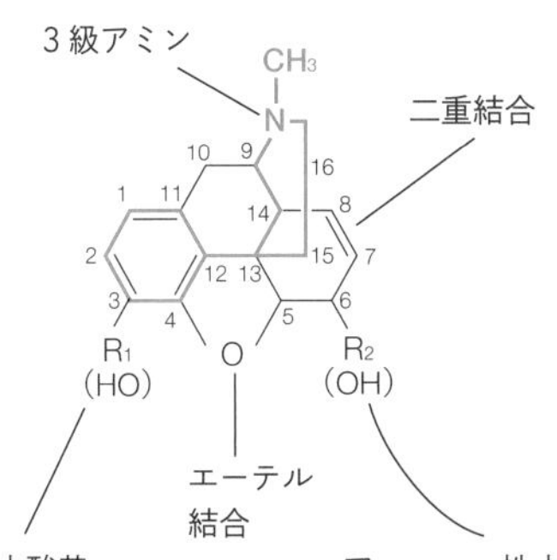

作用に重要なのは，3位と6位のOH基と7〜8位間の二重結合である

①鎮痛作用発現には*N*-メチルフェニルピペリジン環（NMPP：青太線）が必要である

②**C3フェノール性OHをメチル化**（コデイン），**エチル化（エチルモルヒネ）**すると，依存形成能，鎮痛作用，呼吸抑制作用は**減弱**する

③**7〜8位二重結合の水素化**（コデイン→ジヒドロコデイン）では，**鎮痛作用が**増強する

④4〜5位エーテル結合は，鎮痛効力とは無関係である

⑤*N*-メチル基を*N*-アリル基に置換するとモルヒネ拮抗作用を示す（ナロルフィン）

⑥**2ヶ所の水酸基を**アセチル化（ジアセチルモルヒネ：ヘロイン）すると鎮痛作用，陶酔感が増強する

⑦モルヒネ-6*β*-グルクロニドは，モルヒネより**強い鎮痛作用**を示す（活性代謝物）

●モルヒネの退薬症状

・連用の急激な中止により起こる

・がん患者では適正量をコントロールしながら使用するため依存性・耐性の形成は健常者より起こりにくい

・日常生活やバイタルサインの変化などから“いつもと何かが違う”に気づく

・非常に不快で痛みを伴うが，通常72時間以内に改善しはじめ，1週間以内にはほぼ正常に戻る

初期症状（使用中止から24時間以内に始まる）	筋肉痛，落ち着きがなくなる，不安感，流涙（目に涙が溜まる），鼻水，過度の発汗，不眠，頻繁にあくびが出る　など
使用中止から1日目以降の症状	下痢，腹部のけいれん，鳥肌，吐き気や嘔吐，瞳孔の拡張あるいは視界がぼやける，速拍，高血圧　など　より増強すること

（前田 桂吾，手嶋 無限，村上 理，岡本 耕司，下野 宗隆）

PART 2 各論

2 薬学的介入の実際

2. 薬学的介入の実際

③高血圧

重要ワード 心機能，下肢浮腫，高K血症，光線過敏症，動悸，空咳，白衣高血圧

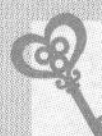

- **KEY1** 在宅，特に高齢患者では何らかの疾患併発例での血圧コントロールとなる
- **KEY2** 降圧薬のアドヒアランスは血圧コントロールだけでなく心血管病の発生と予後に関係
- **KEY3** 血圧の高値よりむしろ「下げすぎ」に注意
- **KEY4** 誰もが血圧を測れる在宅医療の環境を活用し，経時的な変化を把握しよう
- **KEY5** 訪問時だけでなく日頃の変化に注意

モデル症例でイメージをもとう！　個人宅から施設に移行する際の血圧コントロールへの初期介入

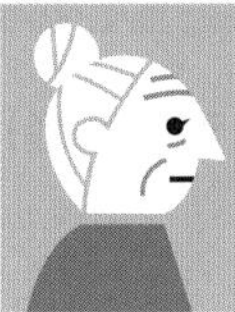

85歳　女性

- **現病歴**：高血圧，糖尿病，高脂血症
- **既往歴**：脳梗塞，脳梗塞後遺症による歩行困難
- **家族背景**：独居だったが転倒，大腿骨転子部骨折による入退院後，歩行状態がよくないため（当時車いす利用），有料老人ホーム入居が決まった。離れて暮らす娘，息子がおり，姉である長女がKey Person。食事不規則で欠食あり。栄養状態，服薬状況が悪く，体調も不安定
- **訪問が始まった経緯**：有料老人ホームへの転居による訪問診療開始
- **介入時の状況**：生活自立度A2，要介護2，物忘れなど認知機能低下が認められる
- **患者の願い**：入居により，安定した生活を送りたい
- **家族の願い**：薬の整理をして欲しい。必要のない薬は切って欲しい。増やして欲しくない
- **チーム構成**：訪問診療医，訪問看護師，訪問薬剤師（訪問診療同行），施設介護員，ケアマネジャー
- **チームの方針**：いち早く施設入居生活に馴染んでいただき，生活環境を整え，自分らしい生活をホームでも送ってもらう

服薬管理の変遷

● 初回訪問前

施設入居時の持参薬を確認したところ，約3か月分の残薬の他，家にも多数の残薬があることが確認された。

医師への診療情報提供書に記載がない薬が持参薬中にあった。お薬手帳は入居時の持参物にはなく，本人に確認するが認知機能低下状態で回答が不明確。

持参薬袋記載の2箇所の薬局に服用薬について確認したところ，診療情報提供書元の内科診療所以外に整形外科，皮膚科への受診が確認された。訪問診療医から各受診元へ診療情報提供書の依頼がなされた。診察内容が確認されたのは約3週間後。処方内容は薬局間の連絡により判明しており，服薬は途切れず続ける。

● 初回訪問（入居後5日）

身体所見：血圧172/82 mmHg　脈拍65回/分　呼吸数17回/分　SpO_2 98％　体温36.3℃　下肢浮腫（＋）

血圧は普段から高めでコントロール不良と訪問看護師より報告された。血圧高値は入居直後の緊張状態による一過性の可能性もあり，処方は変えず経過観察となる。確実に服薬できても血圧安定には一週間ほどかかること

初回処方内容と代表的な副作用

処方薬	成分名	用量	用法
アムロジピン錠10mg	アムロジピンベシル酸塩	1回1錠	1日1回朝食後
ジャヌビア錠50mg	シタグリプチンリン酸塩水和物	1回1錠	1日1回朝食後
クロピドグレル錠75mg	クロピドグレル硫酸塩	1回1錠	1日1回朝食後
アトルバスタチン錠10mg	アトルバスタチンカルシウム水和物	1回1錠	1日1回夕食後
センノサイド顆粒8%1.0g	センノシド		1日1回就寝前
ゾルピデム酒石酸塩錠5mg	ゾルピデム酒石酸塩		1日1回就寝前
整形外科処方内容			
エトドラク錠200mg	エトドラク	1回1錠	1日2回朝夕食後
レバミピド錠100mg	レバミピド	1回3錠	毎食後
皮膚科処方内容			
エピナスチン錠20mg	エピナスチン塩酸塩	1回1錠	1日1回就寝前
ヘパリン類似物質クリーム0.3%	ヘパリン類似物質	1日1～数回塗擦	

暮らしの観点からのアセスメント

食事	睡眠	運動	排泄	認知
味覚異常			蓄尿障害	
		筋肉痛，脱力感	便秘	
味覚異常		筋骨格硬直	頻尿，尿閉	
味覚異常	不眠	手指しびれ，筋肉痛，脱力感	頻尿，尿閉	
			下痢	
味覚異常，口渇	せん妄，眠気	運動失調		一過性前向性健忘
味覚異常，食欲不振			下痢	
味覚異常，口渇				
味覚低下，口渇	眠気	めまい	頻尿，尿閉	幻覚，幻聴

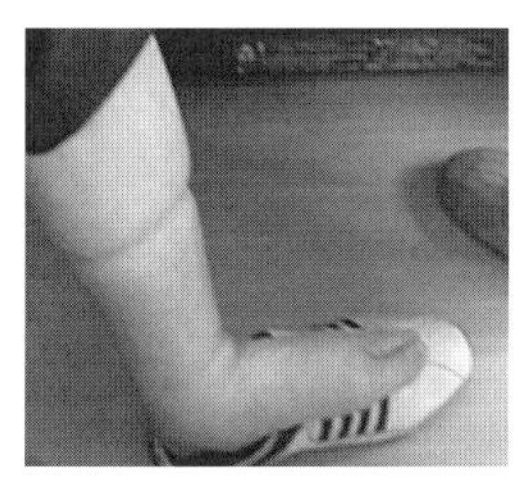

図1　下肢浮腫により歩行困難

を説明。本人は薬の自己管理を希望。一包化，服薬カレンダーの利用を提案し，アドヒアランスを明確にするため介護職員と訪問看護師にカレンダーのチェックを依頼した。本人には朝・夕2回血圧測定を提案。なるべく決まった時間に測定するように指導。また，本人と介護者が血圧測定表を作成し，目立つ所に貼り付ける。

● 2回目訪問（入居後19日）

身体所見：血圧166/74mmHg　脈拍67回/分　呼吸数17回/分　SpO_2 98%　体温36.5℃　下肢浮腫（+）（図1）

アドヒアランス不良。体調安定のための服薬の必要性を説明したところ，本人から薬をきちんと飲めないことが不安だったことが伝えられ，薬の管理は介護職員に変更。処方薬は変更なしで経過観察。心機能，全身状態確認のため血液検査実施となった。

● 3回目訪問（入居後23日）

身体所見：血圧154/82mmHg　脈拍64回/分　SpO_2 98%　下肢・足背の浮腫（+）

血液検査の結果，肝機能，腎機能，血液一般検査，カリウム値は異常なし，BNP多少高値だが問題なしの判断となる。心機能は問題ないが下肢浮腫があるため，Ca拮抗薬からARB＋利尿薬の合剤であるミコンビAPへの切り替えを提案。腎・肝機能正常のため，シタグリプチン，クロピドグレルは用量変更なし。血圧測定，体調変化の経過観察を継続する。

その後，収縮期血圧は朝測定でも120～130台値となり下肢浮腫は軽減。下肢浮腫の軽減によりリハビリが進み，車いすから歩行器使用へと歩行状態が改善した（図2）。

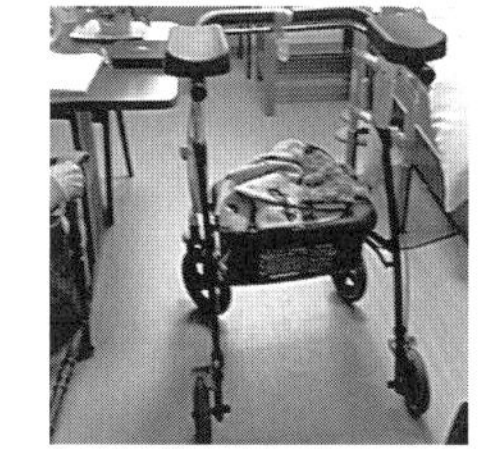

図2　歩行器使用

NOTE

個人宅から施設へ転居された患者のファーストアプローチを通し，まず実際の服用薬の把握に努めます。服用薬に応じた適切なアセスメント，副作用の早期発見，丁寧な説明が大切です。

（小川 亮子）

在宅現場で

［必出！ 薬剤一覧と特徴］

作用機序ごとに副作用，注意事項をセットにして覚えよう

分類	薬品名	代表的副作用	特徴	禁忌
Ca拮抗薬	アゼルニジピン アムロジンベシル酸塩 シルニジピン ニフェジピン ベニジピン塩酸塩	歯肉肥厚，顔面紅潮，動悸・浮腫，頭重感	グレープフルーツジュースで作用増強。 血管平滑筋の膜電位依存性L型Ca^{2+}チャネルを遮断し，Ca^{2+}の細胞内流入を抑制して細動脈を拡張し血圧を低下させる	妊婦・妊娠可能性 ※ニフェジピンは妊娠20週未満
レニン阻害薬	アリスキレン	高K血症，血管浮腫	レニンを直接阻害するためにAng Ⅰ濃度とAng Ⅱ濃度を低下させ，持続的な降圧効果を示す	妊婦
ACE阻害薬	イミダプリル塩酸塩 エナラプリルマレイン酸塩	空咳，血管浮腫，高K血症，味覚異常	虚血性心疾患の予防薬としての使用もある。 臓器保護作用あり。 アンギオテンシン変換酵素（ACE）を阻害することにより，アンギオテンシンⅡ生成とアルドステロン分泌を抑制し血圧を下降させる。また，キニナーゼⅡ阻害によるブラジキニン分解抑制作用も降圧効果に関与する ・アンギオテンシンⅡ生成抑制 →｛血管拡張→末梢血管抵抗減少 　アルドステロン分泌抑制→体液量低下 ・キニナーゼⅡ（ACEと同一の酵素）阻害→ブラジキニンの分解抑制→一酸化窒素（NO）とプロスタグランジン（PG）I_2の産生促進→血管拡張→末梢血管抵抗減少	妊婦・妊娠可能性，高K血症
ARB	バルサルタン カンデサルタン テルミサルタン アジルサルタン イルベサルタン	高K血症，血管浮腫	一般的に副作用が少なく，長時間作用である。 臓器保護作用あり。 AT_1受容体を選択的に遮断することにより，以下の反応が現れ血圧が下降する ・血管拡張→末梢血管抵抗減少 ・アルドステロン分泌抑制→体液量低下	妊婦・妊娠可能性，高K血症
利尿薬	トリクロルメチアジド	低K血症，高尿酸血症，光線過敏症	遠位尿細管（前半部）のNa^+-Cl^-共輸送系を抑制する	低K血症
	フロセミド	ふらつき・めまい	利尿作用は強力。 ヘンレ係蹄上行脚のNa^+-K^+-$2Cl^-$共輸送系を抑制する	無尿，肝性昏睡
	スピロノラクトン エプレレノン トリアムテレン	高K血症	K保持性利尿薬。 ①スピロノラクトン，エプレレノンは，遠位尿細管と集合管において，アルドステロンと受容体上で拮抗する ②トリアムテレンは遠位尿細管と集合管において，管腔側細胞膜のNa^+チャネルを遮断する	無尿，高K血症，アジソン病

主な配合剤

分類	商品名		配合成分（mg）	
ARB ＋ Ca拮抗薬	エックスフォージ		バルサルタン（80）	アムロジピン（5）
	ユニシア	LD	カンデサルタン（8）	アムロジピン（2.5）
		HD		アムロジピン（5）
	ミカムロ	AP	テルミサルタン（40）	アムロジピン（5）
		BP	テルミサルタン（80）	
	レザルタス	LD	オルメサルタン（10）	アゼルニジピン（8）
		HD	オルメサルタン（20）	アゼルニジピン（16）
ARB ＋ 利尿薬	ミコンビ	AP	テルミサルタン（40）	ヒドロクロロチアジド（12.5）
		BP	テルミサルタン（80）	
	エカード	LD	カンデサルタン（4）	ヒドロクロロチアジド（6.25）
		HD	カンデサルタン（8）	
	コディオ	MD	バルサルタン（80）	ヒドロクロロチアジド（6.25）
		EX		ヒドロクロロチアジド（12.5）
	プレミネント	LD	ロサルタンカリウム（50）	ヒドロクロロチアジド（12.5）
		HD	ロサルタンカリウム（100）	

薬学的介入のポイント

●在宅での高血圧の治療≒高齢患者の血圧コントロール

在宅医療での高血圧の治療は，ほぼ高齢患者の血圧コントロールに対する介入といえます。高齢者の降圧薬服用例は少なくなく，また高血圧のみの症例はないといってもよいでしょう。何らかの疾患併発例での血圧コントロールとなります。

つまり，多剤併用例が多々あります。

- アドヒアランスが低下しやすいため，配合剤への変更も検討
- 薬剤性高血圧に常に注意
- 服薬状況だけでなくバイタルサインの確認や全身性の状態変化にも注意

※緑内障点眼薬の使用に伴う血圧変動や動悸など，全身性の副作用が生じる可能性は点眼薬においても起こりうる

● 注意すべき併用薬

血圧を上昇させる薬剤
非ステロイド性抗炎症薬，グリチルリチン，グルココルチコイド，シクロスポリン，タクロリムス，エリスロポエチン，エストロゲン，三環系・四環系抗うつ薬
血圧を低下させる薬剤（降圧薬を除く）
抗てんかん薬，抗精神病薬，亜硝酸薬，抗パーキンソン病薬　など

● 降圧薬のアドヒアランスが大切な理由

降圧薬のアドヒアランスは，血圧コントロールの良否とともに心血管病の発生と予後に関係することが高血圧治療のガイドライン2019に記載されています。患者の状態安定のためにも重要といえます。

● 適切な処方設計イメージ

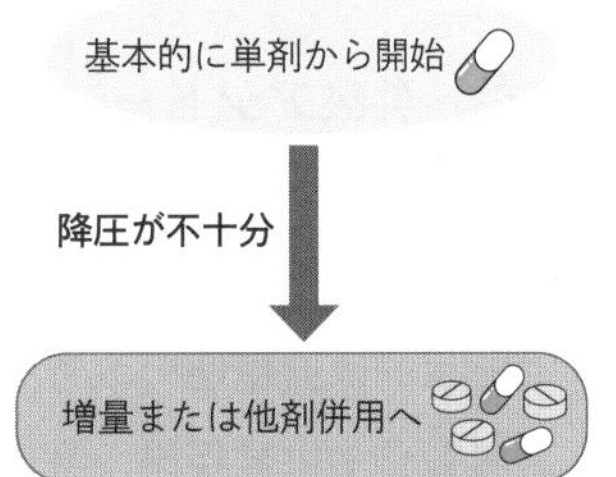

※高齢者の場合は増量よりも併用を選択するほうがよい

在宅医療では，誰もが血圧を測れます。経過確認がワンポイントではない環境を，血圧コントロールに活用しましょう。ヘルパーや看護師など多職種が共通のカレンダーや血圧手帳に記入するなどして連携し，経時的な変化を共有していきます。

●服薬環境に合わせた服薬支援

現場では「下げること」よりも，むしろ下げすぎに注意すべきシーンが多々あります。

- 降圧薬服用時の起立性低血圧の可能性
  ▶日常生活での転倒に注意
- 高齢者には白衣高血圧が多い
  ▶普段の血圧を把握することが大切

● 初期症状のうちに対処したいアドヒアランス低下につながる副作用

日常生活の変化を察知して初期症状のうちに対処することが大事です。

症状	薬剤	内容
浮腫，動悸（モデル症例）	Ca拮抗薬	・動脈血優位な状態になることで起きる ・長期服用時は副作用として歯肉肥厚が生じるため，歯磨きの際に観察するよう介護者に伝える
空咳	ACE阻害薬	・嚥下反射や咳反射に関与するため，嚥下障害に対し使用されることがある レニン–アンギオテンシン系抑制薬の作用機序 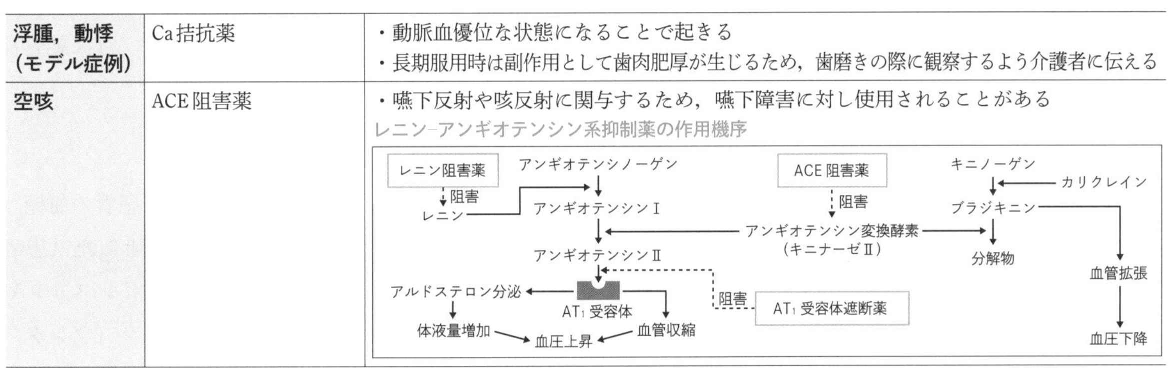

※このほか光線過敏症を惹起するサイアザイド系利尿薬や，グレープフルーツジュースや健康食品との相互作用を示す薬剤（Ca拮抗薬）など注意が必要な薬剤の副作用について学んでおきましょう。

（小川 亮子，手嶋 無限，村上 理，岡本 耕司，下野 宗隆）

④糖尿病

重要ワード 2次無効，乳酸アシドーシス，インスリン抵抗性，血糖コントロール目標，重症低血糖，無自覚低血糖，シックデイ，3大合併症，グルコーススパイク，ブドウ糖

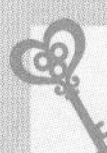

KEY1 治療目的は血糖値の改善ではなく，患者のQOLの維持と向上である
KEY2 患者背景や併発疾患，身体機能等個人差が大きいため，各人に対応した治療方針が必要である
KEY3 低血糖が起こりにくく，できるだけ簡易で，安全性の高い薬剤の選出が必要である

モデル症例でイメージをもとう！　繰り返す低血糖エピソードを持つ高齢認知症

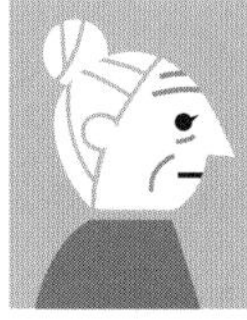

82歳　女性

- **現病歴**：糖尿病，アルツハイマー型認知症，腰痛症
- **既往歴**：大腿骨転子部骨折
- **家族背景**：要支援2の80歳夫と2人暮らし。老老介護，認認介護。別居の娘がいるが絶縁状態
- **訪問が始まった経緯**：薬局カウンターで，患者の薬をとりにきた夫の様子から認知症を疑う。自宅訪問したところ残薬が多数見つかり，実際は夫婦ともに服薬できていないことがわかった。夫のほうが理解度があり，随時確認しながら服薬アドヒアランスを高めていくために訪問実施
- **チーム構成**：病院医師，在宅訪問医師，訪問看護師，訪問介護員，ケアマネジャー，薬剤師
- **チームの方針**：ベストな治療ではなく，自立を尊重したベターな治療を目指す

服薬管理の変遷

● 初回訪問（X年Y月）

ほとんどの薬剤が服用できていないことが判明。カンファレンスで協議し，一包化と，インスリンは基礎分泌インスリン1日1回注射へ変更を提案。

処方変更内容

Rp1）
インスリングラルギン（ランタス注ソロスター）
夕食前　6単位

Rp2）
リナグリプチン（トラゼンタ錠）5mg　1錠
1×朝食後

Rp3）
グリクラジド（グリミクロンHA錠）20mg　1錠
1×朝食後

Rp4）
酸化マグネシウム（マグミット錠）330mg　1錠
1×朝食後

① 薬剤選択

血糖コントロール目標は，「高齢糖尿病患者の血糖コントロール目標」を基にHbA1c 8.5％未満とした（患者の特徴・健康状態：カテゴリーⅢ）。比較的インスリン効能に明らかなピークがない持効型インスリン（ランタス注ソロスター）1日1回と，低血糖防止の観点から高齢者に使用しやすく腎機能に影響を与えにくいDPP-4阻害薬で経過観察することとなった。腎機能は特に問題のない患者ではあったが，高齢であることも考慮しDPP-4阻

初回処方内容と代表的な副作用

処方薬	成分名	用量	用法
ノボラピッド注フレックスペン	インスリンアスパルトキット	6-5-5単位	毎食直前
メトグルコ錠250mg	メトホルミン	1回3錠	1日3回毎食後
セイブル錠50mg	ミグリトール	1回3錠	1日3回毎食直前
マグミット錠330mg	酸化マグネシウム	1回3錠	1日3回毎食後
プルゼニド錠12mg	センノシド	1回2錠	1日1回就寝前

暮らしの観点からのアセスメント

食事	睡眠	運動	排泄	認知
食欲不振				
味覚異常	眠気	筋肉痛，脱力感，めまい，ふらつき	下痢	
食欲不振，口渇，味覚異常	眠気		下痢，便秘	
口渇		筋力低下	下痢	
			下痢	

害薬の中でも腎機能への影響が少ないトラゼンタを選択。併用するSU薬は，腎機能を考慮して少量で開始し，作用時間が比較的短く低血糖頻度が少ないとされるグリクラジドを選択した。

② 服薬支援

糖尿病の服薬で特に重視される，自立した服薬アドヒアランスの確保を目的に，内服薬の管理をする夫の認知度に沿う支援を検討。

一包化	・分包紙に名前と日付を印字 ・夫婦の識別がしやすいよう色違いのマーカーを引く
服薬カレンダー	・服薬時間をまとめることで使用ポケット数を減らし簡素化 ・患者本人と夫の薬を分けてセット
服薬状況の確認	・処方は2週に1回だが，訪問看護師と連携し，週6回訪問し服薬チェック ・血糖測定と持効型インスリンの投与確認をはじめ，夫の理解度を確認しながら，低血糖症状の有無や血糖値の変動などを生活状況に沿って確認

＊　＊　＊

その後，持効型インスリン注射はランタス注ソロスターからトレシーバフレックスタッチへ処方変更。ランタス注ソロスターは効能が24時間であるのに対し，持続時間がより長い（日本26時間以上，海外42時間以上）トレシーバへ変更することで，より安定した血糖変動を示した。

その後，経過は良好で服薬管理も安定した。患者の血糖コントロールは，HbA1c 8.1％，随時血糖170で低血糖の症状は特に発現していない。

NOTE

2016年5月，高齢糖尿病患者の血糖コントロール指標が示されましたが，臨床ではこれまでの全般的な指標であったHbA1c 7.0％未満を厳格にコントロールするケースも少なくありません。

在宅医療では予後も考慮し，厳格なコントロールよりも低血糖症状を引き起こさず，いかに患者のQOLを維持し，向上させることができるかが重要です。（実際，施設入所者における高齢糖尿病患者の追跡調査では，HbA1c 8.0％台のほうが7.0％未満より死亡またはBADL（基本的日常生活動作能力）の低下が少ないことが報告されています。）

（参照文献：Yau CK. et al：Glcosylated hemoglobin and functional decline in community-dwelling nursing home-elgible elderly adults with diabetes mellitus. J Am Geriatr Soc 2012; 60: 1215-21.）

（野村 洋介）

在宅現場で

［必出！ 薬剤一覧と特徴］

内服薬

分類	一般名	主な商品名
DPP-4阻害薬 A	シタグリプチン	ジャヌビア，グラクティブ
	ビルダグリプチン	エクア
	アログリプチン	ネシーナ
	リナグリプチン	トラゼンタ
	アナグリプチン	スイニー
	サキサグリプチン	オングリザ
	トレラグリプチン	ザファテック ※週1回製剤
	オマリグリプチン	マリゼブ ※週1回製剤
スルホニル尿素薬（SU薬） B	グリメピリド	アマリール
	グリクラジド	グリミクロン
	グリベンクラミド	オイグルコン，ダオニール
速効型インスリン分泌促進薬 C	ナテグリニド	スターシス，ファスティック
	ミチグリニド	グルファスト
	レパグリニド	シュアポスト
ビグアニド系薬 D	メトホルミン	メトグルコ
インスリン抵抗性改善薬 E	ピオグリタゾン	アクトス
α-グルコシダーゼ阻害薬 F	ボグリボース	ベイスン
	ミグリトール	セイブル
SGLT-2阻害薬 G	イプラグリフロジン	スーグラ
	ダパグリフロジン	フォシーガ
	ルセオグリフロジン	ルセフィ
	トホグリフロジン	アプルウェイ
	カナグリフロジン	カナグル
	エンパグリフロジン	ジャディアンス

分類	一般名	主な商品名
GLP-1作動薬 H	リラグルチド	ビクトーザ
	エキセナチド5μg	バイエッタ
	エキセナチド2mg	ビデュリオン ※週1回製剤
	リキシセナチド	リキスミア
	デュラグルチド	トルリシティ ※週1回製剤
配合薬	ミチグリニド＋ボグリボース	グルベス
	アログリプチン＋ピオグリタゾン	リオベル
	メトホルミン＋ピオグリタゾン	メタクト
	グリメピリド＋ピオグリタゾン	ソニアス
	シタグリプチン＋イプラグリフロジン	スージャヌ
	テネリグリプチン＋カナフリフロジン	カナリア
	アログリプチン＋メトホルミン	イニシンク
	ビルダグリプチン＋メトホルミン	エクメット
	アナグリプチン＋メトホルミン	メトアナ
	エンパグリフロジン＋リナグリプチン	トラディアンス

特徴

糖尿病治療薬の作用部位

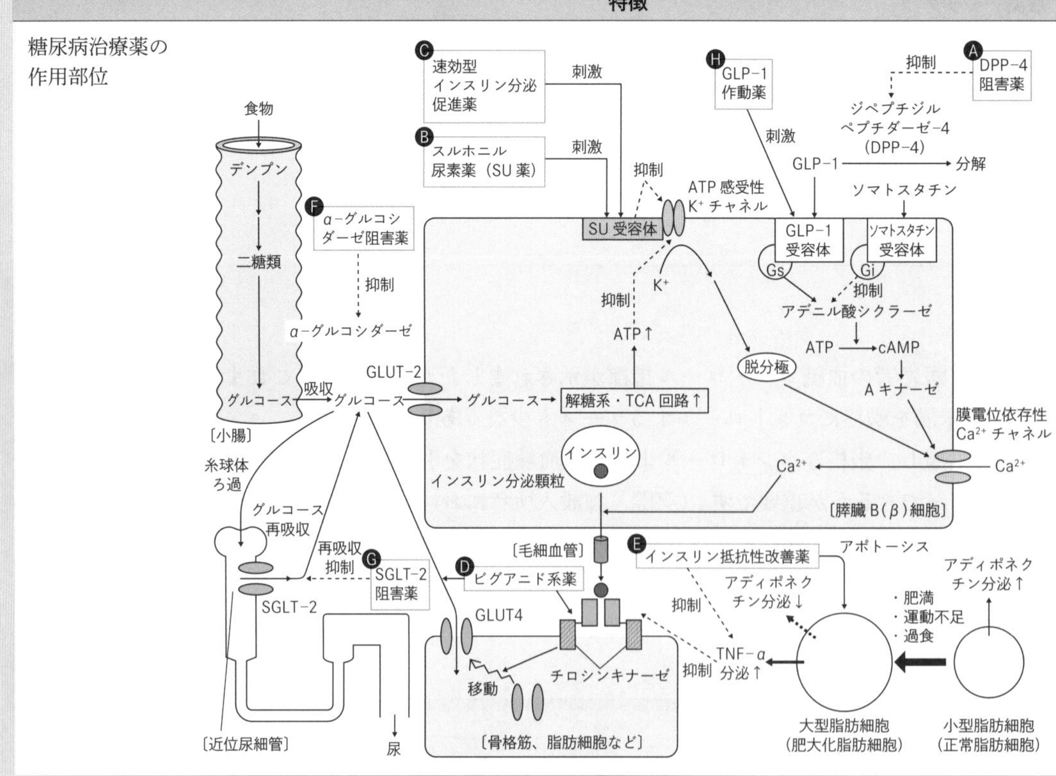

注射薬（インスリン製剤）

	主な商品名	特徴
超速効型	ノボラピッド	・体内で速やかに6量体から単量体となるため，作用発現が速い ・食後の生理学的インスリン分泌パターンに近い形で追加分泌が補われ，主に食後高血糖を改善する ・速効型インスリン製剤のように食前30分前に投与すると低血糖を惹起するので食直前に注射する ・インスリングルリジンは，注射筒内部にて単量体で存在する
	ヒューマログ	
	アピドラ	
速効型	ノボリンR	・体内で6量体から単量体となるまでに時間を要するため，食前30分前に注射する ・インスリン追加分泌を補い，主に食後高血糖を改善する ・ケトーシス患者に用いられる
	ヒューマリンR	
中間型	ノボリンN	・皮下注射後1～2時間後に作用を発現し，約20時間持続する ・インスリンの基礎分泌を補う目的で用いられる
	ヒューマリンN	
混合型	ノボラピッド30ミックス	・（超）速効型と中間型がそれぞれ一定の割合で混合されたもので，両方の利点を併せもつ
	ノボラピッド50ミックス	
	ヒューマログミックス25	
	ヒューマログミックス50	
持効型	ランタス	・中間型よりも作用時間が長く，インスリンの基礎分泌を補う目的で用いられる ・投与後に明らかなピークは認められず，平坦に推移する ・作用持続時間は，ほぼ24時間（インスリングラルギン，インスリンデテミル）
	レベミル	
	トレシーバ	

薬学的介入のポイント

・糖尿病の有無は血圧管理や他疾患における処方選択時の大きな因子になる

・糖尿病の増悪は，合併症の発症や透析導入の可能性増につながる

BMI〔体重(kg)/(身長(m)^2)〕により肥満または非肥満を確認

インスリン抵抗性を評価し治療薬剤を選択

● 経口糖尿病治療薬の選択

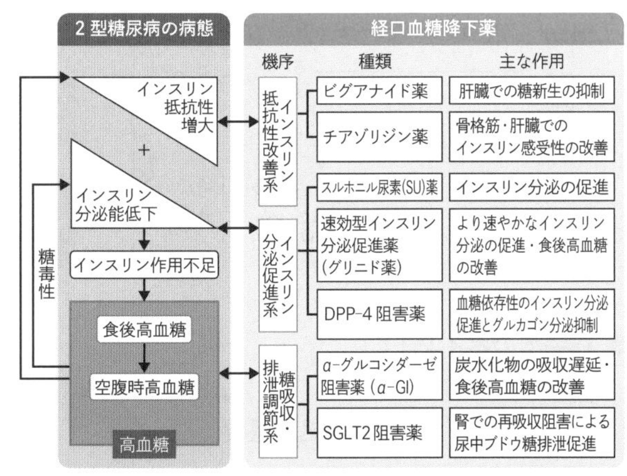

（糖尿病治療ガイド2018-2019，日本糖尿病学会編．より転載）

1. 在宅での糖尿病の治療≒高齢患者の血糖コントロール

在宅医療での糖尿病の治療は，ほぼ高齢患者の血糖コントロールに対する介入といえます。高齢糖尿病患者は増加しており，国内の糖尿病有病者数約950万人のうち約3分の2は65歳以上とみられています。

病院	インスリン強化療法などさまざまな医療処置が可能
在宅	生活空間の中で，可能な対応に応じた薬剤選択が必要

● 高齢糖尿病患者の血糖コントロール目標

2016年5月，「高齢者糖尿病の血糖コントロール目標値」（日本糖尿病学会・日本老年医学会の合同委員会）が発表されました。

日常生活動作（ADL）レベル，認知機能，薬物療法の内容などによって7.0％未満～8.5％未満のきめ細かなHbA1c目標値を策定

		カテゴリーⅠ		カテゴリーⅡ	カテゴリーⅢ
患者の特徴・健康状態		①認知機能正常 かつ ②ADL自立		①軽度認知障害～軽度認知症 または ②手段的ADL低下，基本的ADL自立	①中等度以上の認知症 または ②基本的ADL低下 または ③多くの併存疾患や機能障害
重症低血糖が危惧される薬剤(インスリン製剤，SU薬，グリニド薬など)の使用	**なし**	7.0％未満		7.0％未満	8.0％未満
	あり	65歳以上75歳未満 7.5％未満 （下限6.5％）	75歳以上 8.0％未満 （下限7.0％）	8.0％未満 （下限7.0％）	8.5％未満 （下限7.5％）

重症低血糖のおそれのある薬剤を服用している患者では「下限値」も設定

高齢者糖尿病の血糖コントロール目標について〔http://www.jds.or.jp/modules/important/index.php?page=article&storyid=66（2019年11月閲覧）〕より転載，一部改変

● **高齢糖尿病患者の留意点**

・特に独居や老老介護，認認介護といった状況でさまざまな治療管理の工夫が必要である
  ▶ 患者の認知度に合わせた薬剤選択，こまめな訪問による治療経過の確認　など

・薬以外にも食事・運動のバランスが極めて重要である

・高齢者特有の問題：心身機能の個人差が大きい

・重症低血糖が起こりやすい

2. 低血糖症状と対応

現場では下げることよりも下げすぎに注意すべき場面が多々あります。低血糖は認知機能にも影響を及ぼし，心筋梗塞や脳卒中などのリスクも高まります。

● **ゴロで覚える低血糖症状**

は	空腹感（腹が減る）
ひ	冷汗（ひやあせ），頻脈
ふ	振戦（ふるえ）
へ	異常行動（へんな行動）
ほ	昏睡（ほっとくと昏睡）

● **低血糖のフィードバック機構**

低血糖をきたすと交感神経が興奮

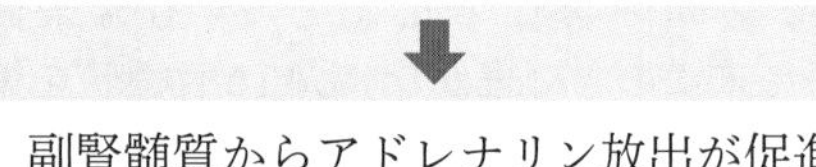

副腎髄質からアドレナリン放出が促進され，低血糖症状が生じる

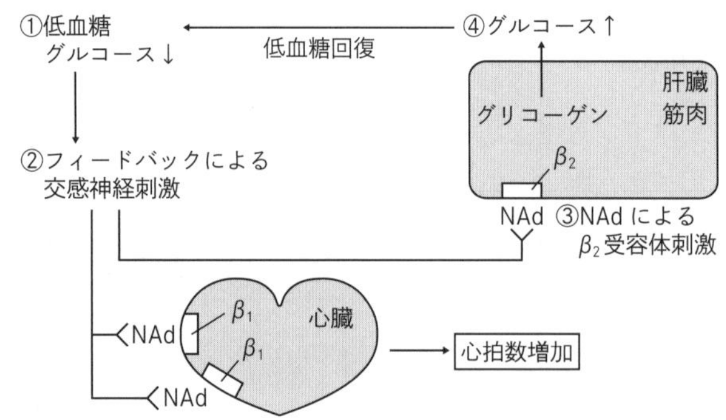

● **低血糖への対応**

・すぐに糖分を補給できるように，普段から角砂糖などを持ち歩く

・β受容体遮断薬は低血糖症状をマスクするため糖尿病患者では注意が必要である

α-グルコシダーゼ阻害薬

・α-グルコシダーゼ阻害薬を服用する糖尿病患者はブドウ糖を摂取

小腸上皮細胞でα-グルコシダーゼなど二糖類分解酵素を阻害

単糖類の生成抑制，腸管からの吸収低下

作用機序

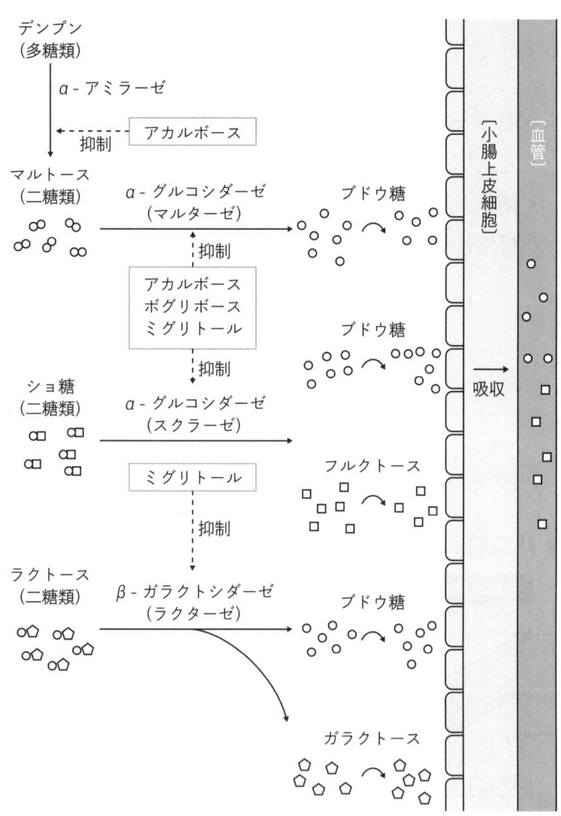

● **在宅でのポイント**

早期の対処が重要

本人及び介護者も含め，発生時の対応がスムーズになるよう準備しておく

独居	低血糖で早期の対処ができない状況になると極めて危険である
認知症	低血糖は認知機能に影響を及ぼす 低血糖時の対処法を認知できていないことが多く，対処の遅れが考えられる

この他，老老介護など早期の対応がとりにくいことが予想される場合，低血糖を引き起こしにくいDPP-4阻害薬を検討します。

・血糖依存性のインスリン分泌促進及びグルカゴン分泌抑制作用を示す

・使用に際しては，腎機能を考慮した薬剤選択や用量設定が必要である

3. インスリン選択と施行下での注意

● 糖尿病治療で重要なのはアドヒアランス向上

・確実な自己注射や血糖測定の実行

▶ 空打ちの有無や単位設定，刺入後の消毒，皮下腫瘤の有無などを定期的に確認する

・食事・運動

▶ 入院中と退院後では大きな変化が生じることが多い。必要に応じて療養生活の相談ができるように窓口の紹介を行うことも重要な支援である

● SGLT-2阻害薬服用時の脱水に対する注意

・適度な水分補給を行うよう指導すること，脱水が脳梗塞など血栓，塞栓症の発現に至りうることに改めて注意喚起する（日本糖尿病学会の「SGLT2阻害薬の適正使用に関するRecommendation」より）

・高齢者や利尿薬併用患者など，通常体液量の減少を起こしやすい例では特に十分な観察と適切な水分補給が必要である。特に投与初期は慎重投与とし，投与中も継続して注意する

・災害時は水の供給停止や配給制限による脱水の可能性が高まるため対処策を準備しておく

● インスリン製剤の種類の選定

追加分泌	食後高血糖を抑制するために，毎食後に大量に分泌されるインスリン分泌のこと
基礎分泌	24 時間続けて，少しずつ分泌されているインスリン分泌のこと

超速効型・速効型・中間型・持効型・混合型などを患者の手技確認によって適宜検討する

例）握力の低下した患者や高齢者――扱いやすく握りやすいイノレット型

例）視力が低下した患者――拡大鏡のアダプターを検討

● インスリン注射薬のイメージ

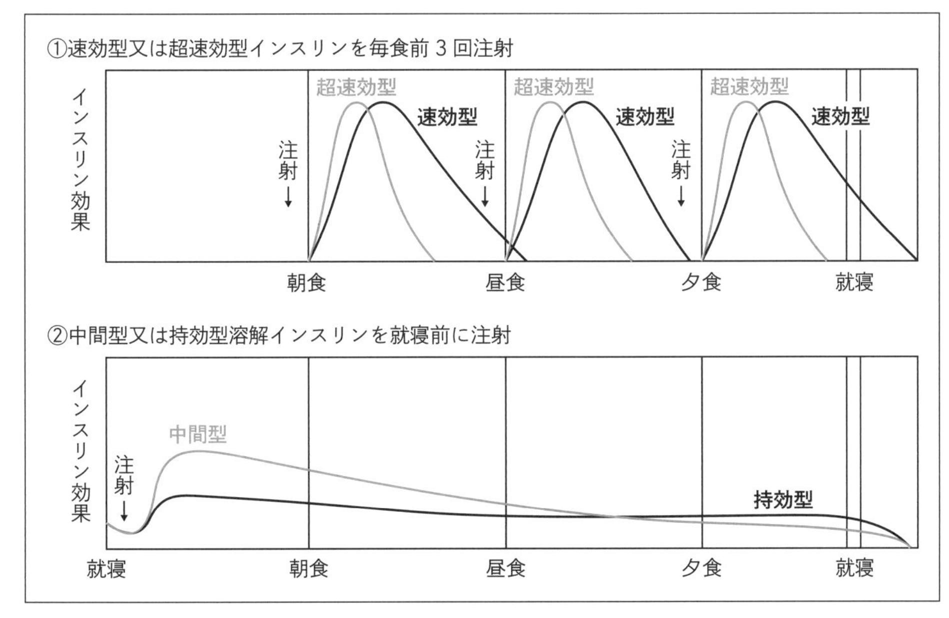

（手嶋 無限，村上 理，岡本 耕司，下野 宗隆）

⑤心疾患

重要ワード 多剤服用，アドヒアランス低下，一包化，バイタルサイン，心原性脳塞栓症，脳梗塞，嚥下困難，口腔ケア，抗血栓薬，チーム医療，多職種連携，心房細動，リズムコントロール，レートコントロール，DOAC，ワルファリン

KEY1 高齢者においては，循環器疾患が高頻度に認められる

KEY2 降圧治療は脳，心疾患系，腎臓などの高血圧性合併症の予防のため。不整脈や心不全の治療は突然死の予防，生命予後とQOLの改善のため

KEY3 高齢者では加齢に伴う生理機能の低下や多剤服用（サプリメントを含む）によるアドヒアランス低下や薬物相互作用により，思いもよらない薬理作用や有害事象が発現することがある。急な体調変化を見逃さないよう日頃からバイタルサインのチェックなどによる評価とアセスメントを行うことが大切である

モデル症例でイメージをもとう！　心房細動による心原性脳塞栓症発症後の自宅退院

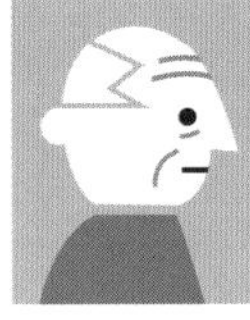

70歳　男性

- **現病歴**：発作性心房細動，高血圧，糖尿病
- **家族背景**：妻との2人暮らし，近所に住んでいる息子がいる
- **介入時の状態**：JCS I-2。右下肢麻痺あり。右肩周囲に徐々に随意性向上あり。手指の随意性は良好。食事は入院時経管投与であったが，介入時は軟飯，水分はとろみ飲料を使用している
- **患者の願い**：本人，妻の希望でリハビリ転院ではなく，自宅で生活したい
- **チーム構成**：医師，看護師，薬剤師，理学療法士，作業療法士，言語聴覚士，ソーシャルワーカー
- **チームの方針**：意識レベルはクリアであり，病状的にも自宅での生活が可能になると判断。退院し，自宅で生活できるように環境調整していく

薬学的介入の変遷

訪室第一日目の身体所見：
血圧132/87　脈拍70〜80回/分　呼吸数16
SpO_2 98%　体温36.7℃

発作性心房細動のコントロール状況を確認するため，心拍数をカルテ及び実際に確認した。多少，不整であったが脈拍数は70〜80回/分でコントロールされていた。

出血傾向を，カルテ情報や患者との会話，上肢下肢などの皮膚表面で確認していく。

退院後の生活を検討するに当たり，院内の各職種から情報を得る。

利き腕側にある右片麻痺の状況は，リハビリスタッフによると，上腕は中等度の麻痺があるが，手指の随意性は良好で机上での作業は可能とのこと。**今後の服薬管理方法・調剤方法を検討するために，シートの開封・分包の開封をご本人にやっていただいたところ，どちらも可能であった。**しかし，看護師の情報では意識レベル

初回処方内容と代表的な副作用

処方薬	成分名	用量	用法
アーチスト錠1.25mg	カルベジロール	1回0.5錠	1日1回朝食後
ワソラン錠40mg	ベラパミル	1回1錠	1日3回毎食後
ジャヌビア錠50mg	シタグリプチン	1回1錠	1日1回朝食後
アマリール1mg錠	グリメピリド	1回1錠	1日2回朝夕食後
エリキュース錠5mg	アピキサバン	1回1錠	1日2回朝夕食後
ネキシウムカプセル20mg	エソメプラゾール	1回1カプセル	1日1回朝食後
ノルバスク錠5mg	アムロジピン	1回1錠	1日1回朝食後

暮らしの観点からのアセスメント

食事	睡眠	運動	排泄	認知
口渇	めまい，眠気		尿失禁，頻尿	
歯肉肥厚				
		筋肉痛，脱力感	便秘	
味覚異常	めまい			
味覚異常			血尿	
味覚異常，口渇	めまい，睡眠障害	筋肉痛，脱力感		
味覚異常			蓄尿障害	

Ⅰ-2程度で，訪室時に話した感じにも違和感があったため，退院後の服薬管理方法は状況を見ながら検討することとした。

その後，心拍数が50回/分以下になることがありワソラン錠は中止。酸化マグネシウム錠は朝・夕食後を定時服用に変更，昼分は頓用で追加することとした。

意識レベルが回復しないため，退院後は妻が服薬管理することとなる。妻自身も薬を服用しており，管理者の負担を軽減するため一包化調剤とした。

退院後に院外処方になっても薬物療法が維持できるように，入院中の脈拍・出血傾向などの状況，調剤方法についてお薬手帳へ記載し保険薬局への情報提供とした。

NOTE

心房細動は最も高頻度にみられる不整脈で，高齢者に多いのが特徴

（輿石 徹）

モデル症例でイメージをもとう！　頸椎・腰椎手術をきっかけとする脳梗塞

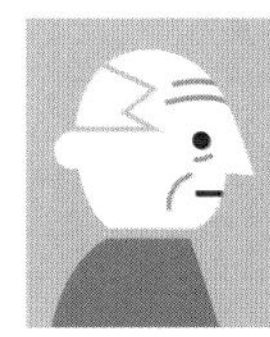

80歳　男性

- **現病歴**：狭心症，心不全，心房細動，高血圧，頸椎ヘルニア，腰椎ヘルニア，うつ病
- **家族状況**：妻と2人暮らし。老老介護。近所に息子が住んでいる
- **訪問が始まった経緯**：多科受診で，薬の種類が多く，自己管理が困難となったため
- **介入時の状態**：要介護2
- **患者の願い**：長年，夫婦で山荘の管理人をしてきた。自宅でこれまで通り，医療･介護サービスを利用しながら穏やかに暮らしたい。できることは自分で行いたい
- **チーム構成**：病院医師，訪問歯科医師，訪問看護師，訪問介護員，訪問薬剤師，ケアマネジャー
- **チームの方針**：本人の意思を尊重。在宅で生活を送るため，医療・介護に加え家族との連携も強化する支援を継続

薬学的介入の変遷

● 初回訪問

身体所見：血圧140/80mmHg　脈拍80回/分　PT-INR 1.4

買い物袋いっぱいの残薬を確認。科ごとに一包化し，服用時点ごとにチャック付きビニール袋に入れて引き出しにしまったところ，正確に服用できるようになり，体調も安定した（図1）。

● 2年2か月後

頸椎と腰椎の手術を同時に行い，リハビリ中に心原性

初回処方内容と代表的な副作用 / 暮らしの観点からのアセスメント

処方薬	成分名	用量	用法	食事	睡眠	運動	排泄	認知
循環器内科								
フロセミド錠20mg	フロセミド	1回1錠	1日1回朝食後	味覚異常，口渇		脱力感，倦怠感		
ランソプラゾールOD錠30mg	ランソプラゾール	1回1錠	1日1回朝食後	味覚異常，口渇		四肢のしびれ感，筋肉痛	下痢	
クロピドグレル錠75mg	クロピドグレル硫酸塩	1回1錠	1日1回朝食後	味覚異常		筋骨格硬直	頻尿，尿閉	
ワルファリンK錠1mg	ワルファリンカリウム	1回2錠	1日1回朝食後				血尿	
オルメテックOD錠20mg	オルメサルタンメドキソミル	1回1錠	1日1回朝食後	味覚異常，口渇		脱力感，倦怠感	下痢	
硝酸イソソルビドテープ40mg	硝酸イソソルビド	1回1枚	1日1回胸部，上腹部，背部いずれかに貼付					
センノシド錠12mg	センノシド	1回2錠	1日1回就寝前				下痢	
ムコソルバン錠15mg	アンブロキソール塩酸塩	1回1錠	1日3回毎食後					
精神科								
アモキサピンカプセル10mg	アモキサピン	1回2カプセル	1日2回朝夕食後	味覚異常，口渇	眠気，不眠	運動失調，脱力感	排尿困難	痙攣，精神錯乱，幻覚，せん妄
ニトラゼパム錠5mg	ニトラゼパム	1回1錠	1日1回就寝前	口渇	眠気	筋肉痛，脱力感，失調性歩行	尿失禁，頻尿，排尿困難	一過性前向性健忘，もうろう状態
整形外科								
リリカカプセル25mg	プレガバリン	1回2カプセル	1日2回朝夕食後	口渇	めまい，傾眠	運動失調，平衡障害，歩行障害	尿失禁	
ロキソニン錠60mg	ロキソプロフェンナトリウム水和物	1回1錠	1日1回夕食後		眠気	筋肉痛，脱力感	血尿	
レバミピド錠100mg	レバミピド	1回1錠	1日1回夕食後	味覚異常，口渇				

一包化

・処方日がいろいろで，3科に受診している
・まずは科ごとに一包化

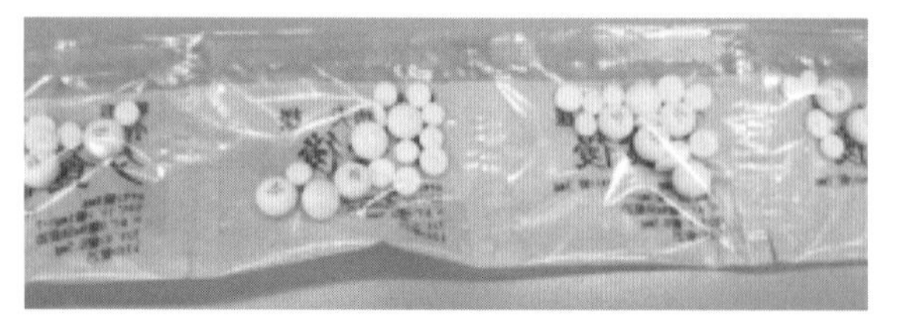

服用時点ごとにまとめて，チャック付きビニール袋に入れ，引き出しにしまう

図1　服薬管理の工夫

脳梗塞を発症し緊急手術となる。リハビリにより杖や歩行器にて歩行可能になったが，脳梗塞が再発し，歩行不可となり車椅子を使用。

術前身体所見：血圧150/80 mmHg　脈拍80回/分
PT-INR 1.2

半年後，退院し在宅療養へ戻る。

1年6か月経過したころ血圧高値から降圧薬増量となった。

嚥下困難となり，服薬拒否がみられはじめた。粉砕と脱カプセルが不可の薬剤はなるべく小さな錠剤へ処方変更，代替品のないクロピドグレルのみ粉砕として，とろみ食と一緒にとることで服用可能となった。

処方変更前：血圧150/80 mmHg　脈拍80回/分　PT-INR 1.6
処方変更後：血圧130/80 mmHg　脈拍80回/分　PT-INR 1.6

NOTE

高血圧，狭心症などが主な症状だった患者が，頸椎と腰椎の手術をきっかけに脳梗塞を発症し（降圧管理，抗凝固療法の効果の不足が疑われる），やがて歩行困難，嚥下困難となる，長く患者に関わっていればよく出会う症例です。

年齢を重ねるごとに徐々に変化する容態に合わせ，処方も変更となることでしょう。

（角間 英子）

在宅現場で

［必出！ 薬剤一覧と特徴］

	一般名	主な商品名	特徴
主に脳梗塞，ASO（閉塞性動脈硬化症）や虚血性心疾患で使用される			
抗血小板薬	**クロピドグレル**，プラスグレル，バイアスピリン，**シロスタゾール**		
主に狭心症で使用される			
硝酸薬	**硝酸イソソルビド**	ニトロール，フランドル，フランドルテープ	体内で一酸化窒素（NO）を遊離し，NOが血管平滑筋の可溶性グアニル酸シクラーゼを活性化→GTPからのcGMP生成を増加させ動脈及び静脈を拡張
	ニコランジル	シグマート	
	ニトログリセリン	ニトロペン，ニトロダームTTS	
Ca^{2+}遮断薬	**ジルチアゼム**	ヘルベッサー	血管平滑筋の膜電位依存性L型Ca^{2+}チャネル遮断→冠動脈と末梢動脈を拡張 **〈副作用〉** ・頭痛，顔面紅潮（ニフェジピン，アムロジピン），反射性頻脈 ・心不全，徐脈（ジルチアゼム，ベラパミル）
	ニフェジピン	アダラート，セパミット	
	ベラパミル	ワソラン	
	アムロジピン	アムロジン，ノルバスク	
主に不整脈で使用される			
Na^{+}チャネル遮断薬	**メキシレチン**	メキシチール	・Na^{+}チャネル遮断→自動能を抑制 ・活動電位持続時間を短縮
	アプリンジン	アスペノン	
	ピルシカイニド	サンリズム	・Na^{+}チャネル遮断→自動能と刺激伝導速度を低下 ・活動電位持続時間と不応期には影響を与えない ※K^{+}チャネルにほとんど影響を与えない **〈副作用〉** 心室細動，洞停止
	プロパフェノン	プロノン	
	フレカイニド	タンボコール	
Na^{+}-K^{+}チャネル遮断薬	シベンゾリン	シベノール	・Na^{+}チャネル遮断→自動能と刺激伝導速度を低下 ・K^{+}チャネル遮断→活動電位持続時間と不応期を延長 **〈副作用〉** 心不全，心室細動，低血糖
K^{+}チャネル遮断薬	**アミオダロン**	アンカロン	・K^{+}チャネル遮断→活動電位持続時間と不応期を延長 ・β受容体遮断作用，Na^{+}チャネル遮断作用及びCa^{2+}チャネル遮断作用を併せもつ **〈副作用〉** QT間隔延長，間質性肺炎（肺線維症），肝障害，甲状腺機能障害など
Ca^{2+}チャネル遮断薬	**ベラパミル**	ワソラン	・洞房結節と房室結節のCa^{2+}チャネルを遮断 ・自動能と刺激伝導速度を低下 ・不応期を延長 ・ベプリジルは，Ca^{2+}チャネルの他，Na^{+}チャネル，K^{+}チャネルを遮断 **〈副作用〉** 徐脈，洞停止，房室ブロック
	ジルチアゼム	ヘルベッサー	
	ベプリジル	ベプリコール	
非選択的β受容体遮断薬	**プロプラノロール**	インデラル	・β_1受容体遮断 ・自動能及び刺激伝導速度を低下 ・刺激閾値を上昇 ・活動電位持続時間を延長 ・異所性ペースメーカー活性抑制 **〈副作用〉** 徐脈，房室ブロック
選択的β_1受容体遮断薬	ビソプロロール	メインテート，ビソノテープ	
	アテノロール	テノーミン	
α_1, β受容体遮断薬	**カルベジロール**	アーチスト	β_1受容体遮断作用の他，α_1受容体遮断作用をもつ
抗凝固薬	**ダビガトラン**，**リバーロキサバン**，エドキサバン，アピキサバン，**ワルファリンカリウム**		
主に心不全で使用される			
強心配糖体	メチルジゴキシン	ラニラピッド	・心筋収縮力増強作用（強心作用，陽性変力作用） ・興奮伝導遅延作用（陰性変伝導作用） ・心拍数減少作用（陰性変時作用）（ジギタリス徐脈） ・心室側の特殊心筋の自動性を高める→心室性不整脈誘発 **〈副作用〉** 消化器障害：悪心・嘔吐，食欲不振，下痢 循環器障害：徐脈，房室ブロック，心室性不整脈（心室性期外収縮，心室細動） 中枢神経障害：めまい，頭痛，失見当識，錯乱
	ジゴキシン	ジゴシン，ハーフジゴキシンKY	

	一般名	主な商品名	特徴
ホスホジエステラーゼⅢ阻害薬	ピモベンダン	アカルディ	・Ca^{2+}に対するトロポニンCの感受性を増強 ・心筋と血管平滑筋のホスホジエステラーゼⅢ阻害作用を有する
利尿薬	フロセミド	ラシックス	・腎尿細管におけるNa^+と水の再吸収を抑制→利尿作用→心臓に戻る血液量（静脈還流量）が減少→前負荷軽減 **〈副作用〉** 低カリウム血症，高尿酸血症，高血糖症（耐糖能低下），聴覚障害（耳鳴，難聴）
	トラセミド	ルプラック	
	スピロノラクトン	アルダクトンA	・遠位尿細管後半部〜集合管のアルドステロン受容体に結合→アルドステロンと競合的拮抗→Na^+-K^+交換系が抑制→Na^+とH_2Oの再吸収及びK^+排泄抑制→利尿作用，高カリウム血症 **〈副作用〉** 高カリウム血症
	エプレレノン	セララ	
	トルバプタン	サムスカ	・バソプレシンV_2受容体拮抗薬
選択的β_1受容体遮断薬	ビソプロロール	メインテート，ビソノテープ	・β_1受容体を選択的に遮断 ・β_2受容体遮断作用は非常に弱いので気管支収縮，血行動態悪化，血糖低下作用などの副作用は少ない
α_1, β受容体遮断薬	カルベジロール	アーチスト	・β_1受容体のほか，α_1受容体の遮断作用もある ・少量から投与開始
主に降圧療法で使用される			
ARB	カンデサルタン，オルメサルタンメドキソミル，テルミサルタン，アジルサルタン		
カルシウム拮抗薬	アムロジピン，アゼルニジピン，ニフェジピン		
α_1受容体遮断薬	ドキサゾシン	カルデナリン	・シナプス後膜のα_1受容体を選択的に遮断し末梢血管を拡張 ・脂質代謝を改善 **〈副作用〉** 起立性低血圧
主に心筋梗塞などに使用される			
HMG-CoA還元酵素阻害薬（スタチン系薬）	プラバスタチン	メバロチン	コレステロール生合成の律速酵素であるHMG-CoA還元酵素を競合的に阻害 **〈副作用〉** 横紋筋融解症（筋肉痛・脱力感・血中CPK上昇）
	ロスバスタチン	クレストール	
	アトルバスタチン	リピトール	
	ピタバスタチン	リバロ	
小腸コレステロールトランスポーター阻害薬	エゼチミブ	ゼチーア	小腸壁細胞のタンパク質を介しコレステロール吸収を選択的に阻害 **〈副作用〉** 横紋筋融解症

薬学的介入のポイント

生活空間である自宅では，さまざまな状況に遭遇します。一般社団法人日本病院薬剤師会はフィジカルアセスメントについて，血圧，脈拍，体温，呼吸数，意識レベルなどのバイタルサイン（基本的生命徴候）の確認に加えて，打診，聴診，心電図解読などの評価について言及しています。

医療機器の進歩により携帯型心電図が普及し，ご自宅でセルフマネジメントしている方も多くいらっしゃいます。日頃からバイタルサインや服薬状況など小まめに患者のアセスメントを行い，薬学的視点を持つことが薬剤師に求められます。

● バイタルサイン

ヒト（患者）の生命に関する最も基礎的な情報で，一般に血圧，脈拍，呼吸，体温の4つを指す。救急医療では，意識レベルの判定も重要である。

評価：ガイドライン等を参考に，患者の通常の数値からどのくらいずれているかを重視

血圧	心臓のポンプ作用により全身に送られる血液の圧力が動脈壁に及ぼす力のことをいい，一般的には動脈の血圧を指す。単位はmmHg（水銀柱ミリメートル）
脈拍	・左心室が収縮する際，大動脈に拍出される血液の圧波が全身に分岐した動脈内に波動的に伝わり，皮膚表面近くに存在する末梢動脈で触知される拍動 ・正常値は測定時の状況にも左右されるが毎分60～90回で，60回/分以下を徐脈，100回/分以上を頻脈という
呼吸	・肺の伸縮によって外気を体内へ導き酸素を取り入れ，二酸化炭素を排出する運動 ・正常呼吸数は成人で毎分15～20回，新生児では40～60回/分
体温	・体内温度に近い値を示す腋窩温や口腔温又は直腸温を計測する ・基準となる体温は一般的には36.0～37.0℃，直腸温は腋窩温より0.5℃ほど高く，口腔温は両者の中間
意識	・自分の今ある状態や，周囲の状況などを正確に認識できている状態 ・主に用いられる意識レベルの分類にJapan Coma Scale（JCS）がある

● フィジカルアセスメントのワンポイント

ベッド上での生活が多い場合，頸静脈の観察を行うことで，中心静脈圧（右心内圧および右心房内圧）の推定を行うことができます。

仰臥位からベッドを少しずつ起こしていく

45度挙上した状態で，頸静脈の上端が確認できる

正常時：鎖骨上縁より静脈が怒張し拍動することはない。胸骨角を通る水平線よりも低い位置で確認できる。

頸静脈の怒張が見られた場合：心臓の動きが悪くなり血液が心臓に戻りにくいので血管外圧が上がって怒張する。

● 高齢者のポイント

- 複数疾患を併発することが多く，自宅での降圧療法の適正化が大切
- 加齢に伴う生理機能の低下や，多剤服用によるアドヒアランス低下，薬物相互作用などにより，思いもよらない副作用や有害事象が発現することがある

● 自宅での出血リスク

- 生活上は避けようがない部分でもあり，対応策について明確に患者・家族，介護者へ伝えることが必要
  - ▶ 内出血の有無など皮膚状態の観察
  - ▶ 家庭内での動線を考慮し，衝突ポイントを回避

● 深部静脈血栓症

いわゆる「エコノミークラス症候群」。末梢からの循環不全や長時間下肢を動かさない状態が続くことで，脚に深部静脈血栓が生じることがあります。血栓が全身循環に回ると肺梗塞や脳梗塞を生じ，生命に関わる状態になります。長時間の飛行機での移動や災害時の車中泊など，動作が制限されたり，水分補給が不足しがちな状況では発症に注意します。

● 抗不整脈薬のVaughan WilliamsとSicilian Gambitによる分類

薬物	Vaughan Williams分類			Sicilian Gambit分類												心電図所見		
	クラス		作用・性質	イオンチャネル					受容体*2			ポンプ	臨床効果					
				Na^{+}*1			Ca^{2+}	K^{+}	α	β	M_2	Na^{+}, K^{+}-ATPase	左室機能	洞性調律	心外性副作用	PR	QRS	JT*3
				速い	中間	遅い												
キニジン	I	I a	活動電位持続時間延長		●A			○	△		△		→	↑	○	↑↓	↑	↑
ジソピラミド						●A		○			△		↓	→	○	↑↓	↑	↑
プロカインアミド					●A			○					↓	→	●	↑	↑	↑
シベンゾリン						●A	△	○			△		↓	→	△	↑	↑	→
ピルメノール						●A		○			△		↓	↑	△	↑	↑	↑→
リドカイン		I b	活動電位持続時間短縮	△									→	→	○			↓
メキシレチン				△									→	→	○			↓
アプリンジン					●I		△	△					→	→	○	↑	↑	→
プロパフェノン		I c	活動電位持続時間不変		●A					○			↓	↓	△	↑	↑	
ピルシカイニド						●A							↓→	→	△	↑	↑	
フレカイニド						●A		△					↓	→	△	↑	↑	
プロプラノロール	II		アドレナリンβ受容体遮断	△						●			↓	↓	△	↑		
ナドロール										●			↓	↓	△	↑		
アミオダロン	III		K^{+}チャネル遮断不応期延長	△			△	●	○	○			→	↓	●	↑		↑
ソタロール								●		●			↓	↓	△	↑		↑
ニフェカラント								●					→	→	△			↑
ベラパミル	IV		Ca^{2+}チャネル遮断	△			●		○				↓	↓	△	↑		
ジルチアゼム							○						↓	↓	△	↑		
ベプリジル				△			●	○					→	↓	△			↑
ジゴキシン	その他										◆	●	↑	↓	●	↑		↓
アトロピン											●		→	↑	○	↓		

＊1　Na^{+}チャネル遮断作用

①Na^{+}チャネルとの結合・解離の程度：解離時定数より［速い，中間，遅い］の3つに分類

②Na^{+}チャネル遮断作用の相対強度：［●：強，○：中間，△：弱］の3つに分類

③薬物が結合するNa^{+}チャネルの状態：［A：活性化状態のチャネルに結合（活性化チャネル遮断薬），I：不活性化状態のチャネルに結合（不活性化チャネル遮断薬）］

＊2　受容体遮断作用の相対強度：［●：強，○：中間，△：弱］の3つの分類。ただし，◆は作動物質（ジゴキシンには房室結節の迷走神経刺激作用があるので，M_2作動薬として表示）

＊3　JT（JT時間）：S波の終わりからT波の終わりまでの時間

参考文献

1）狭間研至：薬剤師のためのバイタルサイン．南山堂，東京，2010.

2）これだけは気をつけたい！高齢者への薬剤処方．今井博久，福島紀子編．医学書院，東京，2014.

3）基礎からわかるハイリスク薬．浜田康次編，ナツメ社，東京，2014.

4）ファーマナビゲーター抗凝固療法編．山下武志，是恒之宏，矢坂正弘編，メディカルレビュー社，東京，2015.

5）心房細動治療（薬物）ガイドライン2013年改訂版．日本循環器学会，日本心房病学会，日本心電学会，日本不整脈学会 合同研究班編，2013.

6）脳卒中治療ガイドライン2015．日本脳卒中学会脳卒中ガイドライン委員会編，2015．※2019年追補版発行

7）上村朝輝：原発性硬化性胆管炎．最新内科学体系51巻．井村裕夫ほか編，中山書店，東京，1992.

（輿石 徹，角間 英子，手嶋 無限，村上 理，岡本 耕司，下野 宗隆）

⑥脳血管障害

重要ワード 心原性脳塞栓症，脳梗塞，運動機能障害，嚥下困難，片麻痺，簡易懸濁法，直接作用型経口抗凝固薬，自助具，一包化，レターオープナー

KEY1 在宅医療における脳血管障害は，緊急対応が必須の発症〜超急性期と，QOL維持向上と再発防止に努める慢性期に大別

KEY2 関連因子の既往は不整脈・冠動脈疾患・心不全・末梢血管疾患など

KEY3 発症時の対応は後遺症の重さに直結する。介護者や本人に前もって説明することが大切

KEY4 脳梗塞が発症しやすい脱水状態の回避が大切

KEY5 ワルファリン服用者へのビタミンKの危険性は医療者が想像する以上に患者・介護者に伝わっていないことに注意

モデル症例でイメージをもとう！　直接作用型経口抗凝固薬（DOAC）服用中の心原性脳塞栓症のCcrモニタリング

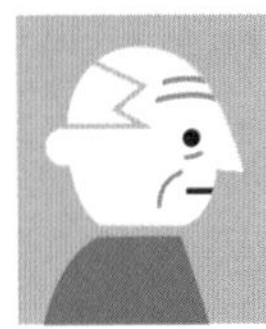

82歳　男性

- **現病歴**：心原性脳塞栓症，不整脈，心不全，高血圧
- **家族状況**：パーキンソン病の妻（80歳代）と2人暮らし，老老介護。息子夫婦は県外で生活
- **訪問が始まった経緯**：もともと妻の薬剤管理を患者本人である夫が行っていたが，今回発症した心原性脳塞栓症の後遺症により，妻のみならず自身の管理も困難となった。ケアマネジャーの提案により，主治医の同意のもと居宅療養管理指導が導入された
- **患者の願い**：長年，妻の薬の準備をしてきた。これまで通り2人で暮らしていくには自分で薬の管理ができるようになりたい
- **チームの方針**：本人の意思を尊重。県外にいる家族からの協力は困難であり，在宅で生活を送るため，本人のできる範囲を見極めるとともに最大限に引き出し，本人の願いの充足と夫婦の薬剤管理の維持を図る
- **特記**：外来通院と在宅訪問診療の併診を行っている

薬学的介入の変遷

● 初回訪問（X年10月）

患者が管理している妻の薬にも，患者本人の薬にも残薬が認められ，服薬管理が行えていない状況。支援できる家族が近隣にいないため，妻に関しても居宅療養管理指導の導入を提案することとなった。

指導内容

患者	嚥下困難による錠剤の粉砕調剤済 ▶用法ごとにテープでまとめる
妻	一包化
共通	日めくり服薬カレンダーの導入

患者は直接作用型経口抗凝固薬（Direct Oral Anti Coagulants：DOAC）のリバーロキサバンを服用中。年齢，体重，血清クレアチニン値から算出したクレアチニンクリアランス（Ccr）は40（mL/min）であり，現在の投与量10 mg/日で問題ないことを確認した。

定期的にCcrを算出し，リバーロキサバンの腎排出遅

初回処方内容と代表的な副作用

処方薬	成分名	用量	用法
イグザレルト錠10mg	リバーロキサバン	1回1錠(粉砕)	1日1回朝食後
アムロジピン錠5mg	アムロジピンベシル酸塩	1回1錠(粉砕)	
カンデサルタン錠8mg	カンデサルタンシレキセチル	1回1錠(粉砕)	
ビソプロロールフマル酸塩錠2.5mg	ビソプロロールフマル酸塩	1回1錠(粉砕)	
フロセミド細粒4%1.0g	フロセミド	1回1g	
フロセミド細粒4%0.5g	フロセミド	1回0.5g	1日1回昼食後
プラバスタチンナトリウム錠10mg	プラバスタチンナトリウム	1回1錠(粉砕)	1日1回夕食後
ランソプラゾールOD錠15mg	ランソプラゾール	1回1錠	
ベラパミル塩酸塩錠40mg	ベラパミル塩酸塩	1回1錠(粉砕)	1日3回朝昼夕食後
テプレノン細粒10%	テプレノン	1回0.5g	
酸化マグネシウム	酸化マグネシウム	1回1g	

暮らしの観点からのアセスメント

食事	睡眠	運動	排泄	認知
歯根出血	不眠	頭痛，浮動性めまい	血尿	
味覚異常，歯肉肥厚		頭痛，めまい，ふらつき	蓄尿障害	
味覚異常		めまい，ふらつき	頻尿，下痢	
悪心・嘔吐	不眠	めまい，ふらつき	下痢	悪夢
味覚異常，口渇		知覚異常	蓄尿障害	
味覚異常，口渇		知覚異常	蓄尿障害	
悪心・嘔吐	不眠	筋肉痛，脱力感，頭痛，めまい		
口渇，悪心・嘔吐，味覚異常	眠気	頭痛，めまい	下痢	
悪心・嘔吐，歯肉肥厚		頭痛，めまい，ふらつき	便秘	
口渇，悪心		頭痛		
口渇，悪心・嘔吐	傾眠	筋力低下	下痢	

延に伴う血中濃度上昇による出血の副作用を予防するため，体重測定と血清クレアチニン値を定期検査に加えるよう依頼し，減量タイミングなどについてチェックしていくこととした。

また，高血圧を合併しているため訪問時の血圧・脈拍数の測定を行うこととした。

クレアチニンクリアランス［Ccr（mL/min）］をもとにしたリバーロキサバンの用量設定

Cockcroft-Gault推定式を用いる
Ccr 50～　：15mg　1日1回食後
Ccr 30～49：10mg　1日1回食後
Ccr 15～29：適否を慎重に検討し，投与する場合は，10mg　1日1回食後とする。（有効性及び安全性が確立していないため）
Ccr ～14：他の薬剤を検討する。

●X年10月：

ちょうど昼食時に訪問，昼食後の内服状況を観察していると，分包紙の開封に時間がかかっていた。さらに，内包されている粉砕薬や散薬が開封時にこぼれており，分包紙内への残留も認めた。そこで，空の分包紙を開封させ，開封動作に関する問題点を確認したところ，右片麻痺により利き腕がうまく使えず，はさみなどの利用も難しく，かろうじて左手で開封している状態であった。残留に関しては分包紙がくしゃくしゃになることで粉砕薬が引っ掛かることに一因があった。そこで，分包紙の開封に関しては，左手で分包紙を差し込み口に入れると自動的に作動し分包紙のすみを切り落とす電動式のレターオープナーを用いることで無理なく開封することが可能となった。また，開封の際に分包紙に無理な力がかからないため，分包紙内への残留も減少した。しかしながら，散薬をカップに入れる際の周囲へのこぼれを認めた。散薬で管理することは困難であると考え，次回処方分から粉砕法を簡易懸濁法に変更することを前提に，処方変更案の事前情報提供を行った。その際に散薬ではなく錠剤への変更を前提とし，朝・昼・夕のそれぞれの内服が一包の分包紙にまとまるように処方提案を行った。

●X年11月：

簡易懸濁法を前提に処方変更された薬剤を，日めくり服薬カレンダーを用いて管理し始めた。簡易懸濁法の手技については，当該患者においては簡易懸濁法の経口バージョンで指導を行った。手技については右片麻痺の状態であっても当該患者においては可能であることを実際に行ってもらい確認した。なお，簡易懸濁法時に必要な約55℃のお湯に関しては，60℃設定つきのポットが患者宅にあったため，その機能を活用した。ベラパミル錠はそのままでは懸濁が困難であり，お湯を入れる前に錠剤に亀裂を入れておく必要があるが，患者本人にその手技は実施困難であるため，事前に割錠化調剤を行った。変更後，特に問題なく内服継続が可能となった。

（岸本 真）

在宅現場で

［必出！ 薬剤一覧と特徴］

● 脳梗塞を適応とする薬剤リスト

	分類	一般名	主な商品名	特徴
超急性期 発症後 3時間以内	血栓溶解薬：tPA（組織プラスミノーゲンアクチベーター）	アルテプラーゼ	グルトパ	フィブリン（血栓）上のプラスミノーゲンと親和性が高く，血漿中のプラスミノーゲンを活性化せずに，血栓上のプラスミノーゲンを活性化し血栓を溶解 **〈副作用〉** アナフィラキシー等のショック症状 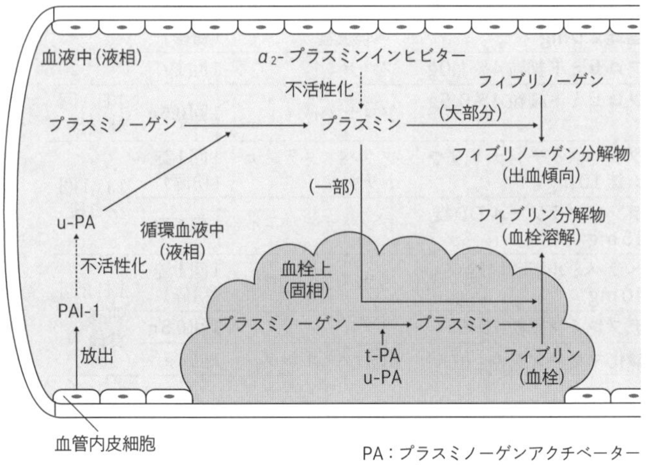 血液中（液相）　α_2-プラスミンインヒビター　不活性化　フィブリノーゲン　プラスミノーゲン → プラスミン →（大部分）→ フィブリノーゲン分解物（出血傾向）　（一部）　u-PA　循環血液中（液相）　不活性化　PAI-1　放出　血栓上（固相）　プラスミノーゲン → プラスミン → フィブリン分解物（血栓溶解）　t-PA　u-PA　フィブリン（血栓）　血管内皮細胞 PA：プラスミノーゲンアクチベーター
急性期 発症後 24時間以内	脳保護薬	エダラボン	ラジカット	・フリーラジカルを消去しアラキドン酸由来の脂質過酸化を抑制 ▶脳の血管内皮細胞や神経細胞の酸化的障害を抑える ・神経症候に用いられ，24時間以内であれば後遺症を軽くする可能性がある
急性期 発症後48時間以内で病変最大径が15mmを超すようなアテローム血栓性脳梗塞	選択的トロンビン阻害薬	アルガトロバン	ノバスタン	・トロンビンの活性部位に結合し，アンチトロンビンⅢ非依存的に抗トロンビン作用を示し，抗凝固作用を示す ・抗トロンビン作用により，血小板凝集抑制作用を示す **〈副作用〉** 出血性脳梗塞，アナフィラキシーショック（血圧低下，呼吸困難など）
急性期 発症5日以内	抗血小板薬	オザグレルナトリウム	カタクロット	血小板のTXA_2合成酵素阻害▶TXA_2生成抑制，及び血管壁のPGI_2生成を亢進▶血小板凝集抑制
全般	抗血小板薬	クロピドグレル	プラビックス	・肝臓で活性代謝物となり血小板のADP受容体サブタイプP2 Y_{12}受容体を不可逆的に遮断▶Giタンパク質を介するアデニル酸シクラーゼ活性の抑制を解除▶アデニル酸シクラーゼ活性を増強▶血小板内cAMP濃度上昇 ・フィブリノーゲンと血小板糖タンパク質（GPⅡb/Ⅲa）との結合阻害▶血小板凝集抑制 **〈副作用〉** 血栓性血小板減少性紫斑病（TTP），無顆粒球症，重篤な肝機能障害など
		チクロピジン	パナルジン	
		アスピリン	バイアスピリン	・血小板のシクロオキシゲナーゼの活性部位にあるセリン残基を不可逆的に阻害▶TXA_2生成を抑制▶血小板凝集抑制 ・用量が多いと血小板凝集抑制作用のあるPGI_2（プロスタサイクリン）の生成を抑制し，逆に血小板凝集を促す（アスピリンジレンマ）
		シロスタゾール	プレタール	血小板のホスホジエステラーゼⅢを選択的に阻害▶血小板内cAMP濃度上昇▶血小板凝集抑制
	内因性生理活性物質	アデノシン三リン酸二ナトリウム	アデホス	・種々の補酵素のリン酸供与体として糖質，脂質，タンパク質の代謝に寄与 ・血管拡張作用により，各種臓器組織の血流量を増加させる

	分類	一般名	主な商品名	特徴
全般	脳神経機能賦活薬	メクロフェノキサート塩酸塩	ルシドリール	・グルコースの脳内への移行を増加させ，脳内のグルコース代謝を亢進させる ・脳血流を増加させる
		アマンタジン塩酸塩	シンメトレル	・脳内ドパミン，ノルアドレナリン及びセロトニン作動性神経系に影響を及ぼし，高次中枢神経系に対する機能改善作用を示す
		チアプリド塩酸塩	グラマリール	・シナプス前膜のD2受容体を遮断し，アセチルコリン遊離を促進する
	脳血管拡張薬	イフェンプロジル	セロクラール	・直接血管平滑筋を弛緩させる作用とα受容体遮断作用により，全脳や病巣部局所の血流を増加させる ・血小板粘着能や凝集を抑制する
		ニセルゴリン	サアミオン	・脳血管障害者において，脳血管を選択的に拡張し，虚血病巣部の脳血流を増加させる ・血小板凝集抑制作用や赤血球変形能亢進作用を示す
		イブジラスト	ケタス	・プロスタサイクリン（PGI_2）の血管弛緩作用を増強し脳局所血流量を増加させる ・ホスホジエステラーゼ活性を阻害し，血小板凝集抑制作用を示す

●とくに心原性脳塞栓症を適応とする薬剤リスト

分類	一般名	主な商品名	特徴
直接作用型経口抗凝固薬 (Direct Oral AntiCoagulants：DOAC)	ダビガトランエテキシラート	プラザキサ	抗凝固薬 ・トロンビンを直接阻害して効果を発揮することから，直接トロンビン阻害薬と呼ばれる ・安全性速報が出ている。消化管出血等の出血による死亡例が認められており，使用にあたっては出血の危険性を考慮し，投与の適否を慎重に判断する
	リバーロキサバン	イグザレルト	選択的かつ直接的第Ｘa因子阻害薬 ・トロンビンを直接阻害せず，また血小板に対する直接作用もない
	アピキサバン	エリキュース	
	エドキサバン	リクシアナ	競合的かつ選択的第Ｘa因子阻害薬 ・トロンビンなどの他の凝固関連因子のセリンプロテアーゼに対する直接阻害作用は弱い
抗凝固薬	ワルファリン	ワーファリン	クマリン誘導体 ・肝臓でビタミンKと拮抗し，プロトロンビン（第Ⅱ因子）をはじめとするビタミンK依存性凝固因子（第Ⅶ，Ⅸ，Ⅹ因子）の生成を阻害 **〈副作用〉** 出血（脳出血，粘膜出血，皮下出血など）

薬学的介入のポイント

● 脳血管障害の在宅療養

回復期のリハ終了時の障害度	
0	社会復帰
Ⅰ	日常生活自立
Ⅱ	日常生活に介助
Ⅲ	日常生活に大部分介助
Ⅳ	寝たきりまたは死亡

外来通院は0－Ⅱ

在宅療養の対象はⅡ－Ⅳ

在宅医療でみる脳血管障害例は，緊急対応が必須の発症時～超急性期と，QOLの維持向上と再発防止に努める慢性期に大別されます。

治療関連因子には，不整脈・冠動脈疾患・心不全・末梢血管疾患などの既往があげられます。

1. 発症時～急性期

● 脳梗塞発症時は時間との勝負

脳梗塞は，発症時の対応が後遺症と密接に結びついています。症状が出てから3時間以内であれば血栓溶解療法（t-PA療法）が有効です。介護者へ異常を察知した際の対応など，理解を促しておきましょう。

例）一過性脳虚血発作（TIA）：突然脳卒中の症状が

起こり長くて24時間以内に治まるが，放置すると約2割が数年以内に脳梗塞を発症する

2. 慢性期

慢性期の脳血管障害治療は，再発予防とリハビリテーションが主体となります。心理的状況・QOL・身体・精神機能に重篤な後遺症を残した脳卒中患者の在宅医療においてはQOL 向上が非常に重要です。

患者は，後遺症による麻痺のため座位で生活を送る場合が多くあります。筋力やバランス感の低下は転倒の原因となり，可動性制限や骨量低下を伴うと骨折リスクも高まります。こうした合併症を防ぐための健康増進の重要性は広く認識されており，地域のフィットネスプログラムなどに効果が見られています。

QOLに影響を与える因子	・聴覚・視覚などの感覚器の衰え ・ADL自立度や失禁，排せつなど介護負担度に影響する項目 ・介護者の職業や，健康，疲労感　など
精神状態に影響を与える因子	ADLの客観状態よりもコミュニケーション能力が強く影響
「閉じこもり」に関連する因子	連続歩行距離・介護サービスの有無・手段的自立　など
治療を行わない関連因子	独居・NSAIDsの使用・BMI・起立性低血圧など

在宅高齢者は約5人に1人が「閉じこもり」

● 二次予防としての抗凝固療法

抗凝固薬，抗血小板薬による脳梗塞の二次予防は多くの研究で効果が確立されていますが，在宅医療を受ける高齢者に対する有効性ははっきりとは示されていません。また75歳以上の高齢心房細動患者のうち抗凝固療法を受けているのは約3分の1とされています。85歳以上，身体能力・認知機能の低下，独居，低教育レベルが再発予防治療の妨げとなると考えられています。

3. 服薬指導のポイント

● 直接作用型経口抗凝固薬（Direct Oral Anti Coagulants：DOAC）

・心原性脳塞栓症患者に用いられる
・出血の副作用を避けるため腎機能による用量調節が必要。初期設定時だけでなく定期的にチェックを行い，減量や中止も検討していく

● ワルファリン服用者へのビタミンKの危険性

ワルファリン服用者のビタミンK摂取が薬効減弱につながることは，医療者，特に薬剤師では常識的ですが，危険性が介護従事者や家族などに十分伝わっていないことが多々あります。ビタミンK含有の食品リストを提供したり，献立上の注意点を伝えるなど，薬剤師のできる支援を考えて実施しましょう。

● 後遺症の運動機能障害と服薬指導

患者ごとに障害の程度と内容が異なるため，問題点を個別に確認し，対策を立てていく必要があります。生活環境についても同様で，自助具や服薬支援ツールを最大限に活用し，患者自身でできることを1つでも増やします。あきらめさせないことは，服薬に関するモチベーション維持にもつながります。

● 脳梗塞が発症しやすい脱水状態を回避

・脱水になりやすく血液中の水分が不足しがちになる夏に高頻度で発症
・高齢者は夜間の排尿を避けるため水分摂取を控えることも。睡眠中〜朝方に高頻度に発症。

脱水になりがちな生理機能も考慮し，適切な水分補給の必要性を促していくことも大切な療養支援です。

参考文献

1) 岸本真，倉田なおみ，薬局，Vol.63，No9，在宅医療における患者背景と生活環境を考慮した薬学管理　②身体機能，南山堂，東京都，2012，104-115.
2) 筒井廣明，倉田なおみ，月刊薬事，Vol.46，No4臨時増刊号，リハビリテーション領域の薬学ケア－薬剤師が実践する服薬支援－，じほう，東京都，2004.
3) 倉田なおみ，金井秀樹，服薬支援とアドヒアランスQ＆A－障害をもつ患者の薬物療法向上のために－，運動障害への服薬支援・対応策，じほう，東京都，2011，24-27.
4) 倉田なおみ，藤島一郎，内服薬 経管投与ハンドブック－簡易懸濁法可能医薬品一覧－第3版，じほう，東京都，2015，98-916.
5) 倉田なおみ，簡易懸濁法マニュアル，3簡易懸濁法を用いた服薬支援，じほう，東京都，2017，123-184.

（岸本 真，手嶋 無限，村上 理，岡本 耕司，下野 宗隆）

⑦精神·神経疾患

重要ワード **認知症ケア，脱水，めまい，血圧低下，バイタルサイン，減薬提案，薬物動態**

KEY1 精神・神経疾患の処方薬には，めまいやふらつき・意識障害を引き起こすものも多い

KEY2 転倒リスクや意識障害などが生活の阻害因子になっていないか，居住環境等含め総合的に検討する必要がある。薬学的にみた食事・睡眠・排泄・認知機能への影響を多職種に共有していく

KEY3 特に認知症では自覚症状などを本人が適切に伝えることが難しい。身体所見など客観情報に基づく薬学的評価を多職種と共有し，よりよい支援につなげていく

モデル症例でイメージをもとう！　主訴だけでは判断できない中等度認知症の心身状態把握

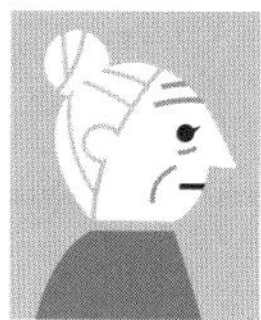

70歳　女性

- **現病歴**：認知症，高血圧症，膝関節症
- **家族状況**：夫（81歳，COPD）と2人暮らし。県外に住む息子が2人いる
- **訪問が始まった経緯**：夫婦で10年以上外来通院にて来局。認知症の診断後，夫が服薬管理も含め日常生活を支援していたが，肺炎発症を機に入院となり退院後HOT（在宅酸素療法）を開始。介護に支障が出始めたため
- **介入時の状態**：介護保険は未申請。残薬が多く一包化が必要な状況。服薬は夫から薬を渡されると飲める
- **患者の願い**：夫に頼り切っている。夫と一緒にいつもの場所でくらしたい
- **チーム構成**：内科医，訪問薬剤師，ケアマネジャー
- **チームの方針**：プロブレムの洗い出しと支援方針を共有し，希望である自宅での生活を継続させる

薬学的介入の変遷

● 初回訪問（X年4月）

認知機能検査（改訂長谷川式簡易知能評価スケール：HDS-R）16点

患者との会話は問題ないように感じられるが，カップとソーサーがちぐはぐで，茶葉や茶器の準備に手間取っている。

夫の体調は悪く，患者に対し「色々できなくなって情けない」と叱るような場面もあった。夫から聴取した生

表1　夫が生活上困難感を感じている内容

内容	対応
妻の料理の味つけが変わり，惣菜を買うことが増えている	ヘルパーによる家事支援を提案→妻の仕事を奪ってしまうと拒否
布団の上げ下ろしができない	介護用ベッド利用をケアマネジャーが提案
薬が決められたように服薬できない	・服薬カレンダーの利用開始，受診日カードを利用 ・薬剤師が訪問し，バイタルサインを含めた心身状態を把握して医師やケアマネジャーと連携し支援することを説明
いつ受診したらよいかわからない	

初回処方内容と代表的な副作用

処方薬	成分名	用量	用法
ファモチジンOD錠10mg	ファモチジン	1回1錠	1日2回朝夕食後
ディオバン錠80mg	バルサルタン	1回1錠	1日1回朝食後
アムロジピンOD錠5mg	アムロジピン	1回1錠	1日2回朝夕食後
トリクロルメチアジド錠2mg	トリクロルメチアジド	1回1錠	1日1回朝食後
ドネペジル塩酸塩錠5mg	ドネペジル塩酸塩	1回1錠	1日1回朝食後

暮らしの観点からのアセスメント

食事	睡眠	運動	排泄	認知
味覚異常，口渇，食欲不振	眠気	頭痛，めまい，ふらつき，脱力感，倦怠感，筋肉痛	便秘，下痢	意識障害，可逆性の錯乱状態
味覚異常，口渇，食欲不振	眠気，不眠	脱力感，倦怠感，筋肉痛	下痢	失神，意識障害
味覚異常，歯肉肥厚	眠気，不眠	頭痛，めまい，ふらつき，血圧低下による失神	便秘，下痢，排尿障害	気分動揺
口渇，食欲不振		脱力感，倦怠感，めまい，頭痛，血圧低下による失神	便秘，下痢	
食欲不振，嚥下障害，流涎	不眠，眠気	頭痛，めまい，倦怠感，脱力感，転倒，筋痛	下痢，便秘，便失禁，頻尿，尿閉	易怒性，せん妄，抑うつ，無感情

表2　チームからみたプロブレム

プロブレム	方針と対応
認知症より，患者の訴えのみから状態把握は困難	方針：主訴だけでなくバイタルサインの採取，身体所見も併せて評価する
他科受診・併用薬が不明	方針：全容把握と服薬・受診管理 対応：夫の同意の上で他科に訪問報告書を渡し，服薬管理ができていないこと，一元管理のため処方せんFAXなどの協力を相談
介護サービス未申請	方針：適切な介護サービスを受け，家事の失敗や健康管理をフォロー 対応：申請後，要支援1と認定
キーパーソンである夫の服薬率が下がっているため患者の服薬状況が連動して悪化	方針：夫婦併せて支援，夫の負担を減らす
夫が認知症を理解しておらず叱責などがみられる	方針：認知症と患者への接し方を知ってもらう

活上困難感を感じている内容と対応を表1に示す。

服薬状況と問題点を服薬情報提供書にまとめ，かかりつけ医と面談。処方内容に関しては，H_2受容体拮抗薬のファモチジンは認知機能低下やせん妄のリスクがあり[1]，Ca拮抗薬のアムロジピンについては通常1日1回であり，H_2ブロッカー以外の胃薬への変更や降圧剤の用法変更について検討の必要性がないか確認したが，前者は治療上必要であるため継続が必要，後者は十分な高圧効果が得られない為朝夕の2回に分けて処方している[2]と確認した。認知症では病歴や自覚症状の聴取が困難であることが多く，身体所見で積極的に補うこととし，週1回の訪問指示となる。その他あがったプロブレムと対策方針を表2に示す。

● X年8月Y日10時訪問

身体所見

血圧130/58mmHg，脈拍68回/分，呼吸数20回/分，SpO_2：99％，体温35.4℃，腹部グル音：良好

患者は毎日夕方ごろ体調が悪そうと夫より聴取した。脱水によるめまいや，血圧低下などの可能性を考慮し，次回は夕食後の18時訪問に変更。脱水をみるため，体温測定時に脇が乾燥していないか確認することに加え，薬学的評価を目的として，血圧手帳に朝夕2回の血圧を記入するよう夫に依頼する。

● X年8月Y＋7日18時訪問

身体所見

血圧100/52mmHg，脈拍80回/分

血圧手帳は下記のように記載されていた。

22：00頃測定
Y＋3日　血圧106/53 mmHg，脈拍81回/分，体温35.4℃
Y＋4日　血圧100/49 mmHg，脈拍62回/分，体温36.0℃
Y＋5日　血圧107/52 mmHg，脈拍64回/分，体温35.6℃

訪問報告書にて血圧低下によるふらつきの可能性を報告し，夕食後のアムロジピン中止となる。

血中濃度半減期から，消失時期と予想される中止1週間後に訪問し，正常範囲内で上昇したことを確認した。

● その後

患者の体調改善をきっかけに，夫は認知症ケアの話に少しずつ耳を傾けるようになった。

2年後，HDS-R 10点，要支援1。お茶の入れ方は全くわからなくなった。

夫の栄養状態は簡易栄養状態評価表（MNA®）18.5ポイント，低栄養の恐れありとなり，これまで薬剤師以外の訪問を拒否していたが，まずはバランスの良い昼食と定期的な入浴を目的としたデイサービスを週2回利用する提案を受け入れた。

NOTE

・認知症では病歴や自覚症状の聴取が困難であることが多いが，身体所見で補うことが可能
・アルツハイマー型認知症では，発症時点で小学校3〜4年生程度の認知機能。これを介護者が理解していると余計な注意や叱責が減る
・バイタルサインは薬物動態的に必要なタイミングで測定するのが効果的

（田﨑 恵玲奈）

在宅現場で

[必出！ 薬剤一覧と特徴]

ライフスタイルを含む患者の状態によって薬剤選択

● 抗認知症薬

認知症の中核症状，記憶認知機能障害の進行を抑える

分類	一般名	主な商品名	特徴
コリンエステラーゼ（ChE）阻害薬	ドネペジル（経口）錠・OD錠・ODフィルム・細粒・内服ゼリー	アリセプト	中枢性アセチルコリンエステラーゼ（AchE）を可逆的に阻害▶脳内アセチルコリン量を増加させ，脳内コリン作動性神経系を賦活 〈適応〉 アルツハイマー型認知症及びレビー小体型認知症における認知症症状の進行抑制
	ガランタミン（経口）錠・OD錠・内服液	レミニール	・中枢性アセチルコリンエステラーゼを選択的かつ可逆的に阻害▶脳内アセチルコリン量を増加させ，脳内コリン作動性神経系を賦活 ・ニコチン性アセチルコリン受容体に対してアロステリック活性化リガンド（APL）として結合 ・アミロイドβによる神経細胞障害に対して細胞保護作用を示し，神経細胞の機能低下を抑制する 〈適応〉 軽度及び中等度のアルツハイマー型認知症における認知症症状の進行抑制
	リバスチグミン（貼付）	イクセロン・リバスタッチ	中枢性アセチルコリンエステラーゼ及びブチリルコリンエステラーゼ（BuChE）を阻害▶脳内アセチルコリン量を増加させ，脳内コリン作動性神経を賦活 〈適応〉 軽度及び中等度のアルツハイマー型認知症における認知症症状の進行抑制
NMDA受容体拮抗薬	メマンチン（経口）錠・OD錠・ドライシロップ	メマリー	・NMDA受容体に対する非競合的遮断作用▶細胞内への過剰なCa^{2+}流入を抑制し，神経細胞を保護 ・グルタミン酸の過剰遊離によるシナプティックノイズ（持続的な電気シグナルの増大）を抑制▶記憶・学習機能障害を抑制 〈適応〉 中等度及び高度アルツハイマー型認知症における認知症症状の進行抑制

行動・心理症状（BPSD）の治療は，薬物療法と非薬物療法に大別されます。BPSDに対する保険適応がほとんどないことや重篤な副作用を有する薬物が少なくないことから，特に軽症のBPSDについては非薬物療法を優先して考えます。

激越，攻撃性，せん妄，幻覚，錯乱，せん妄等の精神症状は服用中の薬剤で引き起こされる可能性もあり，特に抗認知症薬やH_2ブロッカー，第一世代抗ヒスタミン薬，ベンゾジアゼピン系薬剤，三環系抗うつ薬，その他の抗コリン作用のある薬剤には注意が必要です[3]。例えば，せん妄を起こしてBPSDへの処方薬が追加された場合，その前後のエピソードをしっかりと確認する必要があります。風邪をひいて近医で総合感冒薬が処方された後の場合，構成成分にプロメタジンなどの抗ヒスタミン作用のある薬剤が含有されていないか？または，不眠を訴えた後の場合は，ベンゾジアゼピン系睡眠薬が増量されていないか？頻尿で泌尿器科受診した後の場合は，イミダフェナシンなどの抗コリン作用がある薬剤が処方されていないか？などです。高齢者は多病ゆえに多剤併用になりやすく，薬物動態の加齢変化の結果，若年者に比べて薬物有害事象の発生が多くなってしまいます。その処方追加の前に何が起こって，それが薬剤性のものである可能性はないか？と薬学的に評価することが大切です。

薬物療法は①易刺激性，焦燥，興奮に対する治療薬として，抑肝散はセロトニンの合成促進あるいは有利促進に作用すると考えられていて，焦燥や興奮，抑うつに有効とされます。パーキンソン症状などの錐体外路症状や転倒などの副作用が少なく，軽症例には比較的使いやすい薬剤です。非定形抗精神病薬の使用も考慮されますが，認知症のBPSDに対する保険適用はなく，海外での治験ではプラセボ群に比較し死亡率を上昇させる結果が報告されています。したがって，適応は慎重に検討されるべきで，メリットがデメリットを上回ると判断される場合に使用します。②妄想，幻覚に対する治療薬としてAD（アルツハイマー型認知症）のもの盗られ妄想など記憶障害を基に起こる妄想は，薬物治療が効かないことが多いです。DLB（レビー小体型認知症）でよくみられる幻視には，認知症治療薬であるドネペジルの有効性が確認され保険適応を有し，使用されています。③アパシーに対する治療薬として，ADのアパシーには，認知症治療薬であるコリンエステラーゼ阻害薬の効果が期待できます。血管性認知症（VaD）に伴うアパシーでは，ドパミン作動薬であるアマンタジンがもちいられることがあります。ただし，高齢者や腎機能が低下者では不穏，幻視などの副作用が発現しやすく，注意が必要です。

薬学的介入のポイント

1. 神経疾患

● 在宅医療で遭遇しうる主な神経疾患

国際疾病分類(ICD)に基づく分類	主な疾患名
中枢神経系の脱髄疾患	多発性硬化症
重症筋無力症及びその他の神経筋障害	重症筋無力症
脊髄性筋萎縮症及び関連症候群	筋萎縮性側索硬化症
神経筋接合部及び筋の疾患	進行性筋ジストロフィー
錐体外路障害及び異常行動	パーキンソン病関連疾患（進行性核上性麻痺，大脳皮質基底核変性症およびパーキンソン病）
自律神経系の障害	多系統萎縮症，シャイ・ドレーガー症候群

● 在宅神経疾患患者について知っておきたいTIPS

	生命予後に影響する因子
パーキンソン病患者の運動療法の効果	歩行速度・バランス能力・機能改善
ALS患者の呼吸管理の効果	・非侵襲的人工呼吸管理（NPPV）は生存期間延長とQOL改善 ・気管切開も生存期間延長をもたらすが介護負担が非常に高い
慢性疼痛に対する自己管理	ヨガ，マッサージ，太極拳，音楽療法など自己管理プログラムは有効であり，各々に適した治療が推奨
視覚障害のある患者の自宅での安全管理	作業療法士による自宅の安全点検で転倒リスクを減らす

2. 精神疾患

● 在宅医療で遭遇しうる主な精神疾患

国際疾病分類(ICD)に基づく分類	主な疾患名
症候性を含む器質性精神障害	認知症，せん妄
精神作用物質使用による精神及び行動の障害	アルコール症
統合失調症	統合失調症
気分（感情）障害	うつ病，躁うつ病
神経症	社会恐怖，パニック障害，強迫性障害，身体表現性障害
生理的障害	摂食障害，非器質性睡眠障害
知的障害（精神遅滞）	精神遅滞
心理的発達の障害	広汎性発達障害

本稿では，在宅医療における精神疾患のうち最も多い認知症について述べます。認認介護や独居認知症の方も増加しており，地域でどのように支援していくかは地域包括ケアの中でも大きな検討課題となっています。

認知症治療薬にはさまざまな剤形があり，症状の進行に伴う経過観察を行いながら，適切な薬剤選択ができるように支援することが必要です。最も重要なのは早期診断・早期治療であり，経過観察とあわせて，本人，家族の話だけでなく客観的な評価スケールを活用することが重要になります。

● 認知症のポイント

- 早期発見，早期診断がまず重要
- 本人，家族の話だけでなく評価スケールを用いた客観的な評価が重要
- 周辺症状（BPSD）が問題になりやすい。環境やストレス，気分の変化に伴って出現しやすくなる
- 患者だけでなく介護者も含めて治療を考える必要がある

● 認知症の症状

中核症状	記憶障害，見当識障害，失語，失認，失行
周辺症状（BPSD）	徘徊，弄便，せん妄，物盗られ妄想，幻覚，うつ，睡眠障害　など

● 知っておきたい評価ツール

- ミニメンタルステート検査（MMSE）
  - ▶認知症の疑いがある被験者に対して行われる。主に記憶力，計算力，言語力，見当識を測定
- 改訂長谷川式簡易知能評価スケール（HDS-R）
- 認知症高齢者の日常生活自立度
  - ▶利用者（患者）にかかる介護の度合いや大変さをレベルごとに分類した情報を客観的に評価した指標。介護保険認定の際（認定調査の資料・主治医意見書）の書類に使用される。
- 障害高齢者の日常生活自立度（寝たきり度）

認知症では病識が欠けているため，学習が難しいだけではなく余計な注意や叱責はその人への敵意を持つようになります。認知機能は幼児であっても，私達にとって人生の大先輩です。1人の人間としての尊厳を守り，例えば「してあげる」ではなく「協力してもらう」といった姿勢が必要です。

精神疾患だけでなく高齢者という点でも「自覚症状」を正しく訴えることは難しく，バイタルサインなどの身体所見と，患者ごとに異なる「暮らしの情報」

を併せ，薬の処方内容・効果や副作用を評価することが重要です。暮らしのリズム，他科受診の全容を把握することで，本当に必要な薬剤の整理・減薬提案や受診スケジュールの管理が可能となります。

薬剤師だからこそできる支援と，ほめて，おだてて根気よく。年寄り笑うな行く道じゃ！の「あたたかいおせっかい」を恐れない支援が必要です。

● ChE阻害薬

AChEを阻害するので，脳以外のアセチルコリン作用点である消化管，心臓，泌尿器などに主な副作用が出現します。一番多い副作用は吐き気や下痢，食欲不振などの消化器症状で，ドネペジルとガランタミンで高頻度に現れます。他には徐脈や不整脈，頻尿などもまれに見られます。

器官		コリン作動性神経興奮	
		受容体の型	刺激効果
心臓	洞房結節	M_2	心拍数減少
	房室結節	M_2	伝導速度低下
	心房筋	M_2	収縮力低下
	心室筋	──	──※
消化器	唾液腺	M_3	刺激（希薄液多量）
	胃腸平滑筋	M_3	収縮
	括約筋	M_3	弛緩
泌尿器	排尿筋	M_3	収縮
	膀胱括約筋	M_3	弛緩

──：反応起こらない，──※：神経支配がない，
（ ）：反応の生理的意味は低いことを示す。

人によっては攻撃的になったり突然徘徊を始めたりと，陽性症状が強く出る場合もあります。興奮性の高い順にドネペジル＞ガランタミン＞リバスチグミンとなります。これらの副作用は飲み始め，増量時に多く見られますので，当該時期には体調の変化に注意する必要があります。介護者の負担が大幅に増えるようであれば減薬，抑制系薬剤の処方，薬剤変更など医師に相談する必要があります。

唯一の貼付剤であるリバスチグミンは，嚥下障害の方にも投与することができます。皮膚から徐々に吸収されるため消化器系の副作用が少なく，副作用が出てもパッチを剥がせば速やかに薬の吸収を止めることができます。貼付部位のかぶれの多くは軽度で，薬剤をなるべく皮膚が強く本人が剥がしにくい背部に貼る，同じ場所に貼らない，剥がした後に保湿剤を塗布するなどで対処できます。どうしてもかぶれる方には，一番角質の厚い足の裏で試してみる場合もあります。在宅だからこそわかる，患者の症状や暮らしのリズムだけでなく，介護者の状況にもあわせた薬剤選択を提案します。

● NMDA受容体拮抗薬

メマンチンは作用機序が異なるためChE阻害薬と併用が可能です。腎排泄型の薬剤なので，腎機能障害のある方には注意が必要です。主な副作用である浮動性めまいの発現時期と発現時の用量はさまざまです。他に傾眠や幻覚などの異常行動，便秘があげられます。

● 認知症の非薬物療法

心理学的なもの，認知訓練的なもの，運動，音楽など芸術的なものに大別できますが，認知症自体に効果があるエビデンスはまだ乏しく，予後を考えた場合，安全な範囲での運動療法は勧められます。

参考文献，引用文献

1) 高齢者の安全な薬物療法ガイドライン2015，第4版，日本老年医学会編，メジカルビュー社，東京　2016，29.
2) 高血圧治療ガイドライン2014，日本高血圧学会高血圧治療ガイドライン作成委員会，ライフサイエンス出版，東京　2014，46.
3) かかりつけ医の為のBPSDに対応する抗精神病薬使用ガイドライン（第2版），認知症に対するかかりつけ医の向精神薬使用の適正化に関する調査研究班，(https://www.mhlw.go.jp/stf/seisakunitsuite/bunya/0000135953.html　2019年11月閲覧)
4) 高齢者診療で身体診察を強力な武器にするためのエビデンス，第1版，脱水，上田剛士編集，双文社，東京　2014，77-79.
5) 大誠会認知症サポートチーム，楽になる認知症ケアのコツ，第1版，症状や状態に応じた接し方がある，山口晴保　田中志子編集，技術評論社，東京　2016，16.
6) 早わかり　認知症のある患者さんへの対応　Do & Do　not，浅野均編著，メディカ出版，大阪　2015，35.
7) 大誠会認知症サポートチーム，楽になる認知症ケアのコツ，第1版，症状や状態に応じた接し方がある，山口晴保　田中志子編集，技術評論社，東京　2016，30-35.
8) 河野和彦，コウノメソッドでみる認知症診療，第1版，Ⅱ治療編　2 治療の開始，日本医事新報社，東京　2012，115-118.
9) コウノメソッド2016.(www.forest-cl.jp/method_2016/kono_method_2016.pdf 2016.12.12.参照)
10) 続　違いがわかる！同種・同効薬，第3刷，5章　抗認知症薬，南江堂，東京　2014，61-71.
11) ナースが知っておく認知症これだけガイド．長田乾編著，学研メディカル秀潤社，東京　2019，37，151.
12) 認知症診療ガイドライン2017，日本神経学会監，医学書院，東京　2017，227.

（田﨑 恵玲奈，手嶋 無限，村上 理，岡本 耕司，下野 宗隆）

Special Point⑥　在宅療養におけるせん妄

せん妄は突然発症して変動する精神機能の障害です。意識の混濁や見当識障害があり，幻覚や錯覚がみられるような状態で，可逆的であることが大半です。

● 認知症とせん妄の違い

	せん妄	認知症
発生	突然発症	緩徐で漸進的な発症
症状の持続時間	数日から数週間 ※長期化しうる	通常は永続的
原因	ほとんど常に他の病態 （感染や薬物の使用または中止など）	通常は慢性脳疾患 （アルツハイマー，レビー小体型認知症，脳血管性認知症）
経過	通常は可逆的	緩徐に進行
注意力への影響	高度に障害される	重度になるまで影響なし
意識レベルへの影響	鈍麻から清明までさまざま	重度になるまで影響なし
時間と場所の見当識	さまざま	障害される
記憶	さまざま	喪失する

在宅で頻発する例と介入ポイント

- 服用薬の副作用として多く発症
  ➡ **薬剤変更や増量など変化があったときに発症しやすいので**，処方や服薬状況に応じて注意して確認
- 在宅療養に多い認知症やパーキンソン病など神経変性疾患，がん末期の麻薬使用患者に多く発症

具体的な確認ポイント

- □ 相撲など好きなテレビ番組の話など「いつもする会話」を用意し，普段と違う様子でないか
- □ 自分がどこにいるかわからないなどの見当識がないか
- □ 幻覚症状を患者本人がはっきり話す

● 幻覚からわかったせん妄に多職種で連携して対応した事例

患者：52歳，男性
主疾患：パーキンソン病
家族状況：父親（86歳）との2人家族で，高齢の父親が主介護者

住居は，郊外の築50年程度の老朽化した木造。患者は2階の和室で，父親は1階で生活し，2階への急階段を手をついて上り下りする状況で，病気の進行に伴う生活が介入当初から心配されていました。
また，大学病院から引きついだ処方にクリニックの医師が追加していった結果，19種類と薬剤数が非常に多い状況でした。急変等の際はもとの大学病院への入院が約束されていたこともあり，減薬しにくかったのではないかと推察されます。
服薬コンプライアンスは悪く，一包化と服薬カレンダーの使用で少しでもわかりやすい薬剤提供と，緊急時にすぐに配達することで対応していました。

ある時父親が，「薬剤師さん，これ見て」と紙にテープを貼ったものを持ってきました。透明のテープに小さな虫かゴミの繊維のようなものが張ってあります。
これは何？と聞くと，患者から，
「夜になると家の外からたっくさんの虫が入ってきて，この虫だらけになってしまうの。ほら今もそこにいるでしょう」
「暗くて見えにくいけどいるんだ」

「こんど市役所に電話して駆除してもらわなければ」
などの発言がありました。

このとき患者が話す内容を否定してはいけません。否定によってさらなる混乱を招きかねませんし，築いてきた信頼関係が崩れてしまうこともあります。
患者から往診医に不眠の訴えがあり，睡眠薬が追加になってしばらく経った頃のため，訪問医・訪問看護師・ケアマネジャーに情報を共有し

- 主疾患の症状改善薬は，困難だが減量の努力
- メインの薬剤を残し周辺症状に対する薬剤を減らす工夫

を試みることに。早急な対応でせん妄症状は治まりました。

＊　＊　＊

このように，薬剤を服用しないことで安定した生活に戻れることがあります。本症例では妄想だけでなく排泄コントロールも不良だったため，医師に相談しながら2年かけて10種類まで薬剤を減量し，便秘や下痢，腹痛といった症状を抑えていきました。下痢が止まってもパーキンソン病の症状が強くなってしまっては元も子もありません。副作用は極力減らす，ただし痛みや不快な症状は全力をあげて取っていく。薬剤のメリット・デメリットを考慮して，注意深く薬剤のコントロールをしていく必要があります。

せん妄の初期症状･起こりそうな時には，薬剤師の視点で患者を観察してください。もちろん，信頼関係を十分に築いておくことは必ずしなければならないことです。そのため医師・看護師と協力していくことが重要なのです。

（高橋 眞生）

Special Point⑦ 神経難病と在宅患者

神経難病は，脳や脊髄など中枢神経が侵され，自分の意志で動くことや意思表示をすることが難しくなる疾患の総称です。

特徴	・運動機能／非運動機能が侵され**身体の自由が徐々に利かなくなる** ・**急変が少なく，長く療養する患者が多い**
在宅で出会う主な疾患	ALS（筋萎縮性側索硬化症），パーキンソン病，後縦靭帯硬化症　など

● 薬剤師の関わり方

- 他の疾患と同様に，まず**生活を具体的に把握し**，薬剤がどのように暮らしに関わっているか観察，検証，対策を行う

訪問薬剤管理指導報告書の例

自宅環境や，介護者と患者のやり取りを観察して状況を把握し，在庫確認，使用状況（内服・外用・消耗品）のチェック，処方薬と残薬の調整，使用頻度の少ない薬剤の把握などを記載

使用薬剤の取り扱い：ヘルパー，訪問看護師
往診（第1，3水曜），薬剤訪問（月1回）
薬剤の作用　有効性（副作用）について：ポララミン眠気で中止
患者さん情報（確認をした方：訪問看護師）
食事（経腸栄養剤は中止，おかゆ等）
排便（腹部膨満感あり，浣腸隔日で使用）
睡眠（薬未使用）
その他特記・連絡事項：
●月●日：ひざ裏の褥瘡。ディオアクティブCGF
肌あれ。市販のビタミン剤。
利尿剤量は2種は混合してお渡し，1日1回に減らすことあり。
むくみ，尿量継続して確認する　大きな変化なし。

- とりわけ重要なことは信頼関係。**長い療養生活をしっかり支えあっていく**信頼関係が築ければ，おのずと薬剤師の役割を果たすことができる

● 神経難病患者のコミュニケーションツール

神経難病患者が意思を伝える手段で最も多いのは顔の表情です。嫌なゆがんだ顔，苦痛を訴える顔，鋭い拒否の顔，優しい笑顔，受け入れの表情，はにかんだ表情などさまざまな顔の表情で，気持ちを読み解くことができます。
より複雑な対話については，下記のようなコミュニケーションツールがあります。

視線入力装置
マウスの代わりに視線の動きをカメラで検出し，文字を見つめることで入力する

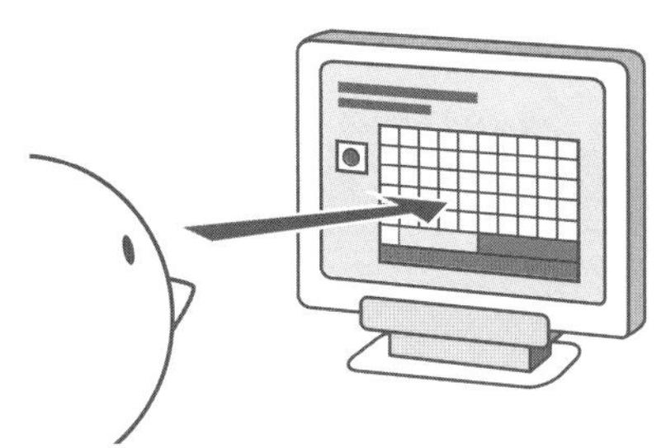

文字盤の例
ボール紙や透明なアクリル板に五十音や数字を書いて，簡単に自作できる

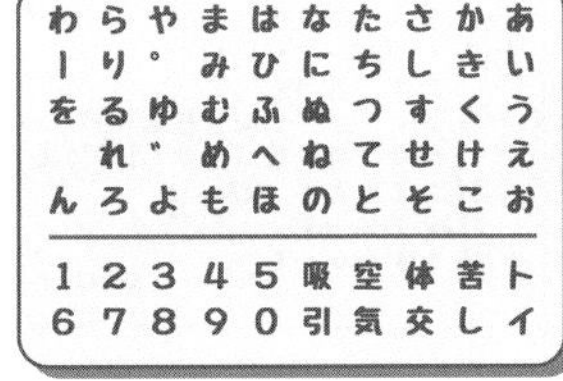

音声合成装置
キーを押すと音声が出て液晶画面に文字を表示

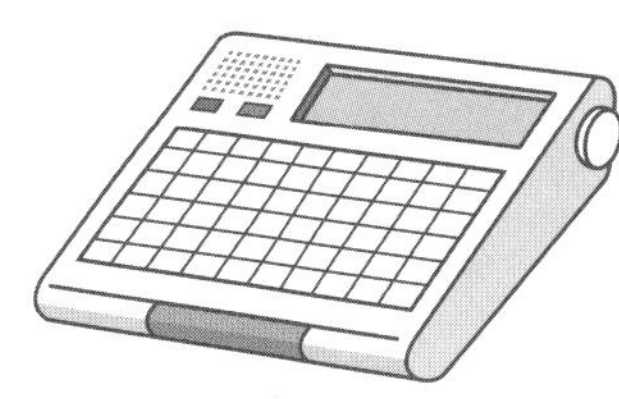

● 症例からみる神経難病のポイント

ALSでは随意筋である運動ニューロンが侵されますが，知覚神経や自律神経は侵されないので，五感（視覚，聴覚，臭覚，味覚，触覚），記憶，知性には原則として障害はみられません。呼吸器は自律神経と随意筋である呼吸筋の両方が関与しているため，病態が進行するにつれ，呼吸が困難になっていきます。

【42歳時にALSを発症した男性　Fさん】

X年7月：当初左手，ついで右手に力が入らないことに気づいた。

X年8月：症状が次第に上行，また緩徐に進行し，ついでろれつが回らない，高い声が出ないといった症状が出始めた。

X年9月：整形外科を受診し，X線上は問題がないと診断。背部と左上肢近位に筋のぴくつきを自覚しはじめる。

X＋1年2月：左足，右足にも力が入りにくくなり，大学病院に入院となり確定診断

その後，国立病院と難病指定施設を経て在宅療養となる。症状の進行とともに気管切開による呼吸器装着，胃ろう増設，ベッド・車イスでの生活。

療養場所を変わる過程で精神的につらい目に合われたようで，介入当初は鋭い視線をされていた。ALSは進行すると自分で体を動かすことができなくなるが，知覚は残る。嫌なことをされると苦痛なのに自力でよけることができない。

＊　＊　＊

X＋6年：入浴サービス中のFさん宅を訪問。いつもよくお会いするスタッフと気楽に話しながら，作業の邪魔にならないよう薬剤の管理をしていると，Fさんがはにかんだような素敵な表情になる。入浴を担当している看護師が，「おならをしましたね」と言うと，はずかしそうな困ったような顔に。

その表情と周りのスタッフの笑顔に，当初の鋭い視線から始まった在宅療養が，よい信頼関係の積み重ねの日々になったと感じた。

● ALSに関する薬剤

- ALS治療薬のリルゾールは，初期段階で進行を抑える目的で，外来通院や入院加療中に使用されることが多い
- 投与経路は胃ろうからの経管になるため粉砕や簡易懸濁に適した剤形を選ぶ

ALS在宅患者によく使用される薬剤

大半は発現している症状を緩和する目的

1	去痰薬
2	排尿・排便のコントロール薬
3	消化器系薬
4	炎症を抑える薬
5	褥瘡の治療薬やドレッシング剤
6	抗菌薬

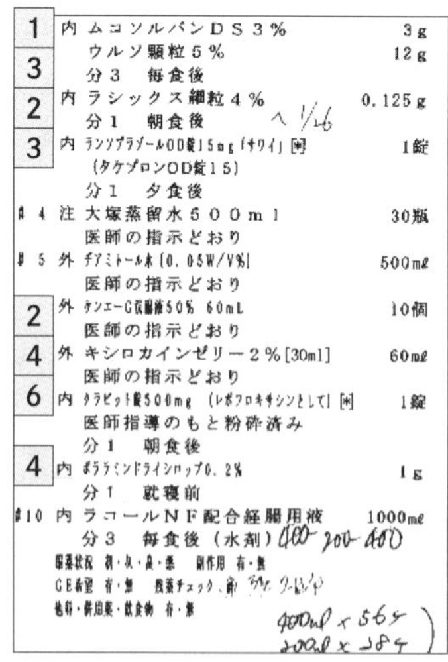

1 内 ムコソルバンＤＳ３％　3g
3 ウルソ顆粒５％　12g
分３　毎食後
2 内 ラシックス細粒４％　0.125g
分１　朝食後
3 内 ランソプラゾールOD錠15mg「サワイ」[後]　1錠
（タケプロンOD錠15）
分１　夕食後
#4 注 大塚蒸留水５００ml　30瓶
医師の指示どおり
#5 外 ヂアミトール水[0.05W/V%]　500mℓ
医師の指示どおり
2 外 ケンエーG浣腸液50% 60mL　10個
医師の指示どおり
4 外 キシロカインゼリー２％[30ml]　60mℓ
医師の指示どおり
6 内 クラビット錠500mg（レボフロキサシンとして）[後]　1錠
医師指導のもと粉砕済み
分１　朝食後
4 内 ポララミンドライシロップ0.2%　1g
分１　就寝前
#10 内 ラコールＮＦ配合経腸用液　1000mℓ
分３　毎食後（水剤）

（高橋 眞生）

⑧感染症

重要ワード 肺炎，尿路感染症，創部感染症，抗菌薬のPK／PD，感染臓器，原因微生物，耐性菌，最小発育阻止濃度，感染対策，de-escalation

KEY1 感染症は，骨折と並び，「在宅療養を続けられなくなる二大要因」のひとつ

KEY2 在宅医療における三大感染は呼吸器感染症（肺炎），尿路感染症（膀胱炎，腎盂腎炎），創部感染症（褥そう感染）。これらの診断と治療を理解する

KEY3 抗菌薬投与にあたっては感染臓器と原因微生物を考えることが大切。重症度に応じ可能な限り投与前の培養検査を検討する

KEY4 抗菌薬投与時はPK／PDを考慮し，投与後は状態変化をしっかりとモニタリングすることが大切

KEY5 2020年までの国の行動目標，薬剤耐性（AMR）対策アクションプランがある。在宅医療における感染対策をしっかり身につける

モデル症例でイメージをもとう！ 急性心筋梗塞後1か月で，1日前よりみられる湿性咳嗽

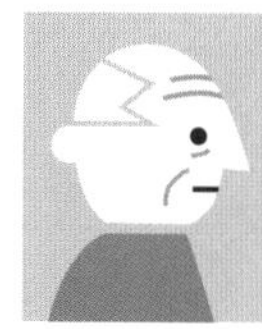

84歳　男性

- **現病歴**：慢性閉塞性動脈硬化症，陳旧性心筋梗塞，高血圧症
- **既往歴**：気管支喘息
- **家族状況**：脳梗塞後遺症の左下肢麻痺をもつ妻(79歳)との2人暮らし
- **訪問が始まった経緯**：急性心筋梗塞にて1か月間の入院加療中に服用薬が一気に増加。2か月前の退院時に服薬指導を受けるも自宅管理が困難になった。慢性閉塞性動脈硬化症に伴う間歇性跛行の所見もあり，定期的な通院が困難
- **特記**：外来通院と在宅訪問を併診
- **介入時の状態**：ADLはほぼ自立しているが，間歇性跛行があり外出は控え気味
- **患者の願い**：心筋梗塞が再発して再入院しないようしっかり薬を飲みたい
- **チーム構成**：病院医師，病院地域連携室スタッフ，在宅訪問医，訪問看護師，訪問薬剤師
- **チームの方針**：虚血性心疾患の再発を防止するとともに，心不全兆候の出現に伴う再入院を防止するため，服薬管理，心臓リハビリテーション，生活指導を継続していく

薬学的介入の変遷

● 初回訪問（Y月Z日）：肺炎治療Day1（表1）

既往歴，アレルギー歴，服用歴等をおくすり手帳，退院時服薬指導書により確認。アドヒアランスは良好であるにもかかわらず飲み忘れが多いため，服薬カレンダーを使用して服薬状況のモニタリングを実施することとする。

痰のからんだ咳（湿性咳嗽）を認め，昨日より倦怠感，食欲低下があることを聴取。

また呼吸の異常を認め呼吸音も聴取したところ，右肺全体で呼吸音が減弱しており，coarse crackles（水泡音）を認めた。

初回処方内容と代表的な副作用

処方薬	成分名	用量	用法
アスピリン腸溶錠100mg	アスピリン	1回1錠	1日1回朝食後
クロピドグレル錠75mg	クロピドグレル硫酸塩	1回1錠	
ニフェジピンCR錠20mg	ニフェジピン	1回1錠	
イミダプリル塩酸塩錠2.5mg	イミダプリル塩酸塩	1回1錠	
ロスバスタチン錠5mg	ロスバスタチン	1回2錠	
カルベジロール錠2.5mg	カルベジロール	1回2錠	1日2回朝夕食後
ニトログリセリン舌下錠0.3mg	ニトログリセリン	1回1錠	胸部違和感出現時に使用

暮らしの観点からのアセスメント

食事	睡眠	運動	排泄	認知
腹痛，嘔吐，口渇	眠気，不眠	めまい，筋肉痛，脱力感	下痢，便秘	
歯肉肥厚，口渇	眠気，不眠	脱力感，筋痙攣，四肢しびれ感		
味覚異常，口渇	眠気，不眠			
味覚異常，口内炎		筋肉痛，筋痙攣，筋脱力	下痢，便秘	
口渇	めまい，眠気		尿失禁，頻尿	

表1　時間経過と患者状態

	所見	
Day1	意識レベル JCS I -1，血圧 120/62 mmHg，脈拍 96 回/分・整，SpO_2 94％（室内気），呼吸数 21回/分，体温 38.3℃	・湿性咳嗽 ・1日前より倦怠感，食欲低下 ・右肺全体で呼吸音が減弱，coarse crackles あり
Day3	意識レベル JCS I -0，血圧 118/60 mmHg，脈拍 70 回/分・整，SpO_2 98％（室内気），呼吸数 15回/分，体温 37.0℃	・アドヒアランス良好 ・右肺野の coarse crackles は中下肺野に限局し範囲が縮小 ・食欲も戻り全身状態は改善傾向 ・検査結果ではペニシリン感受性肺炎球菌が検出，白血球貪食像を認める ・レボフロキサシンからアモキシシリンへ変更
Day10	意識レベル JCS I -0，血圧 120/62 mmHg，脈拍 64 回/分・整，SpO_2 98％（室内気），呼吸数 15回/分，体温 36.3℃	・アドヒアランス良好 ・食欲は平時まで回復

表2　成人市中肺炎における原因微生物

原因微生物	大学病院	診療所
	入院 400例	外来 168例
肺炎球菌	26.3	22.0
インフルエンザ菌	13.0	14.3
(非)マイコプラズマ	9.3	14.9
(非)クラミドフィラ（クラミジア）・ニューモニエ	6.8	25.0
(非)レジオネラ	1.5	0.6
黄色ブドウ球菌	3.3	7.1
(非)クラミドフィラ（クラミジア）・シッタシ	1.3	
モラクセラ・カタラーリス	3.5	6.5
クレブシエラ	2.0	1.2
ミレリ・グループ	1.8	
嫌気性菌	5.5	
(非)コクシエラ	0.5	
緑膿菌	2.0	
真菌		
ウイルス	3.0	
その他	0.8	
（複数菌感染の割合）	14.0	17.9
原因微生物不明の割合	34.5	27.9

（％）

入院歴があり，高齢でもあるので，患者の状態に応じてこれらの原因微生物を考慮すべき！

(非)：非定型

参考文献2）より一部改変引用

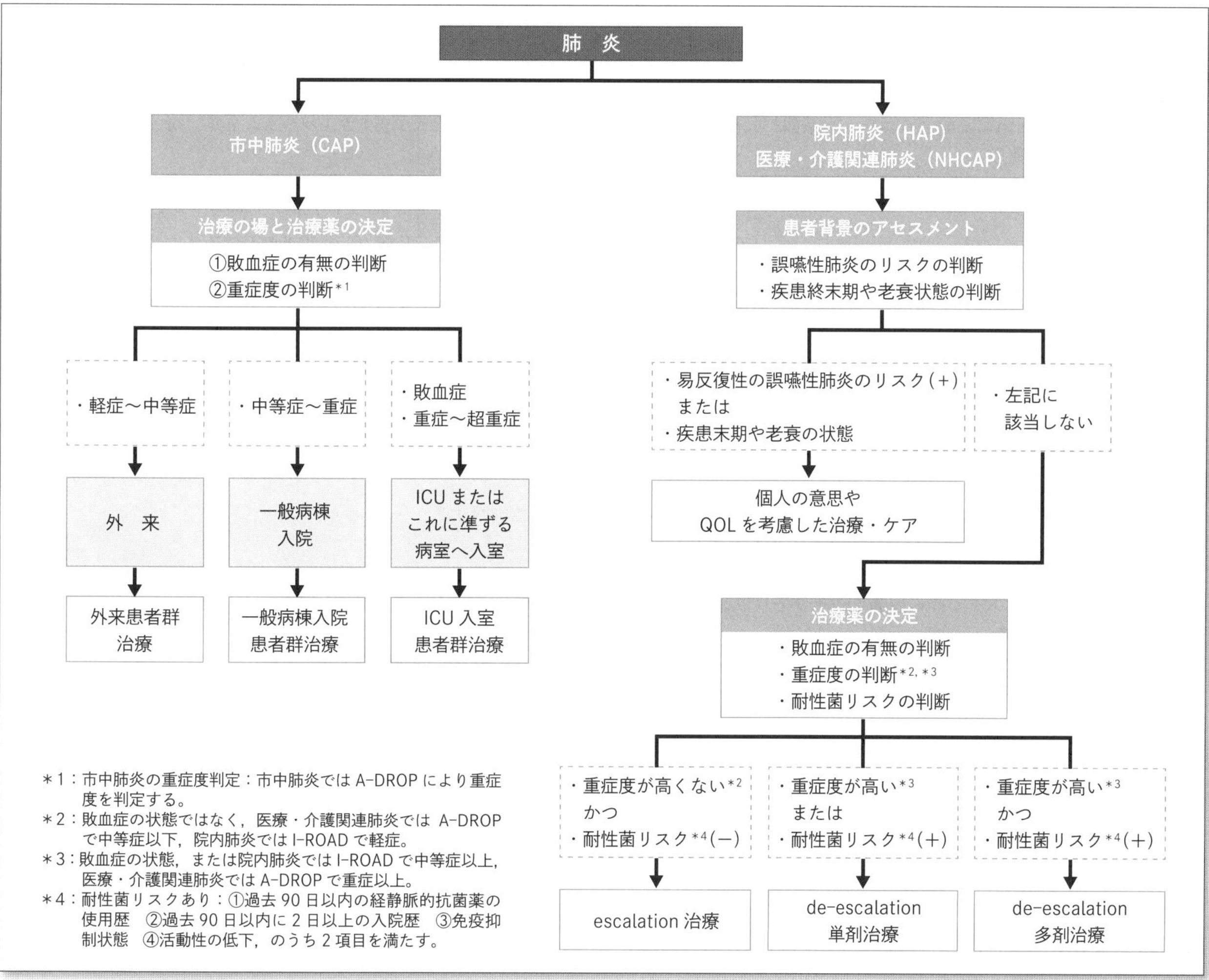

図1　成人肺炎診療ガイドライン2017のフローチャート
（日本呼吸器学会「成人肺炎診療ガイドライン2017」より転載）

表3　q-SOFAスコア

項目		点数
血圧	収縮期血圧100 mmHg以下	1
呼吸数	22回/分以上の頻呼吸	1
意識	意識障害（GCSで15未満）	1

2点以上あれば敗血症を疑う

表4　A-DROPスコア

A（Age）：男性70歳以上，女性75歳以上
D（Dehydration）：BUN 2 mg/dL以上または脱水あり
R（Respiration）：SpO_2 90％以下（PaO_2 60 torr以下）
O（Orientation）：意識変容あり
P（Blood Pressure）：血圧（収縮期）90mmHg以下

軽　症：上記5つの項目のいずれも満たさないもの。
中等度：上記項目の1つまたは2つを有するもの。
重　症：上記項目の3つを有するもの。
超重症：上記項目の4つまたは5つを有するもの。ただし，ショックがあれば1項目のみでも超重症とする。

（日本呼吸器学会「成人肺炎診療ガイドライン2017」より転載）

病歴，現症および服用薬から新たな心筋虚血や心負荷増大に伴う心不全症状出現の可能性，肺炎の発症などが考えられた（表2）。いずれの可能性も主治医への報告が必要と判断，現症を連絡し診察の結果，肺炎の診断となった。

主治医は，成人肺炎診療ガイドラインのフローチャート（図1）に基づき初期治療の開始を検討した。

q-SOFAスコア（表3）は1点にて，敗血症はなしと判断。重症度はA-DROPスコア（表4）を用いたところ，2項目が該当し，中等症と判断した。さらに，レジオネラ尿中抗原検査は陰性，肺炎球菌尿中抗原検査は陽性であった。全身状態は安定しており，中等症だが外来治療可能と考え，レボフロキサシン錠500mg 1日1回朝食後7日間投与にて開始となった。

外来患者群	一般病棟入院患者群	集中治療室入室患者群
内服薬 ・β-ラクタマーゼ阻害薬配合ペニシリン系薬*1 ・マクロライド系薬*2 ・レスピラトリーキノロン*3,*4 注射薬 ・セフトリアキソン ・レボフロキサシン*4 ・アジスロマイシン	注射薬 ・スルバクタム・アンピシリン ・セフトリアキソン or セフォタキシム ・レボフロキサシン*4 ※非定型肺炎が疑われる場合 ・ミノサイクリン ・レボフロキサシン*4 ・アジスロマイシン	注射薬 A法：カルバペネム系薬*5 or タゾバクタム・ピペラシリン B法†：スルバクタム・アンピシリン or セフトリアキソン or セフォタキシム C法：A or B法＋アジスロマイシン D法：A or B法＋レボフロキサシン*4,*6 E法：A or B or C or D法＋抗MRSA薬*7

＊1：細菌性肺炎が疑われる場合：スルタミシリン，アモキシシリン・クラブラン酸〔高用量が望ましく具体的な投与量はガイドライン巻末「参考資料：代表的な抗菌薬名と用法・用量」(p.170）を参照〕。
＊2：非定型肺炎が疑われる場合：クラリスロマイシン，アジスロマイシン
＊3：慢性の呼吸器疾患がある場合には第一選択薬：ガレノキサシン，モキシフロキサシン，レボフロキサシン，シタフロキサシン，トスフロキサシン
＊4：結核に対する抗菌力を有しており，使用に際しては結核の有無を慎重に判断する。
＊5：メロペネム，ドリペネム，ビアペネム，イミペネム・シラスタチン
＊6：代替薬：シプロフロキサシン*4 or パズフロキサシン*4
＊7：MRSA肺炎のリスクが高い患者で選択する：リネゾリド，バンコマイシン，テイコプラニン，アルベカシン
†：緑膿菌を考慮しない場合

（日本呼吸器学会「成人肺炎診療ガイドライン2017」より転載）

図2　市中肺炎のエンピリック治療抗菌薬

成人肺炎診療ガイドラインによれば，初期に行うエンピリック治療において（図2），外来患者群治療ではペニシリンが選択されるべき抗菌薬となっているが，喘息の既往がある高齢であること，前回入院時における抗菌薬投与歴と非定型肺炎の可能性もあることを考慮し，レボフロキサシンを治療薬として選択したと考えられる。湿性咳嗽を有しているため原因菌検索が可能であると考え，主治医に喀痰のグラム染色と培養検査の実施を提案し，喀痰を採取し検査実施となった。

● 2回目訪問（Y月Z＋2日）：肺炎治療Day3（表1）

服薬状況の確認と効果ならびに副作用のモニタリング目的にて訪問。レボフロキサシンを含めアドヒアランスは良好であった。

右肺野全体で聴取していたcoarse cracklesは中下肺野に限局し範囲が縮小していた。食欲も戻ってきており全身状態は改善傾向の印象を受けた。

喀痰検査結果を主治医に確認したところ，グラム染色画像ならびに培養結果からペニシリン感受性肺炎球菌が検出されており白血球貪食像も認めたとのことだった。レボフロキサシンからアモキシシリンへの変更を主治医に提案（de-escalation*）。翌日（Z＋3日）よりPK/PD理論を考慮してアモキシシリン1回500mg 1日3回7日間経口投与することとなった。

＊de-escalation：感受性結果を考慮し，投与中の抗菌薬をより狭域スペクトルに変更すること

Z＋6日，電話で服用状況ならびにアレルギー症状出現の有無，体調を確認。アドヒアランス，アレルギー症状に問題はなく，全身状態はさらに改善している様子であった。

● 3回目訪問（Y月Z＋9日）：肺炎治療Day10（表1）

2日前（Z＋7日）の主治医による訪問診療情報より，バイタルは安定し症状改善していることを確認の上，訪問。アドヒアランスは良好で，食欲も平時の状態まで回復していた。

バイタルとともに患者状態を主治医へ報告し，アモキシシリンは予定通り7日間投与にて終了となり，肺炎治療は終了。本患者は肺炎球菌ワクチン未接種であったため，今後の肺炎球菌性肺炎を防ぐためにもワクチンの接種を提案した。

NOTE

高齢者の市中肺炎治療における抗菌薬適正使用を考える事例

- 日本の死因第5位の肺炎は95％以上を65歳以上の高齢者が占める
- 肺炎のなかでも最も多いのは誤嚥性肺炎だが，肺炎球菌性肺炎も少なくない
- 在宅医療における5大感染症とされる肺炎，尿路感染症，創部感染症（褥そう感染）については特に薬剤師の積極的な関わりが重要。診断と治療方法を理解しておくことが大切

PART 2 各論

2 薬学的介入の実際

参考文献

1）Saito A, et al：Prospective multicenter study of the causative organisms of community-acquired pneumonia in adults in Japan. J Infect Chemother, 2006, 12：63-69.

2）日本呼吸器学会成人肺炎診療ガイドライン2017作成委員会：成人肺炎診療ガイドライン2017，日本呼吸器学会，東京都，2017.

3）Houck PM, et al：Timing of antibiotic administration and outcomes for Medicare patients hospitalized with community-acquired pneumonia. Arch Intern Med, 2004, 164（6）：637-644.

4）Timothy, H. et al. Infectious Diseases Society of America and the Society for Healthcare Epidemiology of America Guidelines for Developing an Institutional Program to Enhance Antimicrobial Stewardship. Clin. Infect. Dis.2007, 44（2）,159-77.

5）厚生労働省．医療機関等における院内感染対策について．医政指発0617第1号．平成23年6月17日．

（高山 和郎）

在宅現場で

[必出！ 薬剤一覧と特徴]

主な経口抗菌薬

分類	系統	成分名	吸収率	代謝＆排泄	臓器移行性
細胞壁合成阻害薬（ペプチドグリカン生合成阻害）	ペニシリン系	**アモキシシリン**	80％	腎排泄	腎・尿路，肝・胆汁（ピペラシリン）
	βラクタマーゼ配合	アモキシシリン／クラブラン酸	80％／（30〜98％）	腎排泄／肝代謝	腎・尿路
	セフェム系　第1世代	**セファレキシン** **セファクロル**	90％ 93％	腎排泄	腎・尿路，髄液
	セフェム系　第3世代	**セフジニル** **セフジトレンピボキシル** **セフカペンピボキシル**	25％ 16％ 25％	腎排泄	腎・尿路 ※注射剤セフトリアキソンは髄液移行あり
核酸合成阻害薬	ニューキノロン系	**レボフロキサシン** **シプロフロキサシン** モキシフロキサシン	99％ 70％ 89％	腎排泄	肺，肝・胆汁，腎・尿路，髄液
タンパク質合成阻害薬	マクロライド系	**クラリスロマイシン** **アジスロマイシン**	50％ 37％	肝代謝	肺，肝・胆汁
葉酸合成阻害薬＋葉酸活性化阻害薬	ST合剤	**スルファメトキサゾール／トリメトプリム**	85％	腎排泄	腎・尿路
タンパク質合成阻害薬	リンコマイシン系	**クリンダマイシン**	90％	肝代謝	肺，肝・胆汁

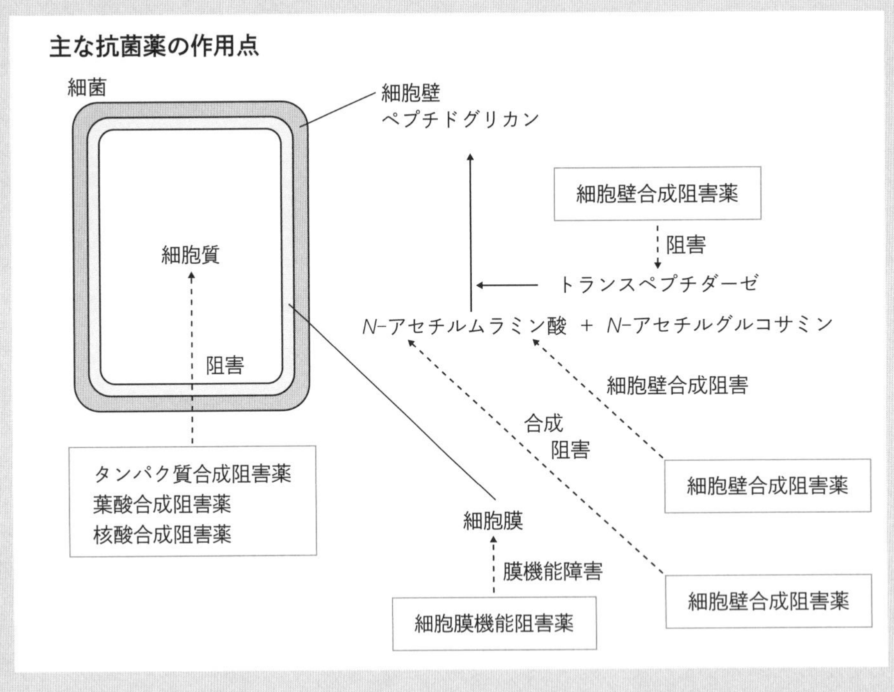

薬学的介入のポイント

1. 抗菌薬の薬剤選択の基本イメージ

例：肺炎

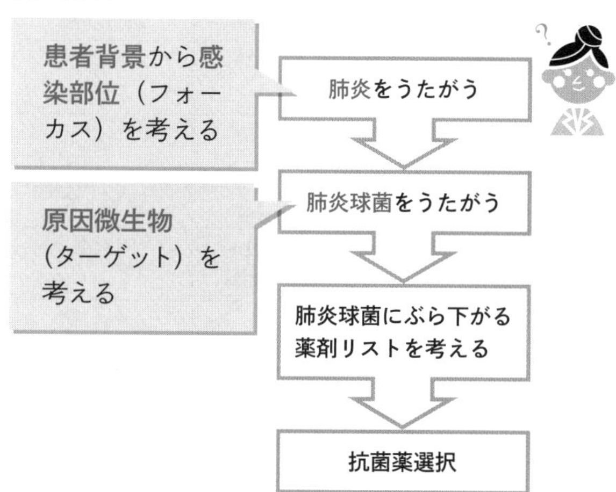

● **適正使用にあたって考慮すべき内容例**

・添付文書の適応症，用法・用量や副作用，相互作用
・原因微生物を考慮した抗菌薬選択
・PK／PDを考慮した投与方法
・感染臓器への移行性
・TDMに基づく適切な投与量設定　など

2. 適正使用のポイント

原因微生物が特定できない

1回目　Empiric therapy
・感染部位・原因微生物を予測する
・予測した原因微生物をカバーする抗菌薬を選択
・可能な限りアンチバイオグラムを考慮する

↓ 感受性検査

原因微生物が特定

2回目　Definitive therapy
・感受性検査結果を考慮して抗菌薬を再考

↓ 薬効と副作用モニタリング

3回目　中止のタイミング
・症状が治まる
・微生物学的な判断

・何より大切なのは患者の全身状態を常に把握し，変化を追うこと。これが薬効と副作用のモニタリングにつながることを忘れない。
・耐性菌を増やさないため，原因微生物が特定された場合は，原因微生物をターゲットとしたできるだけ狭域スペクトラムの抗菌薬を選択し投与する。
・早期発見，早期治療が重要。早期の抗菌薬投与は死亡率の低下と相関するとともに入院時の平均入院期間の短縮にもつながることが報告されている[3)]。

感受性検査結果の読み方

		菌名	
	薬剤名	MIC（最小発育阻止濃度）	判定
1	PIPC	＜8	S
2	PIPC/T	＜8	S
3	CAZ	＜2	S
⋮	⋮	⋮	⋮

測定法により値が異なる場合がある

S，I，Rで判定
S：感受性あり
I：中間
R：感受性なし

3. 適正使用に関する重要トピック

・Antimicrobial Stewardship Guideline（ASG）[4)]
　▶ 2007年にIDSA/SHEAが発表，抗菌薬適正使用の活動を提唱
・医療機関等における院内感染対策
　▶ 医政指発0617第1号．平成23年6月17日．2011年の厚生労働省医政局指導課長通知[5)]，医療機関における抗菌薬適正使用推進の必要性が示されている。

医療機関のみでなく在宅医療においても重要

● **AMR（薬剤耐性）対策アクションプラン**

・WHOの要請で策定された，薬剤耐性に対する日本の国家行動計画
・2016年から2020年にかけ6分野に関する目標や戦略，具体的な取組が盛り込まれている

普及啓発・教育
動向調査・監視
感染予防・管理
抗菌薬の適正使用
研究開発・創薬
国際協力

病院の在院日数が短くなるなか，耐性菌を持ったまま患者が病院と自宅などを往復することになる。在宅医療での対策が非常に重要

【主な目標】

人口千人当たりの１日抗菌薬使用量（対2013年比）

全体	33% 減
経口セファロスポリン，フルオロキノロン，マクロライド系薬	50% 減
静注抗菌薬	20% 減

主な微生物の薬剤耐性率

	2014年	2020年（目標値）
肺炎球菌のペニシリン耐性率	48%	15%以下
黄色ブドウ球菌のメチシリン耐性率	51%	20%以下
大腸菌のフルオロキノロン耐性率	45%	25%以下
緑膿菌のカルバペネム耐性率	17%	10%以下
大腸菌・肺炎桿菌のカルバペネム耐性率	0.1〜0.2%	同水準

医療機関においてはすべて網羅されるべきですが，在宅医療においては難しい点も。しかし感染症診療の質的向上を図り耐性菌を増やさないためにも，可能な限りこれらのポイントを踏まえた適正使用を。

● 抗菌薬適正使用のチェックポイント

- □ 感染症の有無と感染臓器の確認
- □ 抗菌薬投与前の培養検査を実施
- □ 原因微生物を考慮した抗菌薬選択
- □ 臓器移行性を考慮
- □ 用法・用量の適切な設定（PK／PD，腎機能を考慮）
- □ 投与期間（感染症治療期間）の適切な設定
- □ 培養検査結果を考慮
- □ 感染症治療の評価（効果のモニタリング）の実施
- □ 副作用モニタリングの実施
- □ Therapeutic drug monitoring（TDM）の実施

4. 在宅現場で遭遇することの多い肺炎

主な使用薬剤イメージ

アモキシシリン
アモキシシリン／クラブラン酸
アンピシリン／スルバクタム
セフトリアキソン
クリンダマイシン
レボフロキサシン
アジスロマイシン

・ペニシリナーゼやセファロスポリナーゼのようにβ-ラクタム系抗生物質のβ-ラクタム環を加水分解する酵素（β-ラクタマーゼ）を阻害

▶β-ラクタマーゼ感受性の抗生物質との併用により，抗菌スペクトルを拡大することができる

●β-ラクタマーゼによるβ-ラクタム環の加水分解反応

・クラブラン酸，タゾバクタムは主にペニシリナーゼを阻害

・スルバクタムは，ペニシリナーゼの阻害とともにセファロスポリナーゼの阻害作用を示す

5. 在宅現場で遭遇することの多い尿路感染

タイプ		主な使用薬剤イメージ	ポイント
単純性尿路感染 ・既往歴がなく妊娠していない成人閉経前女性の尿路感染を指す ・基本的には大腸菌が原因菌	**単純性膀胱炎**	第1世代セフェムまたはST合剤(スルファメトキサゾール・トルメトプリム合剤)	頻尿，排尿痛，残尿感などを主訴としている。
	急性腎盂腎炎	セフトリアキソン， アモキシシリン/クラブラン酸， ST合剤，セフメタゾール **〈βラクタムアレルギーの場合〉** ゲンタマイシンまたはレボフロキサシン	発熱，戦慄，側腹部痛に加え，下部尿路症状が加わることもある。肋骨脊椎角（CVA）叩打痛を認める。
複雑性尿路感染 ・単純性尿路感染以外を指す ・原因菌はSPACE S：Serratia P：Pseudomonas A：Acinetobacter C：Citrobacter E：Enterobacter	**複雑性腎盂腎炎**	ニューキノロン系，ST合剤（軽症），セフトリアキソン，セフメタゾール，ピペラシリン/タゾバクタム，セフェピム（中等症以上：入院考慮）	肋骨脊椎角（CVA）叩打痛を認める。糖尿病などの基礎疾患や尿道カテーテル留置，抗菌薬投与歴などのリスク因子がある場合は，大腸菌以外の原因菌も考慮する必要がある。
	急性前立腺炎	※治療は急性腎盂腎炎と同様。	発熱，頻尿，会陰部痛に加え，陰嚢の診察と直腸診で圧痛の有無を確認

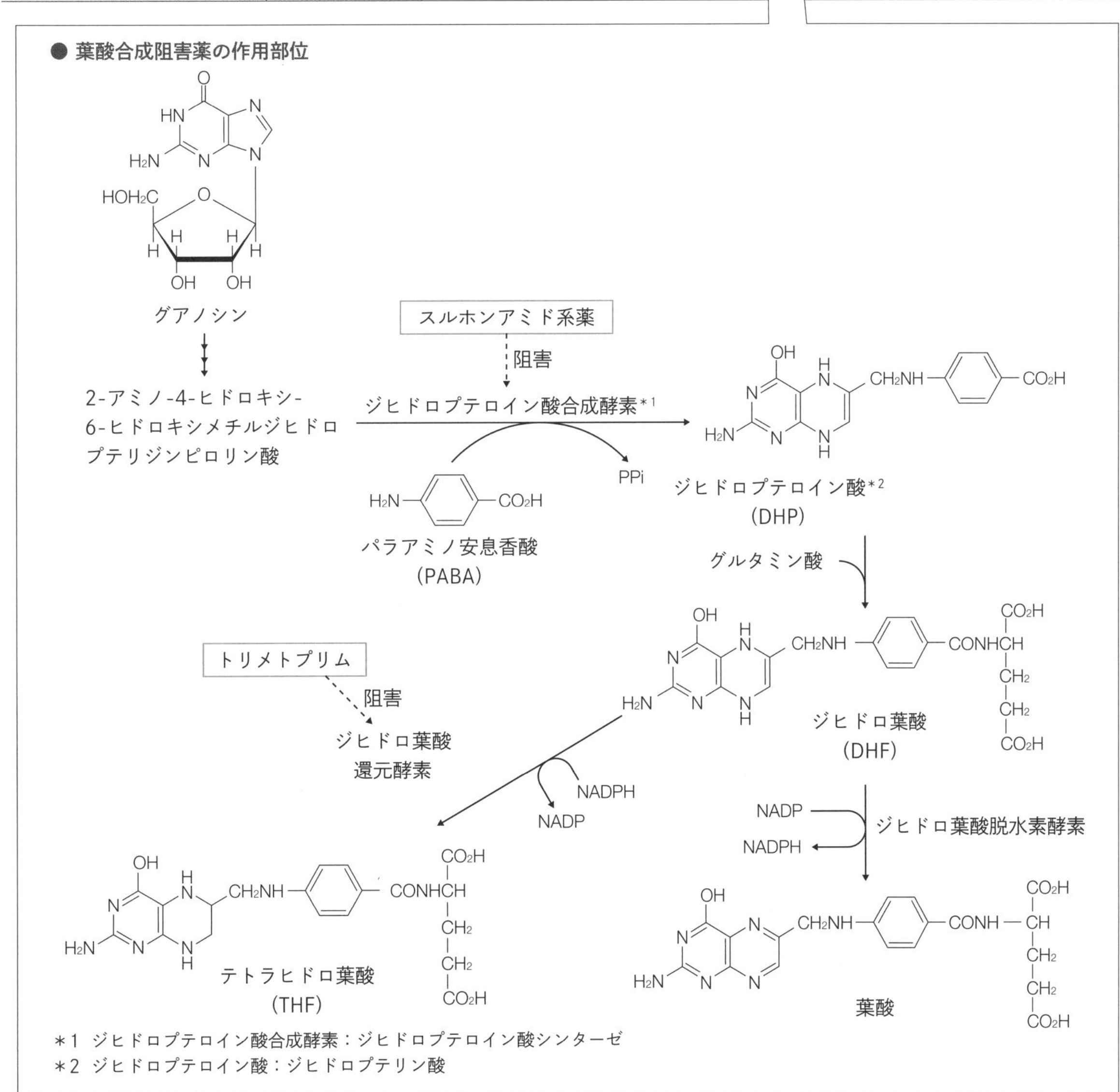

（高山 和郎，手嶋 無限，村上 理，岡本 耕司，下野 宗隆）

Special Point⑧ 感染対策

・在宅ケアは，安定した生活が優先されるべきであり，生活を犠牲にするような過度な感染対策は慎む
・感染対策に用いる資材が利用者の負担となることにも配慮

↓そのうえで

守るべき感染対策を！

・「こうすべき」という正解がない場合も多く，個々の患者・家族に応じた対策を
・家族に協力を求めなければならないこともあるが，無駄に不安がらせない配慮も必要
・他の利用者と接することになる医療介護スタッフは正しい知識と危機感を共有

↓そのうえで…

医療介護の現場で感染対策は非常に重要な問題。感染症は予防が可能です。発症してから関わるのではなく，予防という切り口で患者に接することも必要です。治療と予防の両者を考え，感染対策の基本である標準予防策と感染経路別予防策もしっかり身につけ実践しましょう。

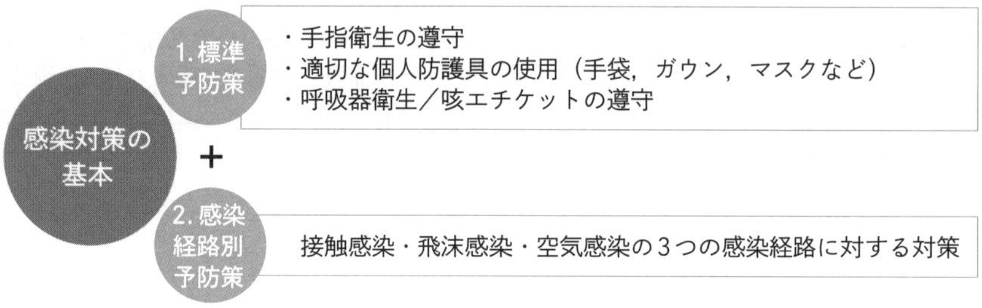

感染対策の基本

1. 標準予防策
・手指衛生の遵守
・適切な個人防護具の使用（手袋，ガウン，マスクなど）
・呼吸器衛生／咳エチケットの遵守

＋

2. 感染経路別予防策
接触感染・飛沫感染・空気感染の3つの感染経路に対する対策

すべての「要素」	・感染源，感受性宿主，感染経路といった要素が揃って感染が成立する。感染対策はこれらの相関する要素を絶つことが大切	
すべての「職種」	・すべての医療介護従事者が，正しい知識を持って取り組む必要がある ・介護にあたる家族にも基本的な感染対策については理解を促す必要がある ・施設では感染対策マニュアルの周知徹底と最新情報の入手を常に行い，施設内集団感染を回避	
予防	**患者：感染症の予防** ・ワクチン接種や抗体価確認を多くの施設で実施 ・感染症拡大を防ぐため，予防接種による免疫を持つ方法が重要	**医療介護従事者：職業感染対策** ・4種（麻疹・風疹・水痘・流行性耳下腺炎；ムンプス）抗体価測定，ワクチン接種 ・B型肝炎ワクチン接種 ・針刺し事故対応（血液ばく露） ・インフルエンザワクチン接種

手袋やマスクなどの個人防護具の使用および訪問後の適切な廃棄方法についても身につけておく

1. 標準予防策（スタンダードプリコーション）

標準予防策では，感染の有無に関係なく，汗を除くすべての血液・体液といった分泌物，排泄物・傷のある皮膚・粘膜を感染性があると考え，対応していきます。

病院の在院日数が短縮され，医療依存度の高い患者が在宅現場に移行しています。さまざまなデバイス※が使用された状態で療養する機会が増えているなか，現場で使用されているデバイスごとの特性やその必要性の理解も深める必要があります。また体温計や聴診器など使用機材についても消毒の意識を持ちましょう。

標準予防策が必要な在宅でのシーン	・咳をしている ・創部に触れる	・血液や尿に触れる ・おむつを扱う

※デバイス例：中心静脈ライン，末梢静脈ライン，尿道カテーテル，腸ろう，胃ろう，ドレーン　など

● 手指消毒の徹底が必要なとき

耐性菌や感染拡大防止において非常に重要

・患者に触れる前（服薬指導前，褥瘡や創傷部などの観察時の手袋着用直前）
・清潔操作，無菌操作の前（注射薬調製，点滴ライン確保，輸液ポンプ操作，点滴ライン刺入部観察）
・血液や体液に触れた後（手袋を外した後）
・患者周辺の環境に触れた後（ベッド柵，リネン，モニター類）
・患者に触れた後（訪問後），次の患家に向かう前

WHOによる「5つのタイミング」
※流水や石鹸での手洗いができない環境が考えられるため，ウェットティッシュや携帯型のアルコール手指消毒剤を持っておくと便利

※患者が嘔吐や下痢症状がある場合は，アルコール抵抗性の病原微生物（ノロウイルスやクロストリディオイデス ディフィシルなど）を考慮して流水と石鹸による手洗いを行う。

2. 感染経路別予防策

標準予防策に追加して行う病源体の感染経路を考慮した感染対策を指します。
接触・飛沫・空気の3つの感染経路への対策が必要とされます。

接触感染	飛沫感染	空気感染
手や皮膚の接触により微生物が伝播。**直接感染**と，汚染された媒介物による**間接接触感染**に大別される。	・直径5μmより大きい粒子 ・1m程度の短い距離を飛んで落下し，浮遊はしない ・くしゃみ，咳，会話などで放出した微生物を含む飛沫により伝播	・直径5μm以下の微小粒子 ・長時間空中を浮遊 ・微生物を含む飛沫核により伝播
多剤耐性菌感染 腸管出血性大腸菌感染症 A型肝炎，ロタウイルス感染症，疥癬　など	百日咳，インフルエンザ，アデノウイルス感染症，マイコプラズマ肺炎，流行性耳下腺炎，風疹　など	結核，水痘，麻疹，播種性帯状疱疹　など

● 感染経路別予防策が必要な在宅シーン

① 接触感染

・原則として手袋やエプロンを装着して対応（状況に応じて使用するPPEを考える）
※スタッフが心がける。主たる介護者の家族などには都度配慮

ノロウイルス	感染性胃腸炎疑いでは，吐物や下痢などの排泄物からの飛沫感染の可能性も高まるため，マスクの併用や必要に応じた個室隔離も検討。※在宅でどこまで考慮するかは慎重に判断
疥癬	・自宅や介護施設で発生 ・通常疥癬より角化型疥癬（ノルウェー疥癬）では感染力が格段に強く，対応が大きく異なる ・角化型疥癬では，消毒や殺虫剤の使用も必要となる
多剤耐性菌	・病院の在院日数が少なくなり，多剤耐性菌を有する患者が病院と在宅を行き来している状態といえる ・施設間，医療介護スタッフとの協働により医療の質を落とさず，医療にかかる費用を抑える医療経済学的にも妥当な対応が求められる

	主な菌種	主な感染部位
在宅におけるリスクが比較的低い	MRSA，VRE	血流，尿路（VRE）
在宅において注意が必要	ESBL産生菌，Amp C型βラクタマーゼ産生菌，メタロβラクタマーゼ産生菌	呼吸器，尿路

静脈カテーテルの留置などが行われることの少ない在宅ケアでのリスクは必ずしも高くない

② 飛沫感染

・マスク着用のうえ対応

百日咳，インフルエンザ，流行性耳下腺炎　など	・該当者宅へ訪問の際は，マスク着用 ・インフルエンザ流行期はワクチン接種を考慮 ・抗体価やワクチン接種歴の確認（流行性耳下腺炎，風疹）

③ 空気感染

・陰圧個室やN95マスクの使用

結核	・感染(排菌)が確認された場合は入院で治療 ・感染(排菌)している該当者宅への訪問した濃厚接触者を中心にIGRA,X線撮影等の接触者検診が実施される場合がある ・感染(排菌)がなければ空気感染対策は不要，標準予防策でよい
麻疹，水痘	・訪問するスタッフの抗体価やワクチン接種歴を確認し，抗体を保有しているスタッフが対応 ・免疫のないスタッフが対応する際はN95マスクを着用し，空気感染対策にて対応

※N95マスクの正しい装着にはトレーニングが必要です。

（高山 和郎，手嶋 無限）

⑨免疫･アレルギー疾患

重要ワード 喘息，吸入指導，情報収集，評価，適正化，ICS，LABA，DPI，pMDI，スペーサー

- **KEY1** 症状軽快後，長期間服用後は特にアドヒアランスが低下しやすいので注意
- **KEY2** 喘息における吸入指導は，QOLに直結する。在宅では時間的，状況的に介入しやすい
- **KEY3** 吸入指導において大切なことは，自分も一緒にやってみせること
- **KEY4** 関節リウマチでは，PTPから取り出しにくい時はODP（一包化），喘息のデバイスやインスリン注射の補助具の選択など，関節破壊に伴うADLの状況に合った服薬支援を
- **KEY5** 関節リウマチで服薬中の発熱や咳といった症状は，重度の副作用の可能性を考慮
- **KEY6** MTXと葉酸など，併用薬やサプリメントの服用の有無に注意

モデル症例でイメージをもとう！　気道狭窄によるADL低下がみられた気管支喘息

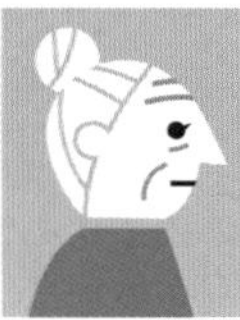

91歳　女性

- **現病歴**：気管支喘息，高血圧，逆流性食道炎，骨粗しょう症
- **家族背景**：独居，他県在住の娘が1人。母と姉，娘に気管支喘息の既往がある
- **訪問が始まった経緯**：ケアマネジャーからの依頼
- **患者の願い**：デイサービスに，元気に行きたい。早朝時の咳等の増悪がなくなって欲しい
- **チームの方針**：本人，家族の意思を尊重。コンコーダンス*を心がける。気道狭窄によるADL低下の改善

*コンコーダンスとは，医療従事者と患者，家族が同じチームであるかのように，情報を共有し，対等の立場で話し合って治療を決定していこうとすること。

薬学的介入の変遷

● 初回訪問（X月Y日）

> 上気道感染あり，咳（＋＋＋），痰（—），息苦しさ（＋＋＋），喘鳴著明

OTCの咳止めも服用。

気管支喘息の既往がある娘より，吸入器についてDPIよりもpMDI（図1）のほうが使いやすいと希望があり，本人も希望したため使用中のDPIはpMDIに変更。レルベア→シクレソニド（オルベスコ）・テオフィリン（テオドール）に処方変更。初回吸入指導のため，まずやってみせ，真似してもらう。継続して服薬してもらえるよう併せて病態の説明をする。

● X月Y＋4日訪問時

> 咳（＋＋＋），痰（—），息苦しさ（＋＋＋），喘鳴著明

症状に改善がみられない。定期吸入の必要性に対する理解は良好。

初回処方内容と代表的な副作用

処方薬	成分名	用量	用法
オルベスコ200μg インヘラー56吸入用	シクレソニド	1回 2吸入	1日1回就寝前
テオドール錠 200mg	テオフィリン	1回1錠	1日1回朝(日中の咳コントロールのため朝)
ミカムロ配合錠AP	テルミサルタン/アムロジピンベシル酸塩	1回1錠	1日1回朝
ラベプラゾールNa錠10mg「杏林」	ラベプラゾールナトリウム	1回1錠	1日1回朝
ベネット錠17.5mg	リセドロン酸ナトリウム	1回1錠	1週間に1回起床時
フロセミド錠 10mg「NP」	フロセミド	1回1錠	1日1回朝

暮らしの観点からのアセスメント

食事	睡眠	運動	排泄	認知
味覚異常				
		痙攣	下痢，消化不良	せん妄，意識障害
味覚異常，歯肉肥厚		頭痛，めまい，ふらつき	蓄尿障害	
味覚異常，苦味	眠気	筋肉痛，脱力感	下痢	
味覚異常				
嘔吐，口渇，味覚異常		痙攣，めまい，筋肉痛，脱力感	下痢，頻尿	

pMDI：Pressurized Metered Dose Inhaler
＝加圧式定量噴霧式吸入器
押すと出てくるガスをタイミングよく吸い込むタイプ。

DPI：Dry Powder Inhaler＝ドライパウダー型吸入器
粉を自分の力で吸入するタイプ

図1　pMDIとDPI

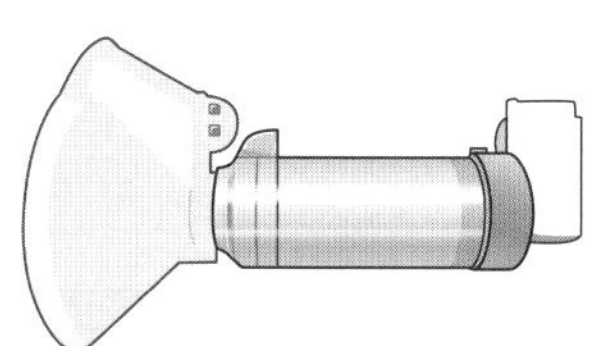

スペーサー
エアゾール剤から霧状に噴霧した薬剤の噴射速度をやわらげて吸入を同調させやすくする。口腔外へ拡散させずに，かつ口腔内へ付着させずできるだけ多く薬剤を肺へ到達させる目的で使用される。

図2　エアロチャンバー

吸入指導を実施。普段やっているように患者に実際に吸入してもらい，間違え等があれば適正化する。

再度の吸入指導によりpMDIの吸入タイミングに課題が見つかる。薬を吸う力はあるが，タイミングがあっていない点を指導。

● X月Y＋8日訪問時

咳(＋＋)，息苦しさ(＋＋＋)，喘鳴著明，ACT*：7点

＊ACT＝喘息症状のスクリーニングツール。点数が高いほうがコントロール状態がよい。

咳症状が午前3〜4時に増強すること，OTCの咳止めも服用継続していることを患者より聴取。

吸入指導では，まだ吸入のタイミングがあっていないことがわかる。タイミングをあわせなければ薬効が得られないため，エアロチャンバー（スペーサーの一種：図2）の使用を検討。

また服用後，より短時間での薬効が期待できるLABA配合薬剤を検討し，オルベスコ・テオドールからの処方変更を情報提供書（図3）を用いて処方提案した。ICS単剤＋テオフィリン製剤から，ICS/LABA配合剤のフルティフォーム（1日2回，1回2吸入）へ変更となった。

● X月Y＋17日訪問時

咳(—)，痰（—)，息苦しさ(—)，喘鳴なし，ACT：22点

OTC薬は服用をやめており，「腹の底から息ができるようになった」とのこと。

デイサービスの体操が楽にできるようになるなどADLが改善した。

>>処方箋添付>>>>

<服薬情報提供書>FAX 送付先：（　　）　－　　医療機関名（　　　　　）外来御中

主治医の先生へ
本書は処方薬を薬剤師から患者へ手渡す時点での薬剤理解・吸入手技の評価や服薬指導の内容などの服薬情報を処方医の先生にフィードバックするためのものです。以下の項目についてチェックいたしましたので、ご参照よろしくお願いいたします。
※ご不明な点などあれば、遠慮なくお問い合わせください。　⇒　099-　　-

今日の日付　●●年●●月●●日

患者（　　）才　男・女　　患者ID番号＿＿＿＿＿＿＿＿

調剤薬局名＿＿＿＿＿＿薬剤師名＿＿＿＿＿＿<薬学管理料の算定：患者の承諾　有・無>

（情報提供：□初回　□2回目以降）

<患者さんからの情報>　（↓おおむね該当すると思われるところに✓を記入してください）

- 患者さんの症状　良好5［　　　　］0不十分　（訪問時、明らかな喘鳴あり。）
- ☑ACTscore（7/25点）　□CATscore（　　）点
- 薬に対する不安　☑なし　□あり（　　）

体動時もきつそうです。

<残薬確認>

□残薬あり（　　）　□残薬なし

□不明（残薬の確認行えず）

<アドヒアランスの確認と指導>

◇薬剤理解　（↓おおむね該当すると思われるところに✓を記入してください）

- 発作治療薬と長期管理薬の使い分け　良好5［　　　　］0不十分
- 吸入薬剤の服薬時間　良好5［　　　　］0不十分
- 薬剤の作用や効果についての理解　良好5［　　　　］0不十分
- その他（うがい）　良好5［　　　　］0不十分

◇吸入薬デバイスの操作確認（薬剤：オルベスコ　）

良好［　　　　］不十分　□気づいたこと↓　□今回未施行

5　4　3　2　1　0　（　　）

◇吸入動作確認（充分な吸気量・流速で気道内に到達しているか？）

良好［　　　　］不十分　□気づいたこと↓　□今回未施行

5　4　3　2　1　0　（毎日使用していて、吸入の操作はできていますが、肺まで届いていないようです。）

◇吸入指導　□施行　□今回は未施行

（指導内容：　　）

◇有害事象（副作用）　☑なし　□あり（　　）

◇薬剤治療全般評価　良好5［　　　　］0不十分

□気づいたこと（　　）

◇薬剤師からの提案・意見

□特になし　☑薬剤の変更あるいは追加（フルティフォーム125μg 120吸入用。1日2回 1回2吸入）

□用量変更（薬剤名：　増量・減量）

□その他（　　）

「朝／夕でも可」と本人。定期飲み薬のタイミングで吸入するとのことです。

スペーサーを購入

図3　情報提供書

第48回日本薬剤師会学術大会で実施された吸入指導グループワーク「KAIZEN」資料より

（田中 孝明）

在宅現場で

［必出！ 薬剤一覧と特徴］

・ぜん息又はCOPDの治療における長期管理薬として用いられる
・ひとつのデバイス（吸入器）に複数の成分が配合されており，アドヒアランスの向上に寄与している
・ぜん息の薬物治療は4つのステップに分類され，配合剤はステップ2以降で使用される（日本アレルギー学会：喘息予防・管理ガイドライン2018）
・ぜん息とCOPD両方の特徴を併発するオーバーラップ（ACO）という病態にも，ICS＋LABA/LAMAを基本とした治療が行われる

配合剤

商品名	分類	成分	適応	
			ぜん息	COPD
アドエア	ICS＋LABA	フルチカゾンプロピオン酸エステル＋サルメテロールキシナホ酸塩	○	○＊
シムビコート	ICS＋LABA	ブデソニド＋ホルモテロールフマル酸塩水和物	○	○
フルティフォーム	ICS＋LABA	フルチカゾンプロピオン酸エステル＋ホルモテロールフマル酸塩水和物	○	×
レルベア	ISC＋LABA	フルチカゾンフランカルボン酸エステル＋ビランテロールトリフェニル酢酸塩	○	○＊
テリルジー	ICS＋LABA＋LAMA	フルチカゾンフランカルボン酸エステル＋ビランテロールトリフェニル酢酸塩＋ウメクリジニウム臭化物	×	○
ビレーズトリ	ICS＋LABA＋LAMA	ブデソニド＋ホルモテロールフマル酸塩水和物＋グリコピロニウム	×	○

ICS：吸入ステロイド薬，LABA：長時間作用性β_2刺激薬，LAMA：長時間作用性抗コリン薬，COPD：慢性閉塞性肺疾患
※SABA（短時間作用性β_2刺激薬）：発作時に頓用で用いられる。
＊規格により適応が異なる

気管支拡張薬

分類	一般名	商品名	特徴
アドレナリンβ_2受容体刺激薬（第3世代）	プロカテロール塩酸塩水和物	メプチン	気管支ぜん息発作治療薬（リリーバー） 〈適応〉 気管支ぜん息，慢性気管支炎，肺気腫など 〈副作用〉 手指振戦（骨格筋のβ_2受容体刺激作用による），心悸亢進（心臓のβ_1受容体刺激による），血清K^+低下：血清K^+値低下作用はキサンチン類・副腎皮質ステロイド性薬・利尿薬の併用で増強（重症ぜん息患者では特に注意）
アドレナリンβ_2受容体刺激薬（第2世代）	サルブタモール硫酸塩	サルタノール	

抗アレルギー薬

分類	一般名	商品名	特徴
ロイコトリエン拮抗薬（LTRA）	モンテルカストナトリウム	キプレス・シングレア	・H_1受容体遮断作用なし ・LT受容体遮断作用を示す
	プランルカスト水和物	オノン	
抗ヒスタミン薬	フェキソフェナジン塩酸塩	アレグラ	・第二世代（非鎮静性）H_1受容体遮断作用（眠気を起こしにくい） ・ビラノアは空腹時に服用 ・ルパフィンは抗ヒスタミン効果の他に抗PAF作用もある ・デザレックスはロラタジンの活性代謝物であり，ロラタジンよりも効果発現が早い
	エピナスチン塩酸塩	アレジオン	
	レボセチリジン塩酸塩	ザイザル	
	オロパタジン塩酸塩	アレロック	
	ビラスチン	ビラノア	
	ルパタジンフマル酸塩	ルパフィン	
	デスロラタジン	デザレックス	

IL-2産生・分泌抑制を起こす免疫抑制薬

分類	一般名	主な商品名	特徴
カルシニューリン阻害薬 ヘルパーT細胞内のカルシニューリンを阻害し，NF-ATの核内移行を抑制することで，サイトカイン（IL-2, IFN-γ）の生合成・分泌が抑制される	シクロスポリン	サンディミュンネオーラル	シクロフィリンに結合してカルシニューリンを阻害 〈適応〉 臓器移植における拒絶反応の抑制，再生不良性貧血，ベーチェット病，ネフローゼ症候群，アトピー性皮膚炎など 〈副作用〉 腎障害，高血圧
	タクロリムス	プログラフ	FKBPと結合してカルシニューリンを阻害。サプレッサーT細胞・マクロファージ活性に影響しない 〈適応〉 臓器移植における拒絶反応の抑制（肝臓，腎臓，骨髄，心臓など），関節リウマチ，アトピー性皮膚炎（軟膏）など 〈副作用〉 腎障害，中枢神経障害（痙れんなど），高血糖

疾患修飾性抗リウマチ薬（DMARDs：disease-modifying anti-rheumatic drugs）

	一般名	主な商品名		特徴
金製剤	**金チオリンゴ酸ナトリウム（筋注）**	シオゾール	注射	金（Au）が体内の硫黄に対し高親和性を示し，種々のSH酵素を阻害し効果を示す
	オーラノフィン（経口）	オーラノフィン	内服	
SH基（チオール基）製剤	**ペニシラミン**	メタルカプターゼ	内服	ヘルパーT細胞を介して細胞性免疫系に働き抑制する。また，免疫複合体やリウマトイド因子の**ジスルフィド結合（-S-S-）**に働いて**開裂**させる
	ブシラミン	リマチル	内服	SH基が免疫複合体やリウマトイド因子の**ジスルフィド結合（-S-S-）**を**開裂**させる
免疫抑制薬	**メトトレキサート**	リウマトレックス	内服	抗体産生・リンパ球増殖抑制，血管新生や滑膜増生抑制作用を示す
	レフルノミド	アラバ	内服	**プロドラッグ**。活性代謝物（A771726）が**ピリミジン**生合成に関与するジヒドロオロテートデヒドロゲナーゼ（DHODH）の活性を阻害することにより，関節リウマチの原因とされている自己反応性のリンパ球の増殖抑制作用を示す
	イグラチモド	ケアラム コルベット	内服	・転写因子のNF-κB活性化を阻害し，B細胞による免疫グロブリン（IgG，IgM）の産生及び単球/マクロファージや滑膜細胞による炎症性サイトカイン産生を抑制 ・ワーファリン禁忌
その他	**アクタリット** ロベンザリット二ナトリウム	オークル モーバー カルフェニール	内服	抗アレルギー作用（Ⅲ型，Ⅳ型アレルギー抑制作用），サイトカイン・タンパク質分解酵素産生抑制作用，血管新生抑制作用，細胞接着抑制作用を示す
	サラゾスルファピリジン	アザルフィジンEN	内服	・持続性スルホンアミド系薬 ・抗リウマチ作用はサラゾスルファピリジン自身の作用による
	トファシチニブ	ゼルヤンツ	内服	・**ヤヌスキナーゼ（JAK）阻害薬** ・シグナル伝達に関わるJAK1及びJAK3を阻害し，インターロイキン（IL）やI型IFNなどの働きを抑制することでリンパ球の活性化，増殖及び機能発現を抑制する
生物学的製剤	**インフリキシマブ**	レミケード	注射	・**遺伝子組換え抗ヒトTNF-αモノクローナル抗体** ・可溶性及び膜結合型TNF-αに対して選択的に結合し，血中TNF-αの中和作用とサイトカインIL-1及びIL-6の産生を抑制する
	アダリムマブ ゴリムマブ	ヒュミラ シンポニー	注射	・**遺伝子組換え完全ヒト型抗ヒトTNF-αモノクローナル抗体** ・メトトレキサートとの併用は必須ではない
	トシリズマブ	アクテムラ	注射	・**遺伝子組換えヒト化抗ヒトIL-6受容体モノクローナル抗体** ・可溶性及び膜結合性IL-6受容体に結合し，IL-6の活性の発現を抑制する
	エタネルセプト	エンブレル	注射	・**遺伝子組換え完全ヒト型可溶性TNF-α/LT-α受容体製剤** ・ヒトTNF可溶性受容体部分が過剰に産生されたTNF-α及びLT-αをおとり受容体として捕捉し，細胞表面の受容体との結合を阻害する
	アバタセプト	オレンシア	注射	・**T細胞選択的共刺激調節薬** ・抗原提示細胞表面の**CD80/CD86**に結合し，CD28を介した共刺激シグナルを阻害する
	セルトリズマブペゴル	シムジア	注射	ペグ化抗TNF-α抗体

【緊急安全性情報（イエローレター）、安全性速報（ブルーレター）】
緊急安全性情報は、厚生労働省の指示により製薬企業が医薬関係者及び国民（患者）に対して作成する最も緊急度が高く重要な情報である。安全性速報は、緊急安全性情報の配布ほどの緊急性はないものの重要な改訂情報で、迅速に医薬関係者の注意喚起を図る必要があるものを指す。
関節リウマチ治療薬では、「イグラチモド」で安全性速報が2013年（平成25年）に発出された例などがある。ワルファリンとの相互作用により重篤な出血が報告され、併用禁忌となった。

薬学的介入のポイント

1. 気管支ぜんそくのポイント—モデル症例より

- 気管支の慢性炎症が病態となるぜん息は，全身性副作用を軽減するため基本的には吸入薬が処方される
- どんなによい薬剤も服用できなければ意味がないが，中でも吸入薬では「いかに，効果的に吸ってもらえるか？」が重要
- 喘息の国際的ガイドラインであるGINA2019では情報収集→適正化→評価のサイクルをうまく回転させることが大切と記載されている。

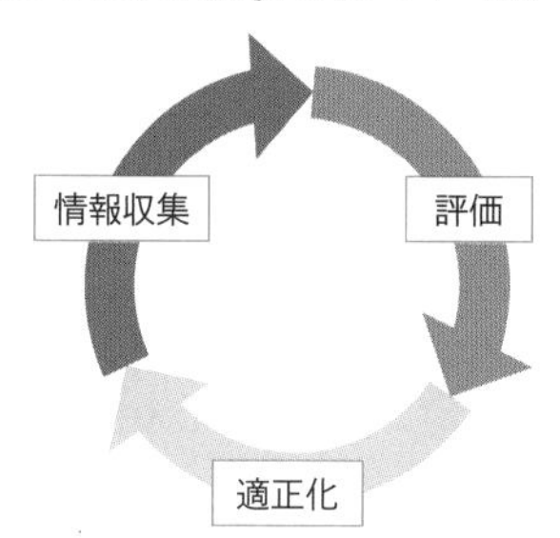

- 具体的には，普段やっているように患者に実際に吸入してもらい，間違え等があれば適正化
- 吸入指導が患者の状態を左右するので，吸入薬の各デバイス（＝吸入器）は必ず操作・特徴を覚えておこう
- 略語は臨床でよく使用するので，知っているとよい

2. 関節リウマチのポイント

- 『2015年リウマチ白書』総合編によると，リウマチ患者の62.3％が何らかの自助具を療養生活で活用していることが報告されている。服薬する上で諸動作の観察を行い，薬学的なアセスメントを行っていくことが必要。
- ヒアルロン酸を膝関節腔内に投与することで，軟骨変性抑制作用や軟骨修復作用などの関節機能改善作用を示すため，医師による処置で使用されることがある。

3. 免疫・アレルギー疾患に関する薬剤

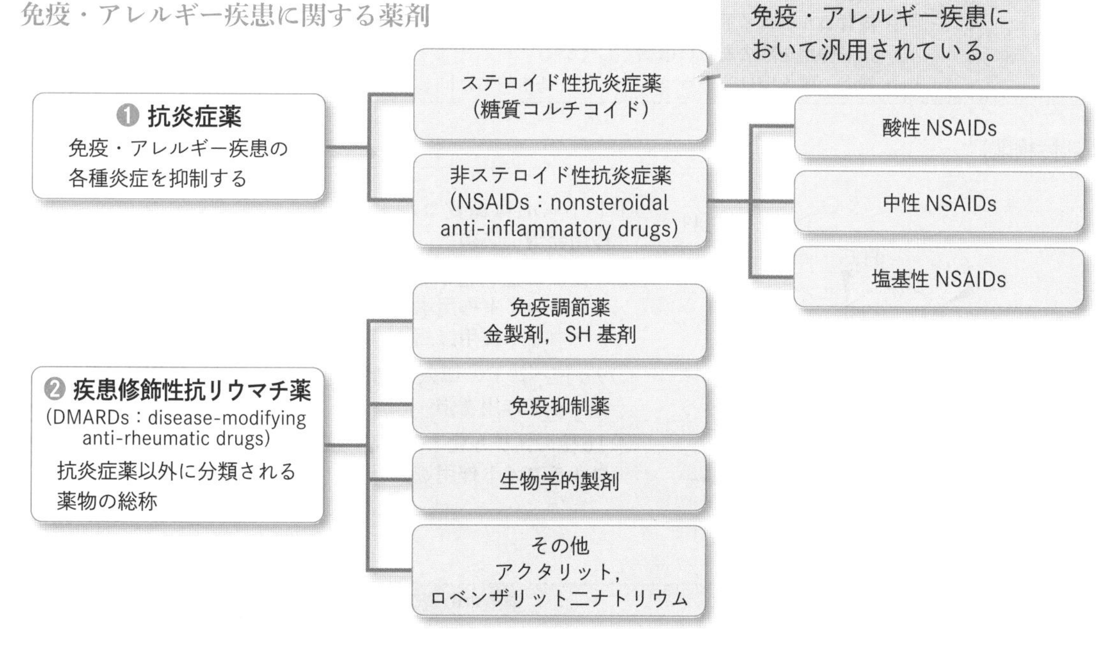

❶ 抗炎症薬

● 抗炎症薬の分類

分類			薬物
ステロイド性抗炎症薬			糖質コルチコイド（プレドニゾロンなど）
非ステロイド性抗炎症薬（NSAIDs）	酸性非ステロイド性抗炎症薬（＊はプロドラッグ）	サリチル酸系	**アスピリン**，サリチルアミド
		インドール酢酸系	**インドメタシン**，**インドメタシン ファルネシル**＊，アセメタシン＊，**スリンダク**＊など
		オキシカム系	**ピロキシカム**，アンピロキシカム＊，ロルノキシカム，**メロキシカム**
		フェニル酢酸系	**ジクロフェナク**，フェルビナク，ナブメトン＊
		プロピオン酸系	**イブプロフェン**，**ナプロキセン**，ケトプロフェン，**ロキソプロフェン**＊，フルルビプロフェン，フルルビプロフェンアキセチル，ザルトプロフェンなど
		アントラニル酸（フェナム酸）系	**メフェナム酸**，フルフェナム酸
		ピラノ酢酸系	**エトドラク**
	中性非ステロイド性抗炎症薬	コキシブ系	**セレコキシブ**
	塩基性非ステロイド性抗炎症薬		**チアラミド**，エピリゾール，エモルファゾン

アスピリンは，鎮痛用量より少用量で血小板のシクロオキシゲナーゼ（COX）をアセチル化し，不可逆的に阻害することで，トロンボキサンA_2産生を抑制することで虚血性心疾患の適応を有する。

● ステロイド性抗炎症薬（糖質コルチコイド）

天然の糖質コルチコイド	・鉱質コルチコイド作用があり，浮腫，高血圧など出現する可能性がある
合成糖質コルチコイド	・糖質コルチコイド作用と鉱質コルチコイド作用の強度比を変えている ・**糖質コルチコイド作用をヒドロコルチゾン（天然の糖質コルチコイド）より強くし，鉱質コルチコイド作用を除去あるいは弱くしている** ・適応，副作用はヒドロコルチゾンと基本的には同じ

〈構造活性相関〉

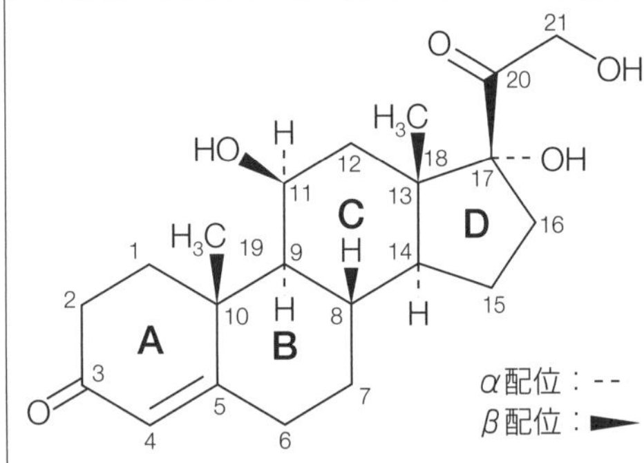

①11β-OHは糖質コルチコイド作用発現に必須

②A環に二重結合が2個 → 糖質コルチコイド作用増強，鉱質コルチコイド作用減弱

③9α位へのFの導入：糖質コルチコイド作用増強

④16位のメチル化・OH化：鉱質コルチコイド作用減弱

構造活性相関による抗炎症作用やNa貯留作用の違い，生じる副作用症状の違いを理解しよう

〈合成糖質コルチコイドの作用の比較〉

薬物	構造中の炭素番号				抗炎症作用	Na貯留＊1作用
	6	9	16	17		
ヒドロコルチゾン（天然品）（1,2 位二重結合なし）				α-OH	1	1
プレドニゾロン				α-OH	4	0.8
デキサメタゾン		α-F	α-CH_3	α-OH	25	0
ベタメタゾン		α-F	β-CH_3	α-OH	25	0
トリアムシノロン		α-F	α-OH	α-OH	5	0
トリアムシノロンアセトニド		α-F	＊2	＊2	40	0
フルオシノロンアセトニド	α-F	α-F	＊2	＊2	100	0

＊1　Na貯留作用を期待する合成鉱質コルチコイドとしてフルドロコルチゾン酢酸エステルがある。塩喪失型のアジソン病の治療に用いられる。

＊2　（16,17位のアセトニド構造：O，O，CH_3，CH_3，H）

炎症性サイトカインの産生抑制，シクロオキシゲナーゼ（COX）など炎症に関与する酵素の生成抑制，ヒスタミン遊離抑制による抗炎症作用，抗アレルギー作用，拒絶反応抑制作用による免疫抑制作用を有します。

ヘルパーT細胞増殖抑制によるIL-2産生抑制により，細胞性免疫や体液性免疫を抑制。連用後，急に投与を中止すると副腎機能不全によりショックなどの症状が現れることがあります。服薬コンプライアンスの状況把握を行い，中止する場合は徐々に減量しなければいけません。

●非ステロイド性抗炎症薬（NSAIDs：nonsteroidal anti-inflammatory drugs）

スイッチOTCとしてセルフメディケーションにおいても利用されています。スイッチOTCを含む一般用医薬品を用いた使用者のうち5年間で15人死亡したことが消費者庁から発表されました。重篤な副作用の初期症状を捉え，適切な対処ができていない可能性が高く，薬剤師の職能を発揮し，適正使用を行う必要があります。

ワルファリンやグリベンクラミドとの併用で，タンパク結合の置換により作用増強します。

ニューキノロン系抗菌薬とフルルビプロフェンなどの併用ではGABA 受容体阻害作用が増強することで痙攣が誘発されます。処方追加においては確認が必要です。

〈酸性 NSAIDs 〉

COX阻害→プロスタグランジン生合成の抑制→抗炎症・鎮痛作用／胃腸障害・腎障害・出血傾向

- COXには，全身組織に分布する構成型COX（COX-1）と，炎症部位に発現する誘導型COX(COX-2)がある。

COX-1阻害	胃腸障害や腎障害，出血傾向などの発現に関係
COX-2阻害	抗炎症・鎮痛作用に関係

〈塩基性NSAIDs〉

COX阻害作用が極めて弱いかほとんど認められず，抗リウマチ作用は確認されない。

❷ 疾患修飾性抗リウマチ薬（DMARDs：disease-modifying anti-rheumatic drugs）

- リウマチ疾患の初期から関節破壊を阻止する目的で用いられることが多いものの，治療効果発現までに数か月を要するため，遅効性抗リウマチ薬とも呼ばれる
- 金製剤，SH 含有化合物，免疫抑制薬，生物学的製剤，その他が分類される

● 免疫抑制薬（シクロスポリン，タクロリムス）

- 自己免疫疾患や臓器移植の拒絶反応の抑制およびアレルギー疾患に使用

〈免疫抑制薬の作用点〉

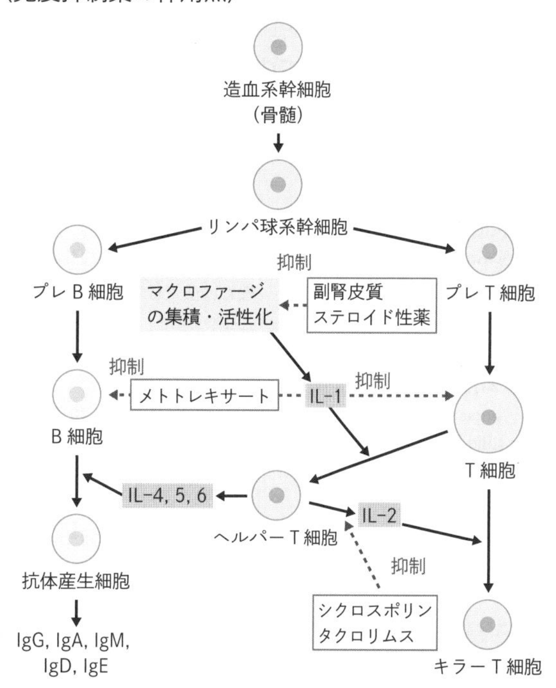

〈カルシニューリン阻害薬〉

ヘルパーT細胞内のイムノフィリンに結合しカルシニューリンを阻害

↓

NF-ATの核内移行を抑制

サイトカイン（IL-2，IFN-γ）の生合成・分泌が抑制

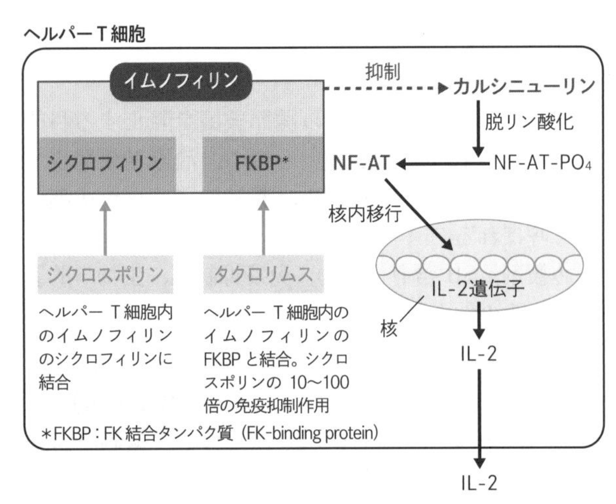

〈免疫担当細胞の核酸合成阻害〉

・アザチオプリン，ミゾリビン，シクロホスファミド
・副作用として骨髄抑制に注意が必要

※生物学的製剤

関節リウマチなどの炎症性疾患には，炎症性サイトカインやその受容体をターゲットに作用する生物学的製剤も用いられる。

インフリキシマブ	・遺伝子組換え抗ヒトTNF-αモノクローナル抗体 ・効果の増強と中和抗体産生を抑えるために，メトトレキサートを併用する ・クローン病及び潰瘍性大腸炎にも有効
アダリムマブ **ゴリムマブ**	・遺伝子組換え完全ヒト型抗ヒトTNF-αモノクローナル抗体
トシリズマブ	・遺伝子組換えヒト化抗ヒトIL-6受容体モノクローナル抗体
エタネルセプト	・遺伝子組換え完全ヒト型可溶性TNF-α/LT-α受容体製剤
アバタセプト	・抗原提示細胞表面のCD80/CD86に結合し，CD28を介した共刺激シグナルを阻害

参考文献

・医薬品医療機器総合機構（PMDA）ウェブサイト．https://www.pmda.go.jp/PmdaSearch/iyakuSearch/（2020年1月閲覧）

・喘息予防・管理ガイドライン2018．一般社団法人日本アレルギー学会喘息ガイドライン専門部会 監修．協和企画，東京，2018．

・Pocket guide for asthma management and prevention. Global Initiative for Asthma 2019. https://ginasthma.org/wp-content/uploads/2019/04/GINA-2019-main-Pocket-Guide-wms.pdf（2020年1月閲覧）

・Developing pharmacy practice: a focus on patient care. Handbook 2006 edition. World Health Organization in collaboration with International Pharmaceutical Federation.
［翻訳版］薬剤師業務のさらなる展開　患者中心のケアを目指して．2006年版ハンドブック．メディカルドゥ，東京，2011．

・薬剤師、医師、看護師のための明日からできる実践吸入指導［改訂第2版］．駒瀬裕子 監修，横浜市旭区瀬谷区薬剤師会・特定非営利法人吸入療法のステップアップをめざす会 編集．メディカルレビュー社，東京，2015．

・鹿児島医薬ぜんそくcopdネットワーク（KAIZEN）．

（田中 孝明，手嶋 無限，村上 理，岡本 耕司，下野 宗隆）

⑩栄養と輸液

重要ワード **糖質輸液，電解質輸液，細胞外液補充液（乳酸リンゲル液・酢酸リンゲル液・重炭酸リンゲル液），糖加電解質輸液，アミノ酸輸液，脂肪乳剤，補正用電解質液，高カロリー輸液（TPN製剤）**

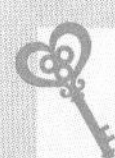

- KEY1 輸液療法を自宅で継続可能とする環境を整えるのは薬剤師
- KEY2 各種疾患における基本的な代謝変化を知っておくこと
- KEY3 検査値は点でなく線（時系列）で，かつ面（複合的視野）で見る
- KEY4 栄養を投与する意味は何か，自分なりの答えをきちんと持っておくこと

モデル症例でイメージをもとう！　高カロリー輸液適応となった糖尿病性腎不全患者

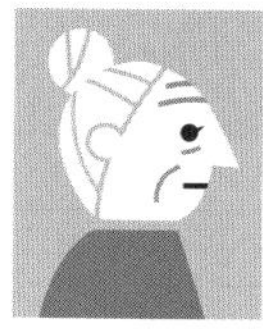

60歳代　女性　153 cm　54.8 kg

- **合併症**：両膝関節症，糖尿病，高血圧症，急性腎不全，高カリウム血症，麻痺性イレウス，結腸拡張型呼吸障害
- **家族歴**：夫，長女，次女，長男の5人家族で同居。主な介護者は長女
- **訪問が始まった経緯**：2年前から低栄養への対策として胃瘻による栄養管理を継続していたが，頻発するイレウスにより継続困難と考えられ，CVポート留置による高カロリー輸液の適応となった。ポートを留置した病院では輸液組成の調製と家族への手技指導を並行して実施しており，両方が済んでからの退院を計画していた。しかし，家族から早期退院を強く望まれ，両方が中途半端なままに自宅療養を開始せざるを得ない状況となった。そのため輸液調製を可能とする保険薬局による在宅介入が必要となり，依頼を受けた
- **特記**：詳細な検査が行えないままでいるが，食事摂取量の低下・低栄養の原因として何らかの神経変性疾患が疑われており，意識混濁もそこに関連している可能性がある。一方，麻痺性イレウスは長期間未治療であった糖尿病に起因する腎不全を背景とした電解質異常が主因であると考えられている
- **介入時の状態**：要介護5の寝たきり，意識レベルJCS（Japan Coma Scale）30
- **家族の願い**：時折，意思疎通はできている。これからどうなるかはわからないが，可能な限り自宅で母の面倒を，皆でみたい
- **チームの構成**：病院担当医，病院薬剤師，在宅担当医（循環器内科），訪問歯科医，訪問看護師，ケアマネジャー，訪問薬剤師
- **チームの方針**：本人との意思疎通が困難であることから家族の意志を尊重する。輸液療法継続による合併症，特に感染について関係各位で注意し合い，家族への手技指導を継続する。なお，訪問薬剤師は医療材料の供給とともに輸液療法における組成の調製を実施し，いまだ不安定な血糖コントロール，またカリウムを主とする電解質異常に対処する

薬学的介入の変遷

- **退院予定日1週間前（X年2月）**：
こういったケースは事前に準備を要するため，退院元

1)

ハイカリックRF輸液500mL	1袋
ネオアミユー輸液（200ml）	2袋
5%大塚糖液500mL	1袋
ビタジェクト注キット	1キット
ミネリック-5注シリンジ	1キット
ノボリンR注	12単位
KCL注10mEqキット「テルモ」	2キット
1日1回，上記を無菌的に調製のうえ，24時間持続投与	7日分

2)

在宅中心静脈栄養用輸液セット（本体）	1セット
在宅中心静脈栄養用輸液セット（付属品：フーバー針）	1セット
在宅中心静脈栄養用輸液セット（付属品：輸液バッグ）	7袋

3)

ヘパフラッシュ10単位/mLシリンジ10mL	1本
ルート交換時のフラッシュに使用	3日分

図1　退院直後の院外処方せん

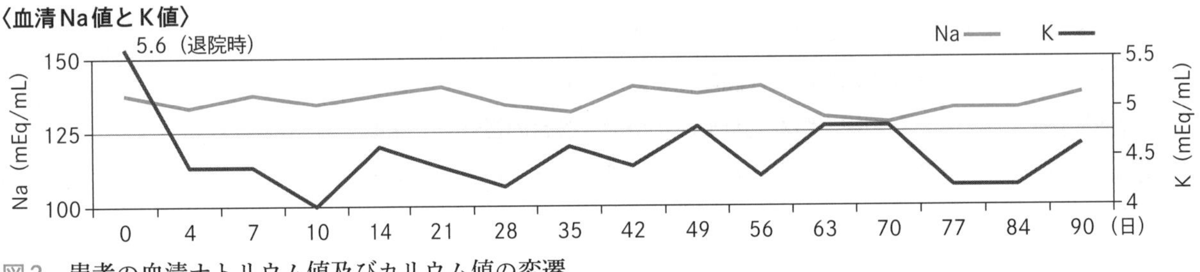

図2　患者の血清ナトリウム値及びカリウム値の変遷

表1　輸液組成の変遷

〈輸液組成〉

日付 / 項目名	単位	退院日	7日目	10日目	14日目	35日目	49日目	56日目	70日目	84日目
容量（水分量）	ml	1432.00	1432.00	1432.00	1432.00	1612.00	1432.00	2422.00	1612.00	1712.00
総カロリー	kcal	1194.72	1194.72	1194.72	1194.72	1194.74	1194.72	1614.74	1071.05	1394.74
グルコース量	g	275.00	275.00	275.00	275.00	275.00	275.00	335.00	250.00	325.00
アミノ酸（蛋白質）	g	24.50	24.50	24.50	24.50	24.50	24.50	24.50	24.50	24.50
NPC/N		340.00	340.00	340.00	340.00	340.00	340.00	469.24	411.63	401.34
Na	mEq	25.81	25.81	25.81	25.81	50.81	25.81	194.00	185.00	184.00
Cl	mEq	35.10	35.10	35.10	35.10	49.11	35.10	114.61	82.11	103.61
K	mEq	20.00	20.00	20.00	20.00	30.00	20.00	32.00	31.20	32.00
浸透圧比（輸液）		4.83	4.83	4.83	4.83	4.28	4.83	4.11	4.96	5.02
ノボリンR注	IU	12.00	12.00	12.00	8.00	0.00	0.00	0.00	0.00	0.00
輸液組成メニュー		❶	❶	❶	❶	❷	❶※	❸	❹	❺

※ノボリンR注は除く

❶ ハイカリックRF輸液（500mL）・1袋
ネオアミユー輸液（200mL）・2袋
5%大塚糖液（500mL）・1袋
ビタジェクト注キット・1キット
ミネリック-5注シリンジ・1キット
KCL注10mEqキット「テルモ」・2キット
ノボリンR注・12単位→適宜漸減

❷ ハイカリックNC-H輸液（700mL）・1袋
ネオアミユー輸液（200mL）・2袋
5%大塚糖液（500mL）・1袋
ビタジェクト注キット・1キット
ミネリック-5注シリンジ・1キット

❸ ハイカリックRF輸液（500mL）・1袋
トリフリード輸液（1000mL）・1袋
ネオアミユー輸液（200mL）・2袋
ヴィーンD輸液（500mL）・1袋
ビタジェクト注キット・1キット
ミネリック-5注シリンジ・1キット
KCL注10mEqキット「テルモ」・1キット

❹ ハイカリックNC-H輸液（700mL）・1袋
ネオアミユー輸液（200mL）・2袋
ハルトマン輸液「NP」（500mL）・1袋
ビタジェクト注キット・1キット
ミネリック-5注シリンジ・1キット

❺ ハイカリックNC-H輸液（700mL）・1袋
ネオアミユー輸液（200mL）・2袋
ヴィーンD輸液（500mL）・1袋
大塚糖液50%（200mL）・0.5袋
ビタジェクト注キット・1キット
ミネリック-5注シリンジ・1キット

の病院薬剤師と連携し，入院中の使用輸液製剤に関する情報を入手しておく必要がある。この場合，インスリン投与量が定まり血糖コントロールが安定すれば，次第に血清カリウム値が低下し，高カリウム血症が是正されるものと考えた。よって当面は電解質投与量を調節しやすいよう図1の輸液構成とし，在宅担当医に情報提供した。また訪問看護師と協働し，必要とされる各種医療材料を選定し入手ルートを整理した。処方せんにより交付できないものについては，これも薬局側が準備し，使用した分を翌月に（在宅医側へ）請求することを在宅医に提案し予め合意を得た。

本ケースにおける輸液組成の変遷を表1にまとめた。なお，図2の検査値において退院日のカリウム値が5.6mEq/mLであったのは事前に輸血をしていたからである。

● 初回訪問（X年3月，退院後0日）

退院時処方として2日分の輸液と医療材料を受け取っており，それらが自宅療養時でも問題なく使用できるかどうかを確認するために訪問した。入院中の指導が行き届いており，輸液ポンプの操作についても特に問題がないことを確認した。在宅主治医と相談し，糖尿病であっても高カロリー輸液を24時間持続投与される観点から，血糖値は100〜200mg/dLの間となるようにインスリン量を調整することを当面の目標とし，今後低下すると予想される血清カリウム値に対処する必要があることを改めて申し出た。案の定，翌週からカリウム値は低下傾向を示し（図2），10日目からKCL注を20mEqから30mEqに増量する指示を得た。

● X年4月（14日目以降）

血糖値が徐々に低下傾向を示し100mg/dL以下となることもあったため，インスリン投与量を3〜4日毎に漸減することを提案した。最終的にインスリンは輸液中に混合する必要はなくなり，これに伴いカリウム投与量も30mEqで落ち着いた。

● X年5月（35日目）

訪問看護師から脱水傾向が指摘され，細胞外液量の不足から水分・電解質を増やす新たな輸液組成の提案（❷の組成）を在宅医に行った。総カロリーやNPC/N比，カリウム量は変更せず，電解質量に配慮した輸液組成を考えた。その後脱水は補正され，体調は安定する時間が継続した。

● X年6月（42日目）

胃液を嘔吐することがあり，家族が市販の栄養剤を毎日胃瘻から投与していたことが判明した。幸い大事には至らなかったが，使用は中止させた。

● X年6月（49日目）

胃瘻交換のための予定入院となった。病院側の都合（採用品目の関係）により退院日と同様の輸液組成に一時変更となった。このとき，これまで血清Na量が不安定に推移しているため，高カロリー輸液のキット製剤にあるような一般的な電解質投与量にまで一旦引き上げて経過をみてもらえないかということを，入院前に担当医に相談した。医師は水分出納から輸液ボリュームを増量し56日目にあるような輸液組成に変更（❸の組成）し，このまま退院となった（56日目）。

● X年8月（70日目）

総カロリー・水分投与量を増量しているのにもかかわらず血清Na値が低下傾向にある状態が継続した。SIADH（抗利尿ホルモン不適合分泌症候群）など何らかの水分代謝異常を考えた。在宅医と様々な可能性を検討したが，水分制限を行うべきという共通見解から，早速に組成を変更した（❹の組成）。その後の血液検査では血中コルチゾール値は正常であったものの，甲状腺マーカーやACTH，ADHの測定は実施していないため解明には至っていないのが心残りである。しかし，水分制限により状態は改善傾向となったため，低浸透圧輸液を長期間使用することはリスクを伴うと結論づけた。その後は初心にかえり，窒素源の質と比率に配慮し，浸透圧（5以上とした）を一定に維持，かつ体重・尿量等から計算された高カロリー輸液の構成を考えようと医師から相談を受け，❺の組成を考案した。この組成が最終案となり，以降も変更されることなく，比較的安定した体調管理が可能となっており，今に至っている。

NOTE

腎不全患者の栄養管理は輸液であっても経口によるものと同様であり，必須アミノ酸の割合を高め，BUNの上昇を最小限に抑えながらアミノ酸を効率的にタンパク合成に利用させる必要があります。また，保存期腎不全期（CKDステージG4～G5）ではNPC/N比は300～500と高値となるよう設定される場合が少なくないため，高カロリー輸液のキット製剤では対応できない場合があります。介入当初に述べていたように，細胞のNa^+/K^+ATPaseの関与から，血糖値が血清カリウム値に反映されることも理解しておく必要があります。こうした人体恒常性のトータルマネージメントが輸液療法には必須です。

この輸液組成を調査していただき，カロリーや電解質，アミノ酸などそれぞれの組成がどのように変化しているのか確認してみてください。これは唯一の解答ではありません。自分ならこうする，もっとスマートな組成がある，といったように，ディスカッションを広げてもらうきっかけにしていただければと存じます。

（豊田 義貞）

在宅現場で

［必出！ 薬剤一覧と特徴］

● 一般的な輸液製剤の分類（抗菌薬などの注射用製剤などは除く）

1）5％ブドウ糖液＊1
2）等張電解質輸液
①生理食塩液（生理食塩水・生食などとも呼ぶ） ②乳酸リンゲル液 ③酢酸リンゲル液 ④重炭酸リンゲル液
3）低張電解質輸液
①1号液（開始液） ②2号液（脱水補給液） ③3号液（維持液） ④4号液（術後回復液）
4）高濃度糖加維持液（3）-③の維持液と一部重複する）
5）糖加低濃度アミノ酸輸液
6）アミノ酸製剤
7）脂肪乳剤
8）TPN製剤
①TPN基本液 ②TPNキット製剤 ③TPN用ビタミン製剤＊2 ④TPN用微量元素製剤＊2
9）補正用電解質液

詳細な成分構成や適応については添付文書並びに成書を参照すること

＊1：5%ブドウ糖液も生理食塩液も等張性の輸液製剤だが，前者は全身に分布するに対して後者は細胞外液（細胞間液・血管内）に分布する性質から，敢えて分けて表記している。

＊2：TPN用としているが，末梢輸液にも混合される場合も往々にしてある。

薬学的介入のポイント

輸液療法とは，経口摂取による水分や電解質，栄養の補給が十分に行えない場合などに，体液是正や栄養補給を目的として行われます。特に高カロリー輸液の適応事例では，近年，糖質・電解質・アミノ酸・ビタミン群・微量元素をすべて含んだキット製剤があることから，これに各種投与デバイスを組み合わせることで容易に在宅管理が可能となった印象があります。

しかし，個別性に欠けた栄養管理となることから，体液恒常性のコントロールや栄養欠乏症への対応がおろそかになってしまうことなどが懸念され，それらに薬剤師が関わることが期待されています。ビタミン欠乏症や電解質異常をはじめとする栄養障害に対する知識は現場でのモニタリング・早期発見に活用され，酸塩基平衡の調節や体液分布に関する理解はその後の介入に必要とされます。基礎薬学とされるこれらの知己は，輸液療法において他職種にはない強力な武器として発揮されるでしょう。

● 栄養療法の選択基準

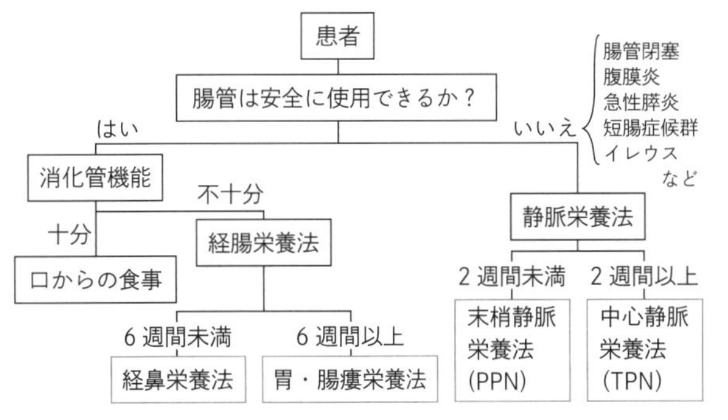

● 輸液の主な目的

① 体液管理

- 各種の疾病，手術などによる体液異常（水・電解質及び酸塩基平衡の異常）の是正
- 経口摂取が不能又は不十分な場合に，日々必要な水・電解質の維持

輸液は体液バランスを正常に保つために，水分や電解質を補正できる迅速な手段であり，患者の病態にあわせて水・電解質輸液が用いられます。

②栄養補給

・消化管が使用できない場合，手術などの侵襲時や食欲不振などで必要な栄養量が充足できない場合に，エネルギー源や体構成成分となる糖質，アミノ酸，脂質やビタミン，微量元素などの栄養素を経静脈的に補給

③その他

薬剤投与ルートの確保（緊急搬送時などに薬剤や輸液の投与に備えてあらかじめ血管を確保しておく）や特殊病態の治療　など

例）メイロン®静注はアシドーシスの治療に，あるいはアミノレバン®点滴静注は肝性脳症の改善を目的として使用される

● **主な等張性電解質輸液製剤（電解質単位mEq/L）**

	Na^+	K^+	Ca^{2+}	Cl^-	Mg^{2+}	PO_4^-	HCO_3^-	乳酸Na	酢酸Na	糖質
細胞外液	142	4	5	103	3	2	27			
生理食塩液	154			154						
リンゲル液	147	4	5	156						
乳酸リンゲル液	130	4	3	109				28		
酢酸リンゲル液	130	4	3	109					28	
糖加乳酸リンゲル液	130	4	3	109				28		グルコース
糖加酢酸リンゲル液	130	4	3	109					28	(5%)

・浸透圧がほぼ血漿と等しい。
・細胞外液が失われた場合の水，電解質の不足分を補う

● **主な低張性電解質輸液製剤（電解質単位mEq/L）**

		Na^+	K^+	Ca^{2+}	Cl^-	Mg^{2+}	PO_4^-	HCO_3^-	乳酸Na	酢酸Na	
細胞内液	↑	15	140	2	1	27	90	10			
ソリタ®-T1号輸液	電	90			70				20		2.6
ソリタ®-T2号輸液	解	84	20		66		10		20		3.2 グルコース(%)
ソリタ®-T3号輸液	質	35	20		35				20		4.3
ソリタ®-T4号輸液		30			20				10		4.3 ↓

・電解質と水分の補給の目的で投与
・細胞内にも水を供給できる

● **1〜4号液の成り立ちとNa^+濃度**

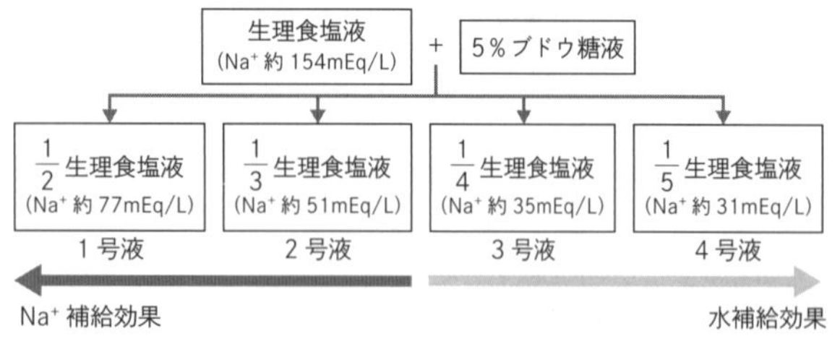

・1号液（開始液），2号液（脱水補給液），3号液（維持液），4号液（術後回復液）に分類

・いずれも血漿と等張にするためにブドウ糖が添加（生理食塩液に対する浸透圧比は1）

・5%ブドウ糖注射液は投与時には等張であるが，生体内でH_2OとCO_2に代謝されるので低張性電解質輸液に分類される

● **点滴注射指示の記載パターン**

1. 流速が書かれている場合
　例）「○○輸液500 mL 50 mL/h」
2. 1日の総量が書かれている場合
　例）「○○輸液500mL 1日2本」
3. かかる時間と総量が書かれている場合
　例）「○○輸液500 mL 4時間かけて」

● 三大栄養素の投与エネルギーの目安

タンパク質（アミノ酸）	平均必要量：0.8〜1.0g/kg/日	・中心静脈栄養（TPN）施行時は　窒素量として250mg/kg/日，タンパク質として1.7g/kg/日
糖質	平均必要量：5〜7g/kg/日	・生体内でブドウ糖まで分解され，ほとんどの組織においてエネルギー源として作用 ・特に中枢神経系のエネルギー源は糖質のみ。低血糖が生じると中枢神経系への影響が危惧される
脂質	平均必要量 0.3〜1g/kg/日	・血糖に影響を与えない燃焼効率の高いエネルギー源 ・総エネルギー投与量の20〜25％に通常設定 ・必須脂肪酸は，ホルモンやプロスタグランジンなどの合成および細胞膜の成分であるため，欠乏には注意が必要 ・飢餓時には遊離脂肪酸（FFA）やケトン体の上昇が確認される クエン酸回路におけるアセチルCoAの代謝速度は，飢餓時や糖尿病時ではオキサロ酢酸の不足などにより低下する。アセトンは，尿，汗，呼気中に排出され，ケトン臭を生じる ケトン体生成（肝臓内）とその利用（肝外組織） 肝臓内 アセチルCoA×2 ① アセトアセチルCoA ② アセチルCoA アセチルCoA アセト酢酸 HMG-CoA CO_2 NADH NAD^+ アセトン β-ヒドロキシ酪酸 肝外組織 ①②←の過程でアセト酢酸（ケトン体）をアセチル CoA として利用する酵素が存在する

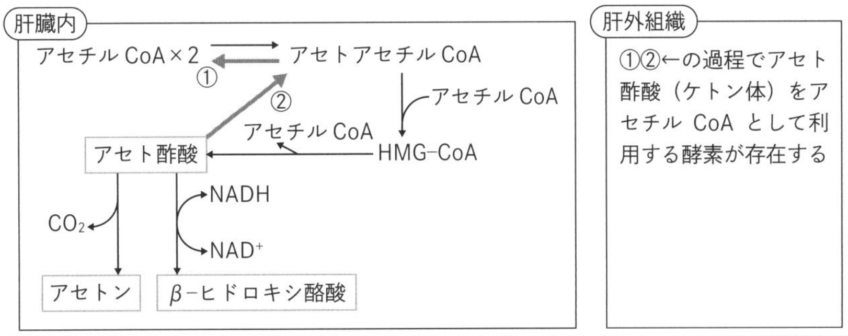

総エネルギー必要量＝基礎エネルギー消費量（basal energy expenditure，BEE）×活動係数×ストレス係数

● 総エネルギー必要量の算出

（1）Harris-Benedictの公式

男性BEE（kcal/日）＝66.47＋13.75W＋5.0H－6.75A
女性BEE（kcal/日）＝655.1＋9.56W＋1.85H－4.68A
※日本人，特に高齢者の場合は高めに出てしまうことが多い

（2）総エネルギー必要量は，BEEに活動係数とストレス係数を乗じて算出する

総エネルギー必要量＝BEE×活動係数×ストレス係数

（3）入院患者の活動係数

ベッド上安静のみ	1.2
ベッド以外での活動あり	1.3
ほとんど臥床していない	1.4
積極的なリハビリを受けている	1.5以上

（4）ストレス係数

慢性低栄養状態	0.6-1.0
術前および退院直前	1.0
手術	1.1（軽度侵襲） 1.2-1.4（中等度侵襲） 1.5-1.8（高度侵襲）
外傷	1.4（長管骨骨折） 1.6（頭部外傷でステロイド投与中） 1.2-1.4（内臓損傷を伴わない鈍的外傷）
感染症	1.2（軽度） 1.5（重度）
熱傷	1.5（体表面積の40％） 2.0（体表面積の100％）
体温が37℃を1℃上回るごとに0.1を加える	

タンパク質を効率よく生成するためのバランス

● NPC/N比（非タンパクカロリー/窒素比）

- アミノ酸が有効にタンパク質に合成されるために必要な指標
- アミノ酸投与量の目安となる
- 必要エネルギーに対してどれくらいの窒素（アミノ酸）を最低投与しなければいけないのかが病状に応じて変わってくる
- 高カロリー輸液のキット製剤は150前後で設計されているものが多い
  - ▶ 術後などのストレス下：120〜150
  - ▶ 腎不全患者：300〜500
    →窒素の排泄が悪くBUN（尿素窒素）が高く，窒素投与量が制限されている。また，タンパク代謝の亢進を改善するために一般の人よりやや高めのエネルギー投与が必要とされている。タンパク質量が多いと腎からの排泄時に負担

がかかるため，タンパク質（アミノ酸）を低めに，カロリーを多めに設定

アミノ酸は十分なエネルギーの存在下では，タンパク質に合成されますが，エネルギーが不十分な場合にはエネルギー源として利用されてしまうので，非タンパク質熱量と総窒素のバランスを確認する必要があります。

NPC	非タンパク質熱量（kcal）。糖質，脂質の熱量
N	総窒素（g）。アミノ酸重量（g）/6.25

● **窒素バランス**

・タンパク質代謝状態を把握する指標
・窒素バランスの推移から侵襲下における傷害期・異化期・同化期を分類できる
・窒素バランスが正のときはタンパク同化状態，負のときはタンパク異化状態

窒素バランス＝（総窒素投与量）－（総窒素排泄量）

2種類の計算方法がある

窒素バランス＝総窒素投与量－尿中尿素窒素(g/day)×5/4
・体内の窒素が約80％尿中に排泄されることを利用し推定

窒素バランス＝(タンパク質投与量÷6.25)－(尿中尿素窒素＋4)
・アミノ酸6.25gにつき1gの窒素が含まれている
・尿中尿素窒素以外の窒素排泄量（糞便や汗など）を1日4gとして推定

▶ 窒素バランスが負の時は，体外から体内へどんなに栄養を投与しても，筋肉の分解を0にすることができないので，リハビリテーションに関しても目標は機能改善ではなく，機能維持にする必要がある（※投与熱量が負の時も筋タンパク異化が進むので同様）

（豊田 義貞，手嶋 無限，村上 理，岡本 耕司，下野 宗隆）

COLUMN

地域連携における3つのキーワード

地域における，連携のキーワードとして「気づく：Sense」「つなげる：Community」「成果：Outcome」の3つが必要であると考えています。

❶ 気づく：Sense

健全な心と知識，また教養などを確保することで相手の問題に気づくことができます。また多職種交流・学会・研究会などに参加することで人脈が拡がり，気づいたことを他者に相談することができます。

❷ つなげる：Community

そうしている中で相談し，相談され，結果的に地域の仕事が増えます。

❸ 成果：Outcome

それに対し薬剤師としての専門性と技術で以って，確かな成果を残していきます。
こう見ていけば，この3つが上手く循環し，やがて地域リソースの重要な一員として薬剤師が位置づけられることになるでしょう。まずはつながることから，地域のコミュニティなどに思い切って参加し，感性を磨いてみては如何でしょうか。

（豊田 義貞）

COLUMN

DI（医薬品情報）の活用

添付文書は，各医薬品に添付されており最も簡単に確認できる必要最小限の情報とも言えますが，原則としてA4判用紙で4枚ページ以内とされているために，非臨床試験の結果や一包化や粉砕の可否を判断するために必要な薬剤の性質に関する情報については不十分な場合があります。これらを補うためにインタビューフォームが作成されています。

参照：独立行政法人 医薬品医療機器総合機構ホームページ
https://www.pmda.go.jp/PmdaSearch/iyakuSearch/

添付文書は最も頻用するDIです。活用すれば，薬の効果を確認するタイミングや副作用が生じた際の原因を予測することができます。医療チームにおける薬剤師の役割が重要視されている中で，最近では臨床検査値や病院内での治療の内容を院外処方せんに付記していく取組も各地で行われています。併用薬，臨床検査値などを考慮して，患者個々の状態に合わせた適切な薬剤の選択ができるように，添付文書は大いに活用しましょう。

〈添付文書から分かる情報〉

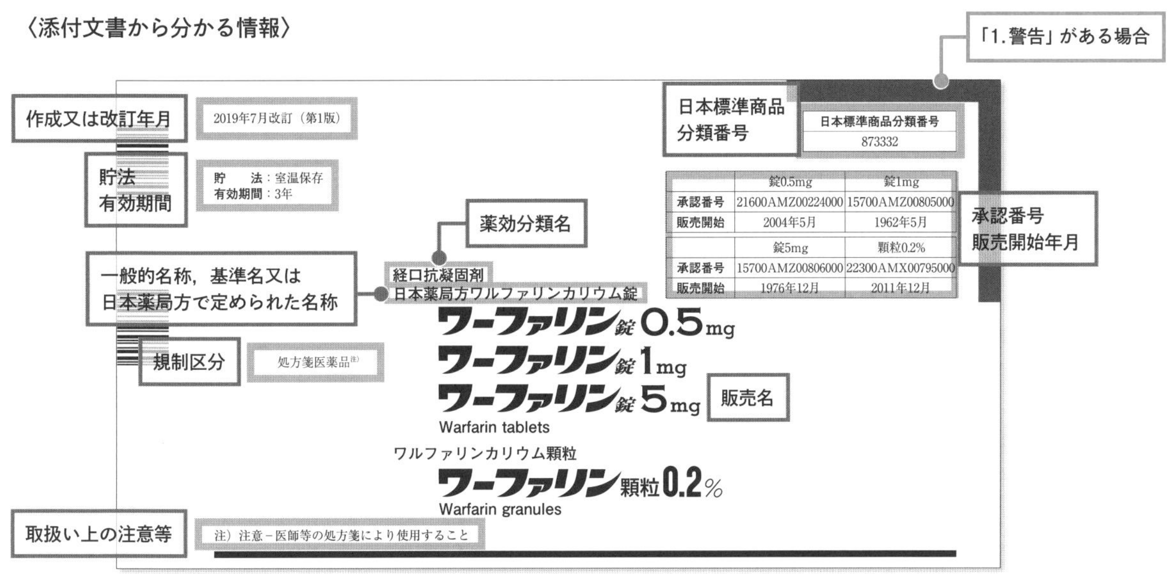

	錠0.5mg	錠1mg
承認番号	21600AMZ00224000	15700AMZ00805000
販売開始	2004年5月	1962年5月
	錠5mg	顆粒0.2%
承認番号	15700AMZ00806000	22300AMX00795000
販売開始	1976年12月	2011年12月

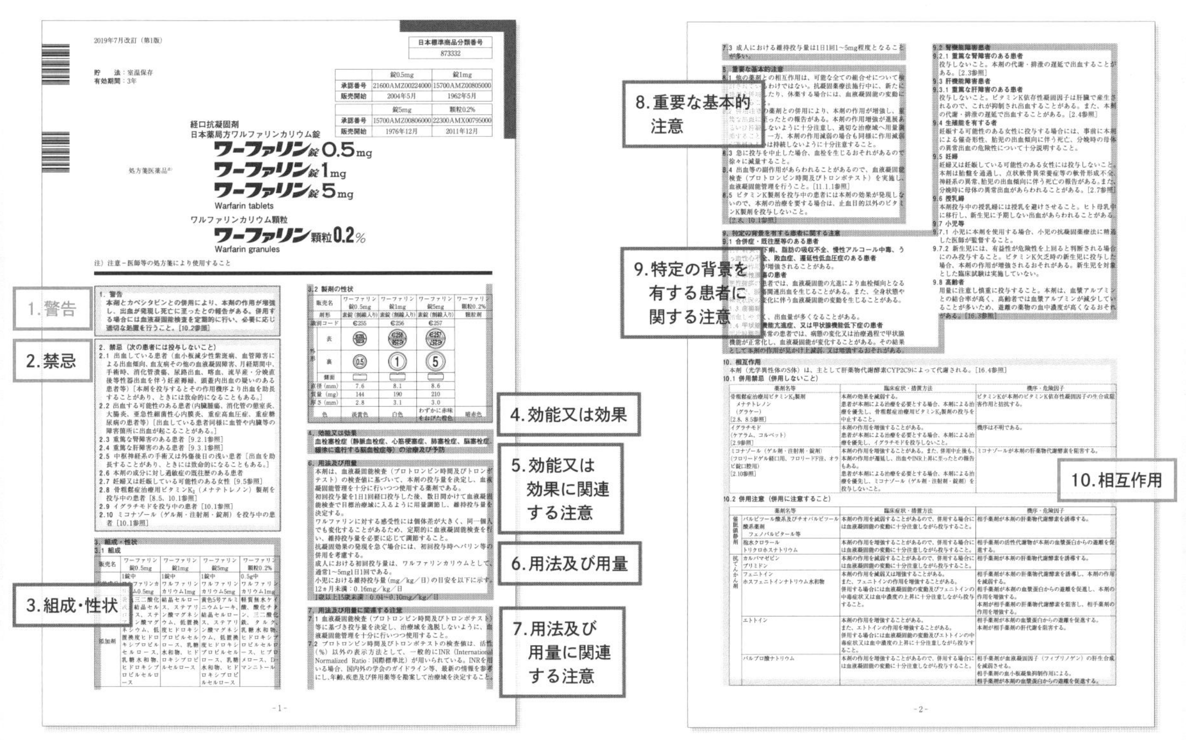

PART 2 各論

2 薬学的介入の実際

● 添付文書から分かる情報

① 投与日数

新規に薬価収載された医薬品は，薬価収載された月の翌月から1年を経過するまでは，投与期間は14日が限度となっていますので注意が必要です。

② 警告

致死的または極めて重篤かつ非可逆的な副作用が発現する可能性がある場合，または現れた副作用によって重大な事故につながる危険がある場合に記載されます。赤枠，赤字で書かれ，警告のある医薬品の添付文書には右肩部分に赤い帯が印刷されています。

③ 禁忌

患者の症状，原疾患，合併症，既往歴，家族歴，体質，併用薬などから投与すべきでない患者について，赤枠，赤字以外の文字で記載されます。

禁忌を除く特定の背景を有する患者への注意は「特定の背景を有する患者に関する注意」に記載されます。

④ 用法・用量

一般的な患者に対して承認を受けた投与量が記載されています。用量が変更できる場合には「適宜増減」の記載があり，概ね通常用量の半量から倍量と説明されています。ジゴキシンやアジスロマイシンなど適宜増減の記載がなく，用法用量を厳密に規定されている薬剤もあります。また，適宜増減の記載があっても，ファモチジンのように腎機能の低下した患者への投与量が記載されるなど，条件付きの適宜増減となっているものも数多くあります。

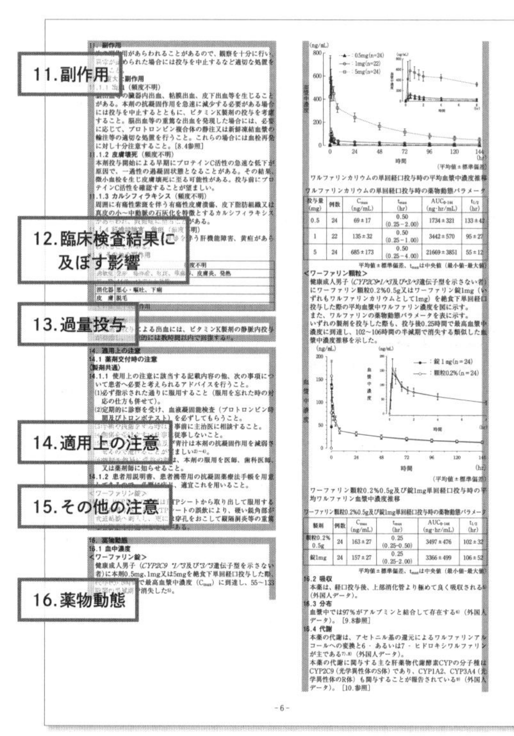

〈添付文書から分かる情報（つづき）〉

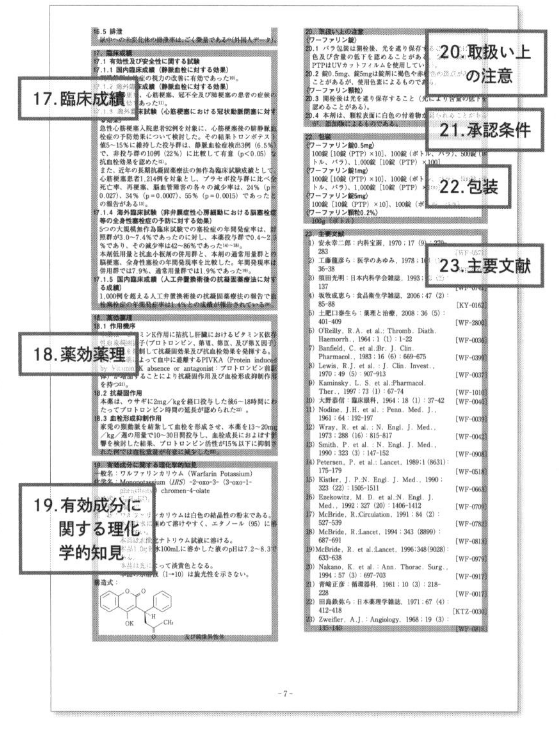

一方，グリベンクラミドの「適宜増量」やベザフィブラート「適宜減量」のようにどちらか一方しか記載されていない薬剤もあります。適宜増減や適宜増量の薬剤では最高投与量が記載されていることが多くありますが，適宜減量の場合いは記載されている用量が最高用量と考えてよいでしょう。

また，適応によって用法用量が異なる場合もありますので，あわせて注意しましょう。

⑤ 副作用と薬効薬理

副作用は薬理作用の過剰反応ですので，両方をあわせて考えるとよいでしょう。

添付文書の適応は申請して承認された保険適応のものしか出ていませんが，薬理作用から考えれば副作用を予想することもできます。

⑥ 使用上の注意と薬物動態

添付文書の使用上の注意は薬剤の特徴を理解する上で重要な項目です。薬物動態の部分とあわせて，なぜそのようなことが起こるのか理解するとよいでしょう。ワルファリンカリウムを例にとって考えてみましょう。

16.3 分布

Ⓐ 血漿中では97％がアルブミンと結合して存在する[6]（外国人データ）。［9.8参照］

16.4 代謝

本薬の代謝は、アセトニル基の還元によるワルファリンアルコールへの変換と6‐あるいは7‐ヒドロキシワルファリンが主である[7),8]（外国人データ）。

本薬の代謝に関与すⒸ主な肝薬物代謝酵素CYPの分子種はCYP2C9（光学異性体のS体）であり、CYP1A2、CYP3A4（光学異性体のR体）も関与することが報告されている[9]（外国人データ）。［10.参照］

16.5 排泄

Ⓑ 尿中への未変化体の排泄率は、ごく微量である[6]（外国人データ）。

（ワーファリン添付文書　薬物動態　動態の吸収，分布，代謝，排泄の項より）

Ⓐ ワルファリンはタンパク結合率が高く，3％が血漿中に遊離しており効果を発揮していることがわかる！

Q1　ロキソプロフェンを併用するとどのような状態変化が予想されますか？
ヒント：添付文書の「併用注意」欄を確認してみましょう

Q2　栄養状態が悪くアルブミン値が低下している患者ではどのような状態変化が予想されますか？

A1　同様にタンパク結合率が高く，結合力の強いロキソプロフェンがアルブミンとの結合においてワルファリンに取って代わり，遊離しているワルファリンが増加した結果，効果増強が予想される。

A2　栄養状態が悪くアルブミンが低下している患者では効果増強が予想される。

Ⓑ ワルファリンのほとんどが肝臓で代謝されることがわかる！

Ⓒ 同様にCYP2C9で代謝される薬剤との相互作用が生じる可能性があることがわかる！

Q1　この観点からの併用注意の薬剤を挙げてみましょう

⑦ 血中濃度

現場でよくチェックする項目の一つです。投与された薬剤がいつから効果が発現するか，副作用が出てしまった薬剤はいつになれば症状がなくなるかなどを予測するときなどに確認します。

中でも半減期は基本的なパラメーターのひとつで，定常状態のある薬物の場合には，半減期の4～5倍で定常状態に達して安定した効果が期待できることや，半減期の長い薬物で副作用が出現した場合には副作用が消失するまでにも時間がかかることが予想されます。

（小黒 佳代子）

PART 2

各論

3. 地域の取り組み

①積極的な多職種連携―横浜―

ここでは，キャンサーボードへ薬局薬剤師が参加する様子を通し，積極的な多職種連携の実際をみてみましょう。

キャンサーボードは，がん診療連携拠点病院に対する指定要件として，設置と定期的な開催が位置づけられているカンファレンスです。目的は，エビデンスに基づいた有効性の高い治療法を決定するとともに，患者・家族の想いに沿った生活が送れるよう支援すること。外科や内科といった診療科や職種を超えて手術・放射線療法および化学療法の専門家が一堂に集まり，がん患者の症状や治療方針などを意見交換し，共有・検討します。

1. 横浜市立大学病院のキャンサーボード

同大学病院はがんに関する教育が盛んです。東京大学・東邦大学・自治医科大学と申請した「がん治療のブレイクスルーを担う医療人育成」が文部科学省「がんプロフェッショナル養成基盤推進プラン」に採択されており，博士課程には「先端的がん治療専門医療人養成コース」が設置されています。

キャンサーボードは2007年より始まりました。月に2回の頻度で定期的に実施されており，院内外の医療・介護関係者が集まり地域全体のがん診療の均てん化を目指しています。

本稿では，本ボードの一例を紹介します。地域連携をテーマに掲げたこの日のボードには，80名近い多職種が集まりました。地域包括ケアの中で各職種がどのようにそれぞれの専門性を尖らせ，その先端を線にして面にしていけるかを模索します。この日は①在宅医療の現状について医師が口演，②症例検討の2つの内容がありました。

2. 病院に伝えたい在宅医療の現状

みらい在宅クリニック（横浜市南区）の沖田将人医師が口演。在宅医師の24時間対応を，病院医師が毎日夜間当直している状態に近いとたとえ，実施しているグループ診療の取り組みを紹介しました。（図1）

続いて，同院の調査結果から患者背景と在宅看取りの相関データを紹介。在宅での看取りに自信がないと答えた介護者でも，約8割が在宅看取りの結果になっており，自信がなくても看取りができる家族は多いという事実に，他職種からは驚きの声もあがっていました。

また病院の退院時「戻ってこないでというニュアンスを伝えられた」と受け止めている患者のほうが,「いつで

在宅医の現状
3Kの仕事なんです
（きつい，汚い，あとは…）
最初の３年は猪突猛進で頑張るんです
→ただ……4年目ぐらいから携帯電話を離せない，
　鳴るだけでも恐怖になる，でも離せない……

継続可能な在宅医療提供のために
当院のグループ診療の取り組み
・常勤医の平日１日，休日２日のオンコール制度
・オンコール以外の夜間，土日は携帯電話を持たなくてよい

図1　在宅医の当直体制におけるグループ診療の取り組み

看護師からみたプロブレム	医師からみた予期されるプロブレム
▶内服薬がきちんと飲めていない ▶インスリン管理がきちんと行えているか不明 ▶食事管理・日常生活がきちんと行えていない ▶介護保険など社会資源が導入されておらず，入院まで介護保険の申請などについてどこからもアナウンスがなかった	▶経口フッ化ピリミジン製剤の内服コンプライアンスが危惧された ▶有害事象発現時に家人のサポートが得られない可能性 ▶頻回の水様便のコントロールが困難な場合在宅療養のQOLが低下する可能性 ▶食事などの生活環境を十分に確保できない可能性 ▶インスリンによる血糖コントロール不良，しばしば低血糖の状態になる ▶希少例で標準的治療が確立されておらず経過中急変が予想される

図3　看護師と医師の立場それぞれからのプロブレム

がんにおける在宅医療の課題

・在宅ではなかなか対応がむずかしいこと
　モルヒネ製剤の皮下点滴
　　ポンプの保険算定が1250点/月（12500円）であるが実際のレンタル料が25000円前後かかり，クリニックの持ち出しになる
・がん治療中の在宅医療の併用
・在宅緩和医療が“死ぬための医療”ではなく“死ぬまでの時間を楽に過ごすための医療”
・がんの在宅医療は絶望の場ではなく，最高の贅沢であるという病院医師の認識

図2　がんにおける現在の課題

も戻って大丈夫というニュアンスを伝えられた」と受け止めている患者より在宅での看取り率が低いデータが紹介され，理由として「行き場がないと心の余裕がなくなってドクターショッピングに走り，かかりつけ医が長く丁寧にみることが難しい」と指摘。在宅医療スタッフ，病院医療スタッフ共にたいへん関心を持って口演に耳を傾けていました。

最後に病院と在宅がいっそう連携強化していくにあたり，治療中のがんにおける在宅医療の問題点やモルヒネ製剤のコスト，病院スタッフががん在宅医療に対し，ポジティブなイメージをもつことの必要性などが伝えられました（図2）。

3．症例検討

症例について多職種がそれぞれの立場から口演し，職種間の動きについて学びあいます。

本日の症例は根治不能と診断された十二指腸がんで在宅医師介入なし・外来化学療法例です。

患者： 60歳代，女性
既往： 糖尿病，橋本病，脳梗塞後，多系統萎縮症，虚血性心疾患

各職種が順にプロブレムとアプローチ，結果を話していくため，同じ症例に対する職種ごとの観点・立場からの見解がわかりやすく，互いの専門性の理解につながります（図3）。

本症例では在宅医師は入らず，外来受診を継続中です。①内服薬の服用コンプライアンス不良，②インスリンによる血糖コントロール不良，③頻回な水様便などについて経過と現状が報告され，病院の医療スタッフが訪問看護師に，「全ての症状が副作用とは限らず，化学療法の有無に限らず起こる可能性がある」とアドバイスするなど意見交換が続きました。

① 内服薬のコンプライアンス不良

多科併診で薬剤の一元的管理ができていなかったため，薬局で一元管理することになりました。厳密な管理が必要な化学療法に加えほかの併用薬も多く，服薬介助者全員の理解が必須の状況であったため，薬剤師が服薬一覧表を作成し，処方変更内容や服薬スケジュールも含め，家族や訪問看護師をはじめとする介護者に説明・共有しました。

② インスリンによる血糖コントロール不良

本症例では訪問看護師から「スタッフ全員がひやひやしながら対応した」と発言があるほど低血糖が頻発するにもかかわらず，外来受診が1か月に1度しかなく，受診時の検査データから医師が処方変更することは困難な

食事量に応じたインスリンの量

食事の量が2/3		
朝食	ノボラピッド	2単位
昼食	ノボラピッド	2単位
	ランタス	3単位
夕食	ノボラピッド	2単位

⬇

食事の量が1/3		
朝食	ノボラピッド	0単位
昼食	ノボラピッド	0単位
	ランタス	3単位
夕食	ノボラピッド	0単位

図4　食事量に合わせたインスリンの変更

状況でした。

解決策として，薬剤師が血糖値やバイタルサイン，排便状況や食事の様子などを記録する血糖値等報告書を作成し，多職種で共有・記載することにしました。診療前に同大学病院の福祉継続看護相談室に届け，施設看護師から医師に報告し，診療時のインスリン単位変更の参考とする試みを実施しました。結果，最低限の基礎インスリンと，食事量や下痢状況にもあわせたごく少量の超速攻型インスリンで対応することができるようになりました（図4)。

③ 頻回な水様便

下痢症状がひどく，自宅で尿取りシートを敷き詰めて生活する日々で，家族の負担と患者の体力低下が懸念されていました。処方されたアヘンチンキは液剤のため，服薬したかどうか残量で見分けがつきにくい問題点があり，服用忘れ・重複服用が起きます。

薬袋に服薬チェック表をつけることで，だれがいつ服薬介助したかが把握でき，下痢症状が改善されました。

キャンサーボードではこうした経過報告と意見交換に加え，さらに，今後起こりうる可能性がある薬物有害反応以外のQOL低下や終末期の対応などについても共有・検討されます。病院医師が在宅医療チームスタッフへの感謝を伝えるなど，この場だからできる職種間の交流もみられました。

（奈良 健）

COLUMN

チーム医療ってなんだ

職種連携による「チーム医療」とは実際，どのようなものでしょう。
本書を読まれている，これから在宅医療に臨まれる皆さんは，チーム医療という言葉を初めて耳にするわけではないでしょう。そして，「在宅医療の現場に出たら，専門的な知識をもって，薬学的介入を行うんだ。それがチーム医療＝職種連携の実際」，そうお考えではないでしょうか。

少し，筆者の「職種連携の実際」体験を紹介します。
患者のバイタルサインをとっていると，看護師から「看護師の仕事で，薬剤師のやることではない」と言われました。朝と夜の2回バイタルサインをとる必要があるのですが，訪問看護が朝しか入っていない患者でした。

一方，在宅業務に関する失望を感じた，こんな薬剤師の言葉を耳にしたことがあります。
「現場に出たら薬学的介入ができるようになると思っていたら，薬を配達してお薬カレンダーにセットするだけだった。ヘルパーさんには感謝されたけど，正直がっかりした」
実は筆者がかかわった初めての在宅医療業務も，薬の配達でした。お薬配達してもらえますか？と連絡をくださったケアマネジャーに「配達は薬剤師の仕事ではなく，云々」と電話口で延々と説明したことを覚えています。

今振り返れば，看護師の発言と筆者の発言は似ていることがわかります。
医療者にはもちろん職種ごとに専門性があり，チーム医療では各自が専門性を尖らせる必要があります。同時にバイタルサインや配達といった「一見，誰もができて必要なこと」に対し，各職種が少しずつ手を伸ばしあう必要もあるのです。バイタルサインは看護師と医師だけがとります，エンシュアリキッドを運ぶだけだから行きません，で現場は成り立つのか？　患者にとって必要な時に誰がバイタルサインをとってもよい，むしろできる人がとらなければならない。配達は，専門性という薬剤師意識を満足させるために行くものではない。専門性に固執すると患者が見えなくなります。

ここからが大切なところ。
地域医療の現場はこの,「一見，誰もができて必要なこと」にあふれています。褥瘡，口腔ケア，患者の経済問題，家族の負担…。
一見，と付け加えているのは理由があります。
例えば配達。国内には，ドローンによる医薬品配送の実用化に向けた取り組みが進んでいる地域もあります。薬の配達という行為は薬学的介入ではない，と言えるかもしれません。
でも筆者は，ただ配達という行為だけで終わってはいけないと考えます。「薬を配達してほしい」ニーズに見える患者ですが，それは本当のニーズでしょうか？　違いますよね。患者の本当の望みは「薬がほしい」ではなく,「薬を飲まなくて済むようになりたい」だったり「趣味の編み物を再開したい」だったり…。そうした患者の本当の望みをかなえるためという視点を持つと，薬を持っていった先には，専門の立場で見えることがあります。**「一見，誰もができて必要なこと」は専門性を発揮するための入り口ともいえるのです。**薬を届けて，患者の腹部を聴診したところポコポコと泡が出るような音がした──医師はイレウスから来ているのか，腸捻転から来ているのか，診断するかもしれません。薬剤師は前回の下剤服用時間から逆算して薬効確認を行うかもしれません。それぞれが得た情報と判断材料が共有されるところからはじまるのが，職種連携の実際といえるでしょう。

（奈良 健）

3. 地域の取り組み

② 先進事例―長崎―
～ヒューマンネットワーク，医療情報連携ネットワーク，多職種連携教育（IPE）～

在宅療養支援において，長崎では国内でも先進的な取組が行われてきました。多くの方々の尽力により，多職種連携によるヒューマンネットワーク，地域医療情報連携ネットワーク，他職種への理解が進むための人材養成・教育などが着々と整備されつつあります。本稿ではこれらの取組を紹介します。

1. 背景

長崎市は，地形がすり鉢状で坂道・階段が多いことから，ADL低下により外出困難になる地域住民が発生しやすいという特徴があります。高齢化による通院困難者が増え，在宅医療に移りやすい状況なのです。

人口約43万人〔平成27年（2015年）国勢調査時〕で，10万人当たりの診療所の数は110.2施設と，全国平均（68.4施設）の2倍近くにのぼります。

県全体でみると離島が多いことも特徴で，有人島は72にのぼります。離島人口は約14万人〔平成22年（2010年）国勢調査時〕と，県の約10人に1人が離島に住んでいることになります。

2. ヒューマンネットワーク：OPTIMプロジェクト

長崎市は，2008～2010年度に厚生労働省選定取組「がん対策のための戦略研究OPTIMプロジェクト（Outreach Palliative care Trial of Integrated regional Model：緩和ケア普及のための地域プロジェクト）」に，全国4地域の1つとして選ばれました。

ICTネットワークで地域がつながろうとするとき，うまくいくかどうかの肝になるのは，ベースにヒューマンネットワークがあるかどうかといわれています。長崎はOPTIMにより，ヒューマンネットワークの素地が築かれました。

院内カンファレンスがオープン化されたり，退院時カンファレンスに地域の専門職が参加しやすくするよう開始時間を19時以降に設定するなど，現場レベルでの取組みが続いてきました。地域の実情に合わせた調整はお互いのことを知り合うきっかけになりましたし，関係者一人ひとりが，「病院でしかできないこと」「地域でもできること」を相互に理解していけたと感じています。

OPTIM終了後は「長崎市包括ケアまちんなかラウンジ」という地域の各種相談窓口が設けられ，機能を発揮しています。さらにこの流れの中，さまざまなヒューマンネットワークについても多様な活動が行われるようになっています（図1）。

3. 医療情報連携ネットワーク：あじさいネット

2004年10月に始まった，長崎地域医療情報連携ネットワークシステムの通称が「あじさいネット」です。オンラインで提供される高セキュリティのポータルサービスで，離島医療・在宅医療における情報格差解消・インフラ整備を実現してくれました。

あじさいネットでは，主治医が患者の同意を得て，各種診療情報を複数の医療機関で共有します。メリットは各施設が互いの検査，診断，治療内容，説明内容などを把握した上でのケアに繋がること。

先述のヒューマンネットワークによる顔の見える関係が土壌にあることが，あじさいネットの円滑な活用によい影響が出ていると感じています。

現在は病院・診療所・薬局・訪問看護ステーションといった医療以外の，福祉・介護分野にもサービスが広がっています。セキュリティの保たれた環境下における病院と地域の双方向の情報連携により，シームレスな医療の提供が実現に近づいているといえます（図2，3）。

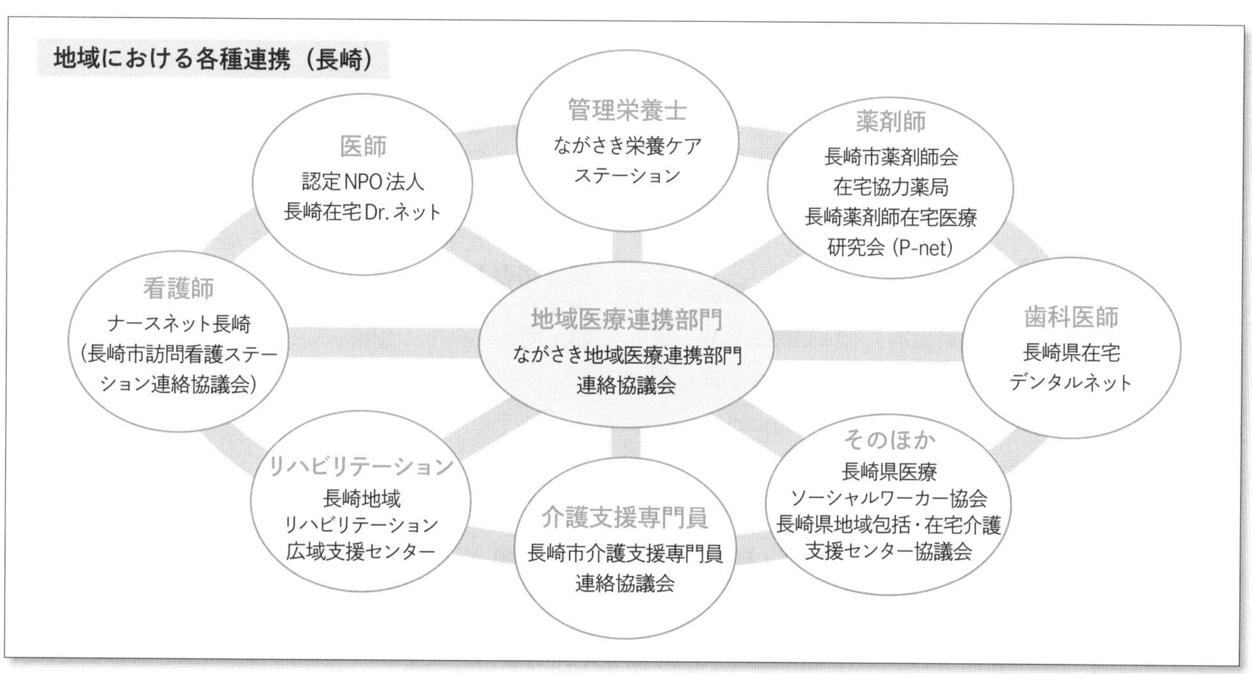

図1　長崎市の主なヒューマンネットワーク

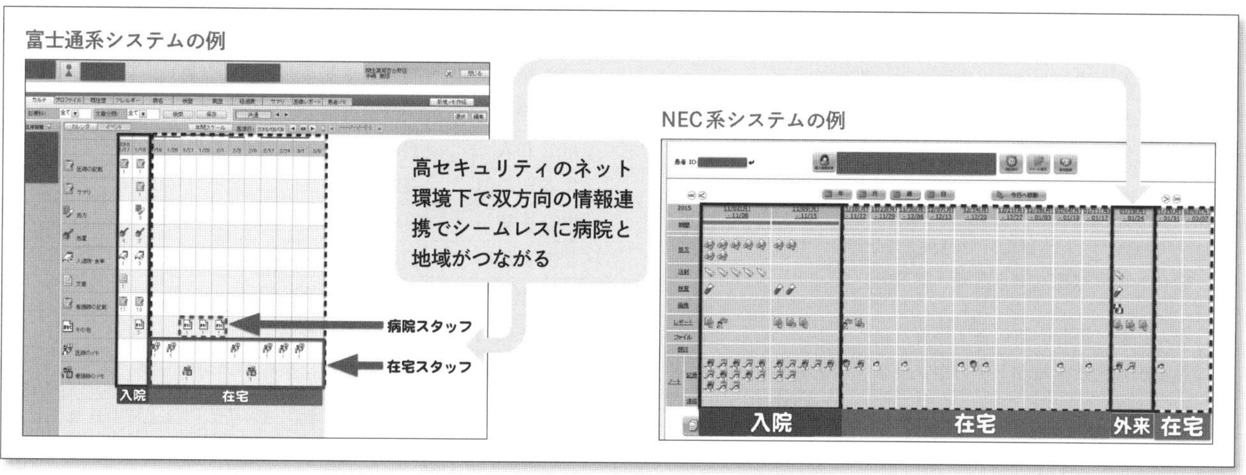

図2　あじさいネットのスクリーン

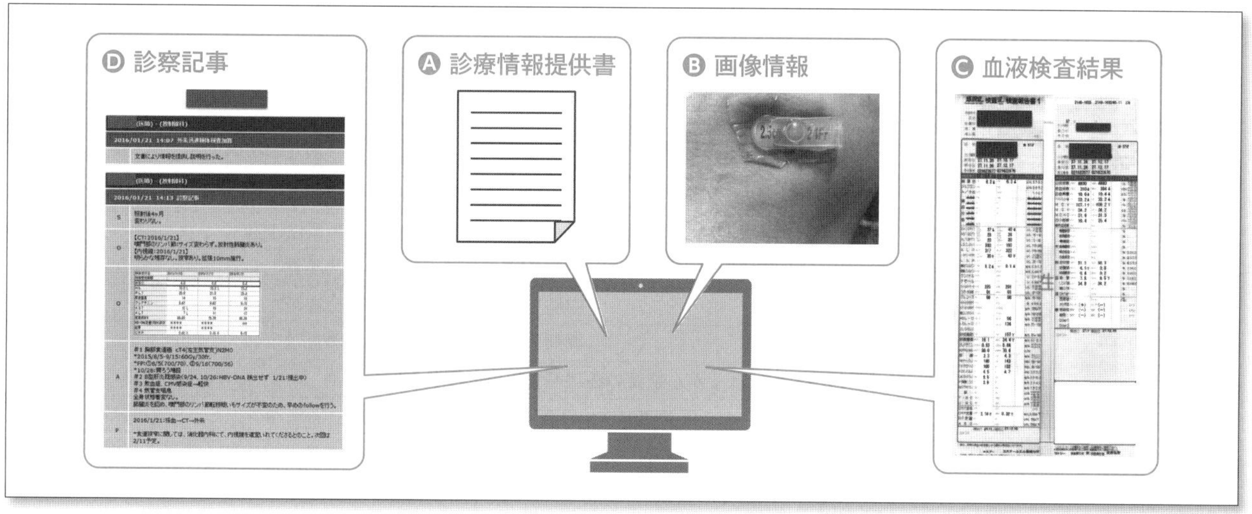

図3　あじさいネットで共有される情報

4．多職種連携教育

（IPE：Interprofessional education）（表1）

① 地域完結型教育

キーワードである「地域完結型教育」は，離島医療にもいえます。長崎大学大学院医歯薬学総合研究科離島・へき地医療学講座は，2004年5月に全国初の地方自治体（五島市）からの寄付講座として開講しました。離島の中核病院内にある「離島医療研究所」を活動拠点とし，現在は，医学部・歯学部・薬学部など医療系の多学部が離島医療の現場でともに学ぶ環境が整備されています。

表1　長崎の教育プログラムの特徴

大学を飛び出て，地域をフィールドに展開	・キーワードは「地域完結型教育（①）」 ・学生教育を通じて地域の専門職も新たな教育を知る機会にもなる
学部間・大学間連携教育の実質化と質保証を図る	・アウトカムを重視した順次性カリキュラム ・**大学間単位互換**（②）の合同授業・実習 ・WEB講座（③）による反転授業

表2　WEB講座『多職種協働による在宅がん医療・緩和ケアの基礎知識』

在宅医療・福祉コンソーシアム長崎 WEB講座
『多職種協働による在宅がん医療・緩和ケアの基礎知識』

	タイトル（講座名）	講師氏名	所属表記
	【多職種協働によるがん患者の在宅療養支援の基本】		
1	在宅医療・福祉コンソーシアム長崎の取組とWEB講座の紹介	中嶋 幹郎	長崎大学薬学部（事業推進担当者）
2	取組代表者からの挨拶	片峰　茂	長崎大学学長（代表校）
3	在宅がん医療における多職種協働（医師）	松坂 誠應	長崎大学理事・副学長（事業推進責任者）
4	在宅がん医療における多職種協働（薬剤師）	手嶋 無限	長崎大学薬学部（専任教員）
5	在宅医療が果たすべき役割	天本 俊太	長崎県医師会
6	がん医療の基礎知識（医師）	芦澤 和人	長崎大学病院
7	緩和ケアの基礎知識（医師・看護師）	北條 美能留	長崎大学病院
		中嶋 由紀子	長崎大学病院
8	緩和ケアの基礎知識（医師・薬剤師）	北條 美能留	長崎大学病院
		龍　恵美	長崎県病院薬剤師会
9	がん医療・緩和ケアの在宅療養支援	岩本 佐由利	長崎県看護協会
10	在宅がん医療・緩和ケアのケアマネジメント	大町 由里	長崎県介護支援専門員連絡協議会
	【専門職によるがん患者の在宅療養支援の実際】		
11	医師による在宅療養支援～長崎在宅Dr.ネットの活動～	詫摩 和彦	認定NPO法人長崎在宅Dr.ネット
	医師による在宅療養支援～あじさいネットの活用～	詫摩 和彦	認定NPO法人長崎在宅Dr.ネット
12	看護職による在宅療養支援	道辻 美佐子	長崎県看護協会
13	薬剤師による在宅療養支援	佐田 悦子	長崎県薬剤師会
14	歯科医師による在宅療養支援	吉田　敏	長崎県歯科医師会
15	歯科衛生士による在宅療養支援	猪野 恵美	長崎県歯科衛生士会
16	管理栄養士による在宅療養支援	古川 美和	長崎県栄養士会
17	在宅医療支援における訪問リハビリの役割～総論～	本田 憲一	長崎県理学療法士協会
	リハビリテーションによる在宅療養支援（理学療法士）	本田 憲一	長崎県理学療法士協会
18	リハビリテーションによる在宅療養支援（作業療法士）	黒木 一誠	長崎県作業療法士会
19	リハビリテーションによる在宅療養支援（言語聴覚士）	戸澤 明美	長崎県言語聴覚士会
20	福祉の視点による在宅療養支援（社会福祉士）	中島 誠司	長崎県社会福祉士会
21	福祉の視点による在宅療養支援（介護福祉士）	堀部 和貴	長崎県介護福祉士会
	【多職種協働によるがん患者の在宅療養支援の模擬事例】		
22	退院時カンファランス（ケアスタッフによる事前ミーティング）	WEB講座講師等	在宅医療・福祉コンソーシアム長崎
23	退院時カンファランス（患者・家族も含めたミーティング）	WEB講座講師等	在宅医療・福祉コンソーシアム長崎
24	サービス担当者会議	WEB講座講師等	在宅医療・福祉コンソーシアム長崎

〔在宅医療・福祉コンソーシアム長崎ホームページから自由に閲覧可能　https://www.hhc-nagasaki.jp/webkouza/（2019年11月閲覧）〕

② 大学間単位互換

2001年度からスタートしている長崎県内全ての大学・短期大学・高等専門学校が参加する単位互換制度「NICEキャンパス長崎」へ，大学間連携取組による単位互換科目が開講されています。

③WEB講座：多職種協働による在宅がん医療・緩和ケアの基礎知識（表2）

大学間単位互換科目として開講している授業のエッセンスを20本以上の動画に体系化し，無料公開するなどの取り組みがなされています。WEB講座では，学生をはじめ全ての方がインターネットを通じて視聴可能で，授業の予習・復習（反転授業）に活用することで学習内容の定着につながることなどが期待されています。

また，2009年度からは薬学分野も含めた教育プログラムとして文部科学省選定事業が実施されたことも，長崎の地域完結型教育の実現に大きく寄与したものと思われます（表3）。

5. 口のリハビリテーション地域・医療連携事業

2012年度から，長崎県西彼保健所が主催となり「口のリハビリテーション地域・医療連携事業」が開始されました。開始当初から，

・口腔ケア等実践者養成研修（年1回）

・口のリハビリテーション地域・医療連携事業作業部会（年1回）

・西彼地区口のリハビリテーション学習会への支援（年3回程度）

の3本柱で取り組んでいます。長崎県西彼保健所が支援し，歯科医師が事業代表となり，多職種が作業部会を構成し，地域に根ざした活動を展開しています。学習会では専門職による講演に加え，事例検討の演習を行うことで，地域の中での関係作りを行います。また，本事業の成果物として，「事例集『口腔ケアや摂食・嚥下アプローチ』（長崎県ホームページ内）」を作成し，多職種協働による食支援の実現に向けた啓発活動も行われています。

表3　長崎で実施されている教育プログラム（長崎大学ホームページより）

年度	取組名	活動主体	特徴
2009～2011年度	文部科学省選定「大学教育充実のための戦略的大学連携支援プログラム」選定取組（戦略GP）	長崎薬学・看護学連合コンソーシアム※1	・テーマ「在宅医療と福祉に重点化した薬学と看護学の統合教育とチーム医療総合職養成の拠点形成」 ・目的：薬学，看護学の統合教育体制の確立と地域住民への啓発　など
2012～2016年度	文部科学省選定「大学間連携共同教育推進事業」選定取組	在宅医療・福祉コンソーシアム長崎※2	・テーマ「多職種協働による在宅がん医療・緩和ケアを担う専門人材育成拠点」 ・目的：薬学，看護学に加え医学・歯学などの教育者も入り，協働教育体制の充実を図った，より発展的な取組
2013～2017年度	文部科学省未来医療研究人材養成拠点形成事業「リサーチマインドを持った総合診療医の養成」	長崎大学医学部と長崎純心大学が連携	・テーマ「つなぐ医療を育む先導的教育研究拠点の構築 —人と人，場と場，ケアとリサーチをつなぐ総合診療医の養成—」 ・目的：地域包括ケアシステムを理解・実践できる人材養成 ・地域包括ケア教育センターを創設し活動を展開
2014～2018年度	文部科学省「課題解決型高度医療人材プログラム」	長崎大学医学部保健学科	・テーマ「高度リハビリテーション専門職の養成 —長崎地域包括ケアシステムを活用したプログラム—」 ・目的：地域で高齢者や障害者に包括的なリハビリテーションとケアを提供するシステム構築 ・保健学実践教育研究センターを創設し活動を展開

※1　長崎薬学・看護学連合コンソーシアム：長崎県内の国公私立3大学（長崎大学・長崎県立大学・長崎国際大学）・1自治体（長崎県）・4職能団体（長崎県医師会・長崎県看護協会・長崎県薬剤師会・長崎県病院薬剤師会）が一体となった組織。

※2　在宅医療・福祉コンソーシアム長崎：長崎県内の国公私立3大学（長崎大学・長崎県立大学・長崎国際大学）・4自治体（長崎県・長崎市・長与町・佐世保市）並びに関連する12職能団体（長崎県薬剤師会・長崎県病院薬剤師会・長崎県看護協会・長崎県医師会・長崎県歯科医師会・長崎県歯科衛生士会・長崎県理学療法士協会・長崎県作業療法士会・長崎県言語聴覚士会・長崎県栄養士会・長崎県社会福祉士会・長崎県介護福祉士会）・1法人（認定NPO法人長崎在宅Dr.ネット）が一体となった組織。

参考文献

・手嶋無限，【わが街のIPW】長崎でのIPWの紹介～ヒューマンネットワーク，地域医療情報連携ネットワーク，多職種協働教育について～，保健医療福祉連携，9，39-43，2016

（手嶋 無限）

③オリジナルの取り組み―京都―
～超級多職種連携で「京都ならでは」の食を支える～

栄養サポートにおいて，これまで全国の病院で栄養サポートチームが創設され，栄養評価や治療支援を目的とした人工栄養の投与など，多彩な支援が実施されてきました。一方で退院後も継続した療養管理を必要とする高齢者や，重症患者（小児や神経難病など）に対する長期的なサポートの必要性も声高に訴えられています。

京都においても療養ステージの枠組みを超えた地域一体型栄養サポートの体制整備が求められ，意志を同じくする有志が集まり様々な取り組みが試みられています。

本稿では筆者がこれまで関わった多職種連携の仕組みづくりと，このなかでも特に京都という町と文化を巻き込んだ一風変わった食支援を紹介します。

1. 食支援を視座とした連携体制の構築（図1）

① 京都府口腔サポートセンター

経口摂取を維持するためには口腔機能の問題が重要となります。平成20年に設立された京都府口腔サポートセンターは，地域で口腔ケア普及のための研修・啓発事業や，歯科の併設されていない病院や施設，通院が困難な在宅患者へ歯科チームを派遣する事業を担っています[1)]。

サポートセンターは，府内でいくつかの地区センターに分かれており，転院・入退院など療養場所が変わっても，各センター間が情報の橋渡しを行うことによって継続した口腔管理が可能となり，同時に地域における連携体制の一翼を担うことにもなっています。

京都市南区・下京区を管轄とする南口腔サポートセンターは，急性期病院での周術期口腔管理にも積極的に取り組んでおり[2)]，また山科口腔サポートセンターでは，化学療法中における口腔管理の体制作りを検討するなど，センターによる特徴的な取り組みも行われています。

② 山科地域ケア愛ステーション

食支援に限らず，在宅療養支援の現場では，さまざまな専門職が必要とされる際，多くはケアマネジャーの個人的人脈や経験が頼りでした。

そこで，山科区医師会に窓口を設置し，相談事項を記載しFAX送信すると，内容に応じて各職能団体（山科医師会・京都府薬剤師会山科支部・山科口腔サポートセンター・京都府栄養士会）に転送され，薬剤師や歯科衛生士，管理栄養士といった人材が派遣される仕組みが作られました。

システムの目玉は，管理栄養士が在宅訪問できる点にあります。まだ課題も多いですが，現システムを介し，地域の食支援に対する実績を積み上げ，社会でより確実に継続可能とされる仕組みづくりの一翼を担えるものと考えています[3)]。薬剤管理をはじめとする疾患コントロールが安定した次の一手として，リハビリと同様に進めていきたいと考えています。

③ 京都府医師会による食支援・排泄支援の相談窓口

先述した愛ステーションはケアマネジャーなどを利用者として考案された仕組みですが，こちらは患者・家族など一般市民を対象として創設が検討され，平成28年4月よりはじまった相談窓口です。まだ利用は限られていますが，薬局やドラッグストアのほか介護食を販売するスーパーなどにも相談用紙（図2）を設置することを想定して企画されており，今後の取り組みの広がりに期待が募ります。

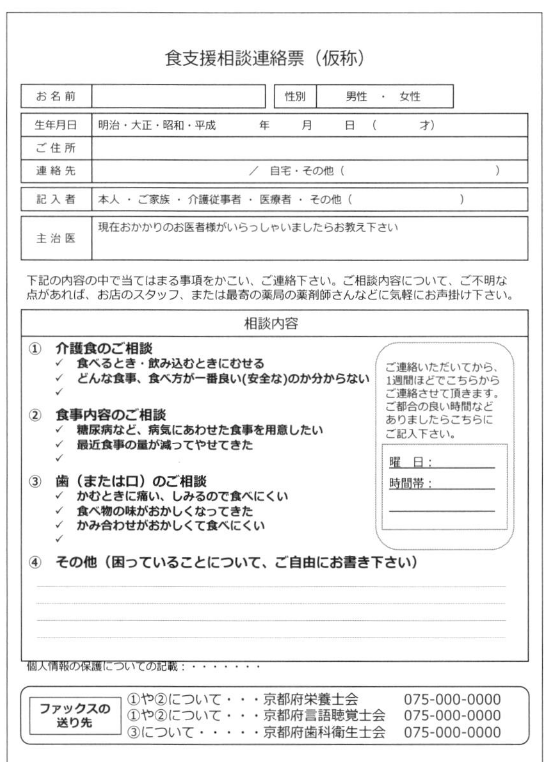

食支援相談連絡票（仮称）

お名前		性別	男性 ・ 女性

生年月日	明治・大正・昭和・平成　　年　　月　　日（　　才）
ご住所	
連絡先	／ 自宅・その他（　　　　）
記入者	本人 ・ ご家族 ・ 介護従事者 ・ 医療者 ・ その他（　　　　）
主治医	現在おかかりのお医者様がいらっしゃいましたらお教え下さい

下記の内容の中で当てはまる事項をかこい、ご連絡下さい。ご相談内容について、ご不明な点があれば、お店のスタッフ、または最寄の薬局の薬剤師さんなどに気軽にお声掛け下さい。

相談内容

① **介護食のご相談**
- ✓ 食べるとき・飲み込むときにむせる
- ✓ どんな食事、食べ方が一番良い(安全な)のか分からない
- ✓

② **食事内容のご相談**
- ✓ 糖尿病など、病気にあわせた食事を用意したい
- ✓ 最近食事の量が減ってやせてきた
- ✓

③ **歯（または口）のご相談**
- ✓ かむときに痛い、しみるので食べにくい
- ✓ 食べ物の味がおかしくなってきた
- ✓ かみ合わせがおかしくて食べにくい
- ✓

ご連絡いただいてから、1週間ほどでこちらからご連絡させて頂きます。ご都合の良い時間などありましたらこちらにご記入下さい。

曜　日：
時間帯：

④ **その他（困っていることについて、ご自由にお書き下さい）**

個人情報の保護についての記載：・・・・・・・・

ファックスの送り先
①や②について・・・京都府栄養士会　075-000-0000
①や②について・・・京都府言語聴覚士会　075-000-0000
③について・・・・・京都府歯科衛生士会　075-000-0000

図2　相談用紙の例

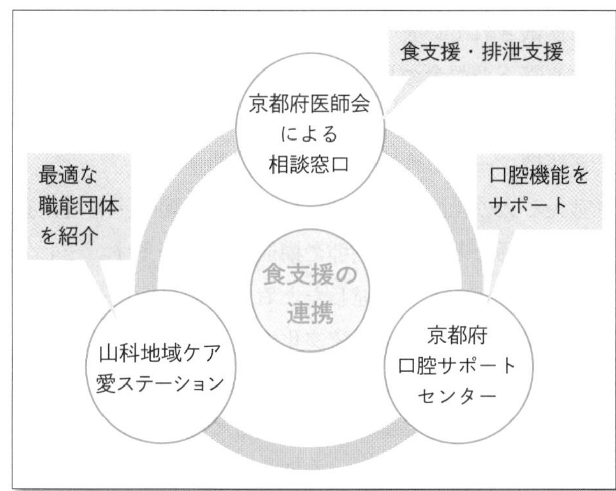

図1　京都における食支援連携の取り組み

2. 嚥下食・介護食器プロジェクト

嚥下調整食の創意工夫に関する取り組みは，我が国で独特の発達を遂げています。病院・施設を中心に取り組まれてくることが多かったのですが，京都では，「京滋摂食・嚥下を考える会（以下考える会）」が中心となり，国内でも非常に歴史の深い数多くの伝統文化を誇る京都の特徴を活かした共同事業をいくつか展開しています（表1，図3）。

医療・介護の枠を超えた協力を得て食文化まで昇華させた取り組みを，京料理，京和菓子，お茶から紹介します。

表1　考える会のさまざまな取組み

取組名	主な共同事業者
①嚥下食プロジェクト～京料理～	NPO法人日本料理アカデミー（本拠地：京都）
②嚥下障害者向けの京和菓子の開発	京都府生菓子協同組合
③とろみ茶の開発	老舗茶舗の福寿園CHA研究センター
④介護食器の開発	NPO法人日本料理アカデミーほか，清水焼団地協同組合，京漆器の老舗をはじめとする伝統食器産業の方々，京都市産業技術研究所研究員

① 嚥下食プロジェクト～京料理～

平成24年1月より開始され，現在まで続いているプロジェクトで，共同事業者のNPO法人日本料理アカデミー（本拠地：京都）は，和食の世界無形文化遺産登録に中心的立場として貢献された団体です。

嚥下調整食は物性上の制約を重んじるばかりに，食事に本来宿るはずの香りや風味，歯ごたえや喉越し，また見て楽しむといった感性に訴える部分が欠落しやすい課題がありました。プロジェクトでは，これに京料理の伝統技法による解決方法を模索し，その成果を敬老の日など定期的に機会を設け，行事食として提供しています。提供された高齢者の瞳に再び光が宿り，家族が涙を浮かばせる場面もありました。

さらに，この事業を通して近隣施設との情報提供・技術供与が進んでおり，地域の食支援ネットワーク構築にも貢献していると考えられます。

② 嚥下障害者向けの京和菓子の開発

心に楽しみが芽生え，季節感を得られる嚥下障害者向けの京和菓子の開発では，地元企業の協力で，試作された和菓子の物性測定システムも導入され，より安全性の高い製品が実現しつつあります。

③ とろみ茶

京都になじみの深い「お茶」に関しても，美味しいとろみ茶の開発・研究に取り組んでいます。

④ 介護食器の開発

近年新しく立ち上がったプロジェクトで，食事に見

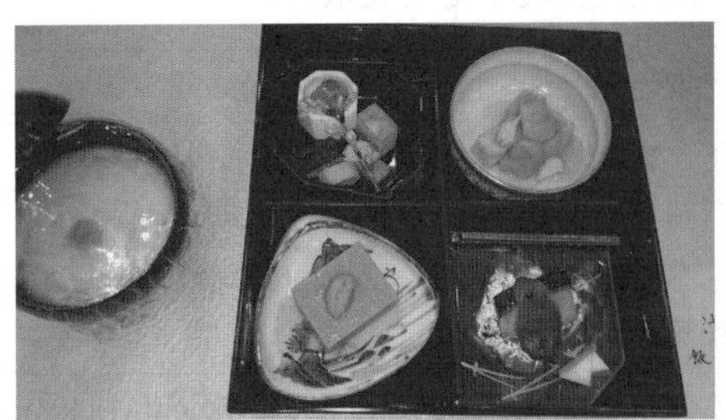

①嚥下食の例

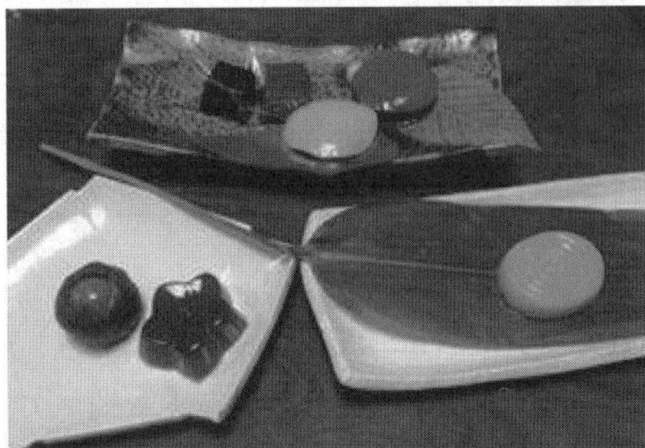

②嚥下障害者向け京和菓子の例

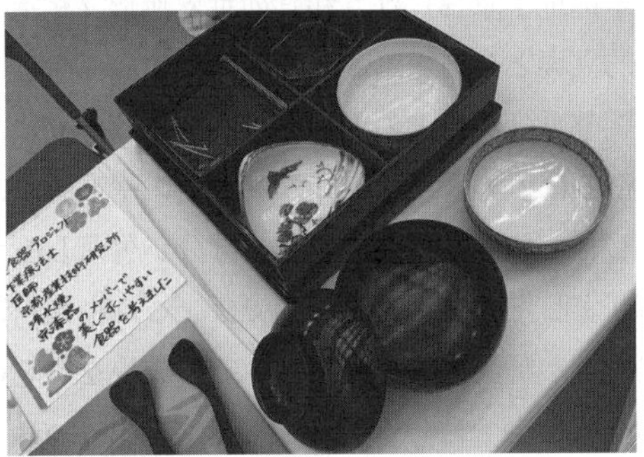

④介護食器の例

図3　考える会のさまざまな取組み

合った介護食器を開発するため，考える会の言語聴覚士や管理栄養士に，陶芸家など京都の伝統文化を支える職人の皆さまを加えた多職種チームを編成し，機能性を保持しながら高度な意匠を兼ね備えた食器の開発に取り組んでいます。

現在，これらの成果は全国の学会，文化イベント等でお披露目されており，考える会のホームページ・Facebookページからも確認ができるので是非ご参照ください。

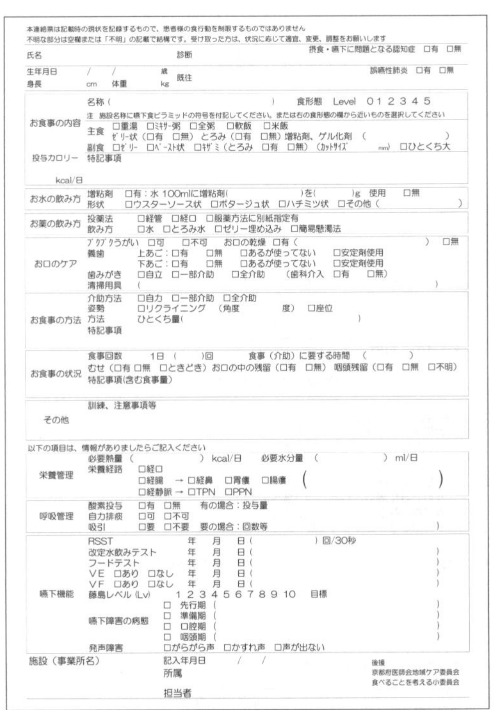

本連絡票は記載時の現状を記録するもので、患者様の食行動を制限するものではありません
不明な部分は空欄または「不明」の記載で結構です。受け取った方は、状況に応じて適宜、変更、調整をお願いします

氏名　診断　摂食・嚥下に問題となる認知症　□有　□無
生年月日　/　/　歳　既往　誤嚥性肺炎　□有　□無
身長　cm　体重　kg

お食事の内容
名称（　）　食形態　Level　0 1 2 3 4 5
注　施設名称に嚥下食ピラミッドの符号を付記してください。または右の食形態の欄から近いものを選択してください
主食　□重湯　□ﾐｷｻｰ粥　□全粥　□軟飯　□米飯
ｾﾞﾘｰ状（□有　□無）とろみ（□有　□無）増粘剤、ゲル化剤（　）
副食　□ｾﾞﾘｰ　□ﾍﾟｰｽﾄ状　□ｷｻﾞﾐ（とろみ　□有　□無）（ｶｯﾄｻｲｽﾞ　mm）□ひとくち大
投与カロリー　kcal/日　特記事項

お水の飲み方
増粘剤　□有：水 100mlに増粘剤（　）を（　）g　使用　□無
形状　□ウスターソース状　□ポタージュ状　□ハチミツ状　□その他（　）

お薬の飲み方
投薬法　□経管　□経口　□服薬方法に別紙指定有
飲み方　□水　□とろみ水　□ゼリー埋め込み　□簡易懸濁法

お口のケア
ﾌﾞｸﾌﾞｸうがい　□可　□不可　お口の乾燥　□有（　）　□無
義歯　上あご：□有　□無　□あるが使ってない　□安定剤使用
下あご：□有　□無　□あるが使ってない　□安定剤使用
歯みがき　□自立　□一部介助　□全介助　（歯科介入　□有　□無）
清掃用具（　）

お食事の方法
介助方法　□自力　□一部介助　□全介助
姿勢　□リクライニング　（角度　度）　□座位
方法　ひとくち量（　）
特記事項

お食事の状況
食事回数　1日（　）回　食事（介助）に要する時間（　）
むせ（□有 □無　□ときどき）お口の中の残留（□有　□無）咽頭残留（□有　□無　□不明）
特記事項(含む食事量)

その他
訓練、注意事項等

以下の項目は、情報がありましたらご記入ください

栄養管理
必要熱量（　）kcal/日　必要水分量（　）ml/日
栄養経路　□経口
□経腸　→ □経鼻　□胃瘻　□腸瘻（　）
□経静脈 → □TPN　□PPN

呼吸管理
酸素投与　□有　□無　有の場合：投与量
自力排痰　□可　□不可
吸引　□要　□不要　要の場合：回数等（　）

嚥下機能
RSST　年　月　日（　）回/30秒
改定水飲みテスト　年　月　日（　）
フードテスト　年　月　日（　）
ＶＥ　□あり　□なし　年　月　日（　）
ＶＦ　□あり　□なし　年　月　日（　）
藤島レベル (Lv)　1 2 3 4 5 6 7 8 9 10　目標
嚥下障害の病態
□　先行期（　）
□　準備期（　）
□　口腔期（　）
□　咽頭期（　）
発声障害　□がらがら声　□かすれ声　□声が出ない

施設（事業所名）　記入年月日　/　/
所属
担当者
後援
京都府医師会地域ケア委員会
食べることを考える小委員会

図4　摂食嚥下連絡票

3. 京滋摂食・嚥下を考える会

本稿で紹介する多くの取り組みは，この考える会を起点に拡散されています[4)]。このほか考える会は，京都における嚥下調整食の見解を共通基準としてまとめ,「摂食嚥下連絡票」を作成し，府内の脳卒中パスに採用されるなど連携ツールも作成しています（図3)。

考える会の世話人は医師だけでなく看護師・管理栄養士・調理師など多彩な職種で構成されています。そして共同プロジェクトは先述したとおり，割烹板前や和菓子職人，陶芸家など京都伝統文化を支える職人の皆さまにも関わっていただいています。正に現代の食文化を支え発展させる超級多職種連携と言えるでしょう。

このように摂食嚥下という切り口から，医療・介護の分野だけではなく，一般市民をも巻き込んだ「食の問題提議」を続けることで，よりよい町づくり・社会づくりを目指している[5)]「考える会」の活動に関われたことは筆者の常日頃の誇りです。県外からの関わりとなった現在も協力を惜しまない考えでおります。

参考文献

1）荒金英樹，大巨文子，豊田義貞ほか．地域へ広がる栄養サポート～京都の挑戦～．日本静脈経腸栄養学会雑誌30：p1095-1100，2015.

2）北川一智，安藤良平，桑名綾子ほか．閉塞性結腸癌に対するERASプロトコールと周術期口腔ケアの有用性についての検討．日本静脈経腸栄養学会雑誌30：p411，2015.

3）仁田美由希，松本史織，荒金英樹．京都府山科区における在宅支援についての取り組み．日本病態栄養学会誌 18：S-155，2014.

4）京滋摂食・嚥下を考える会ホームページ．http://keiji-enge.wixsite.com/ksgd（2020年1月閲覧）

5）荒金英樹，松本史織，仁田美由希ほか．実践紹介2 地域でのリハ栄養モデルの作成と導入 ～京都府，京都市山科区での実践について～．実践リハビリテーション栄養．医歯薬出版．p127-133，2014.

（豊田 義貞）

Special Point⑨ 口腔ケアと薬

● 口腔ケアとは？

口腔の疾病予防，健康保持・増進，リハビリテーションによりQOLの向上をめざした科学であり技術（日本口腔ケア学会の定義より）

↓ つまり

・単に口腔領域にとどまらない全人的支援を意味する
・口腔疾病の治療および予後管理，教育，相談，診査，予防処置を含むさまざまなケアの一環

口の中を清潔にするだけでなく，歯や口の疾患を予防し，口腔の機能を維持することで，老化や認知症を抑止し，全身的な健康維持やQOLの向上につながっていきます。口腔ケアに関わるのは歯科医師や歯科衛生士，言語聴覚士など口腔機能の専門職以外に加え，看護師，介護職，患者家族など多くの方がたです。それぞれの職種の職能を理解し，連携・協働をしていく必要があります。

● 在宅で口腔ケアにかかわる主な職種

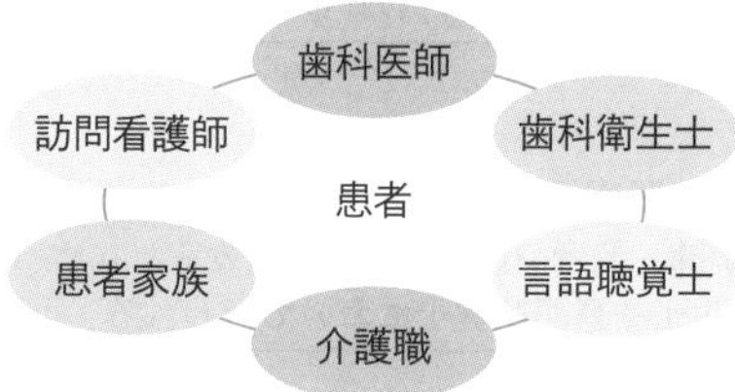

● 歯周病を例にみる，口腔状態と全身疾患の関連性

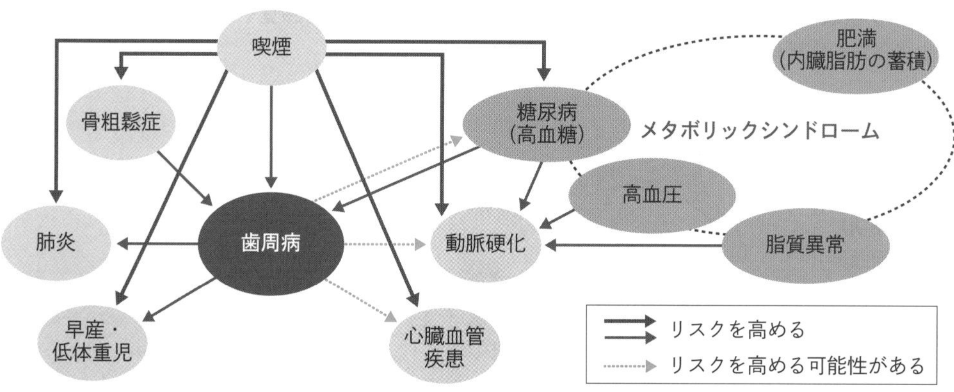

● 口腔ケアの目的は？

口腔の保清
口腔疾患の予防
口腔内常在菌の異常繁殖抑制
血液循環の促進
唾液分泌の促進
感覚受容器への適正刺激
口腔機能の育成・維持・回復
日常生活への波及効果　　など

● 在宅医療でみられる寝たきりや意識障害のある患者の特徴

経口摂取が少ない
口呼吸になることが多い
唾液分泌減少により自律作用が低下する　など

↓口腔内は

不潔になりやすい
乾燥しやすい
細菌感染しやすい
口臭を伴い，患者にとっても不快感がある

そのため，口腔ケアにおいては，**義歯の取り扱い状況を確認し，誤嚥性肺炎や口腔機能低下に基づく問題を回避するための口腔清掃や筋機能療法を行う必要があります。**

口腔清掃	・器質的口腔ケアともいう ・うがい，歯磨き，義歯の清掃，粘膜や舌の清掃　　など ・歯科医師，歯科衛生士，患者家族などによる看護や介護において行われる
筋機能療法	・口腔機能回復が目的 ・機能的口腔ケアともいう ・アイスマッサージなどを利用したリラクゼーション（脱感作），口腔周囲筋のマッサージやストレッチ，咳嗽訓練（咳払い訓練），嚥下促進訓練，発音や構音の訓練　　など ・摂食嚥下リハビリテーションの一環として歯科衛生士や言語聴覚士において行われる

● 義歯の定義と意義

義歯は喪失した歯を補うための人工臓器の総称です。義歯の使用は，口から食べることによる栄養摂取や脳の活性化，口から食べたいという意欲の維持につながります。また，噛むことによる平衡感覚や運動能力の向上もあり，コミュニケーションや残存歯の保護においても重要となります。

● 摂食・嚥下の流れ

①食べ物の認知（認知期）
↓口への送り込み
②咀嚼と食塊形成（準備期）
③咽頭への送り込み（口腔期）
④咽頭通過（嚥下反射，咽頭期）
⑤食道通過（食道期）

覚醒状態や口唇閉鎖機能，咀嚼機能（咬合），舌機能，嚥下機能のいずれかに障害が生じると誤嚥リスクが高まる

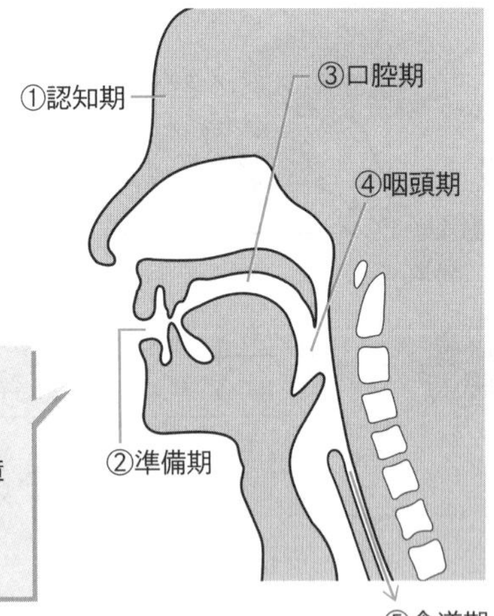

薬が①～⑤に影響を与える場合もあり，薬学的判断で口腔機能への影響を考えていくことが大切です。

（手嶋 無限）

PART 3

薬学生の皆さんへのメッセージ

MESSAGE

在宅医療の実務実習に臨まれる薬学生の皆さんへ ～大学で学んだ“薬学力”を発揮する場～

髙倉 喜信
公益社団法人 日本薬学会 会頭

薬学は薬に関する総合科学・サイエンスです。薬学を学び，将来薬剤師として活躍するための知識，技能，態度を身につけ，薬学を修めた薬学生は医療人として，また薬のエキスパートとして社会に貢献することが求められています。

一方，我が国は超高齢化の社会を迎えており，2025年を目途に重度な要介護状態となっても住み慣れた地域で自分らしい暮らしを人生の最後まで続けることができるよう，住まい・医療・介護・予防・生活支援が一体的に提供される地域包括ケアシステムの構築が進められています。こうした状況においては，医師，薬剤師，看護師，介護士等が各地域において有効な多職種連携を実践することが求められており，そのなかで薬剤師の活躍が期待されています。

地域包括ケアシステムが進められる中で，在宅医療は理想的な地域医療を実現するための最も重要な柱の一つと考えられており，薬剤師は薬の専門家として一翼を担うことが期待されています。薬学生の皆さんには，こうした在宅医療の重要性と薬剤師の使命を理解する絶好の機会が到来したということを念頭において実務実習に臨んでいただきたいと思います。

在宅医療の現場には，自宅で薬物治療を受けている患者さんが目の前におられます。その患者さんに質の高い薬物治療を提供するためには，服用されている薬の薬理効果，作用機序，体内動態，副作用，薬物相互作用の可能性等，薬に関するあらゆる情報を把握していることが薬剤師に求められます。また，期待される薬の効果が実際にみられているか，副作用が出ていないかを注意深く観察する能力も求められるでしょう。進行中の薬物治療に問題がある場合には，その問題を分析する科学力，どのように対応すべきかの問題解決能力・判断力も必要です。また，患者さんと良好な信頼関係を築くことができるコミュニケーション能力も求められます。このように在宅医療は，大学の座学や実習で学んだ総合的な“薬学力”を発揮する場なのです。薬学生の皆さんには充実した在宅医療の実務実習を経験して，薬のエキスパートとして成長していただきたいと思います。

MESSAGE

薬剤師を目指す薬学生の皆さんへ

山本 信夫

公益社団法人 日本薬剤師会 会長

薬剤師を目指す学生の皆さんは，4年次に実施されるCBT，OSCE二つの試験を経て，薬局・病院での実務実習に挑むこととなります。皆さんが薬剤師を目指して薬学部に入学をしたときに思い描いた薬剤師像はどんなものでしたか？　ご両親や親類に薬剤師がいたという人も少なくないでしょう。また医療現場や薬局で薬剤師の働いている姿を見て，薬剤師を目指した人も少なくないと思います。しかし，いざ5年生になって医療現場の最先端で実務実習に臨むにあたって，もう一度，自身が薬学部を目指した時のことを思い出してください。多くの皆さんは，薬剤師になると薬局や医療機関の薬剤部に勤務して,「処方箋と睨めっこをする」そんなイメージはなかったでしょうか？　そんな雰囲気を漂わせていた時代もありましたが，いまや，そんな感覚で現場に出てはきっと戸惑うことと思います。

国民が適切に・的確に・必要な医薬品にアクセスできる体制を作ることが，薬剤師が第一に考える役割です。また，患者や地域の住民が医薬品を安全に使い，薬物治療やセルフメディケーションの効果をその患者ごとに最適な状況で使える指導や情報の提供もまた薬剤師の重要な仕事です。そして，介護や看護が必要な高齢者等に，適切な医療をどのように提供するかが大きな社会問題となっていますが，薬剤師も地域医療を支える医療職の一員として，こうした問題を避けて通るわけにはいきません。

まもなく，人生100年時代と言われるような超高齢社会がやってきます。その時のために，国では住まい・医療・介護・予防・生活支援が一体的に提供される「地域包括ケアシステム」の構築を急いでいます。そのシステムの中では，薬剤師は医薬品の地域への提供に対してすべての責任を持つ専門職として，他の医療関連職種とチームを組み，行政当局と連携しながら機能することが求められています。これから皆さんが薬局や病院で経験する実習は，薬局や医療機関の中ばかりでなく，積極的に患者の傍らに赴いて，療養環境や服薬の状況に加えて，時には体調の変化にまで気配りの利いた患者対応をする指導薬剤師から，様々なことを学ぶことになります。

皆さんが薬剤師になるころには，新たな薬機法や薬剤師法の下で薬剤師業務に就くことになりますが，学生時代にしかできない新鮮な目で，患者の住まう場所で，日常生活を感じながら，その患者に必要な服薬指導を的確に実施する，その感覚と大切さを感じ身につけて下さい。たとえ短時間であっても，きっとその経験は，薬剤師になってからも役立つことになると思います。

MESSAGE

在宅医療を担う薬剤師を目指す薬学生の皆さんへ

木平 健治

一般社団法人 日本病院薬剤師会 会長

薬学教育が6年制となって早くも14年になろうとしています。6年制への移行は，薬学教育における臨床薬学教育の充実が求められたことによります。すなわち，実臨床の場で各種疾病に用いられる医薬品に関する薬物治療学やコミュニケーション技法を学び，臨床実習でその実践を学ぶことにより，チーム医療の一員として活躍できる薬剤師を育成するためです。かつてはコミュニケーション技法や薬物治療学の参考書も少なかったように記憶しています。昨今では，症例を含めて疾患との関連から臨場感のある参考書も数多く出版され，その内容も充実されてきています。

しかし，医療そのものも刻々と進化し，また，少子高齢化や地域包括ケアシステムの構築など社会的要因も変化しており，今後地域医療における薬剤師の重要性は増大して行くと思われます。特に地域包括ケアシステムにおける医療と介護の連携においては，必要な知識や関わり方が重要となり，在宅医療にどのように対応して行くかは薬剤師の将来にとって重要な鍵となってきます。例えば，高齢化による疾病構造の変化とその特殊性への対応が求められるだけでなく，社会的・医療制度も知っておく必要があります。

本書は，地域包括ケアシステムや在宅医療の必要性や社会的背景・法制度など，地域医療・介護を支える視点での薬局や薬剤師の在り方や医療機関との連携，あるいは，在宅医療における実際の薬学的介入の要点，すなわち在宅における薬学的管理にどの様な視点が求められているかという観点から，各種疾病の薬物療法と汎用される医薬品の特徴と注意点に至るまで網羅して解り易く解説されています。実際には座学で学ぶことより現場で学ぶことがはるかに多いと思いますが，基礎的な知識があるのとないのではその成果は大きく異なってきます。学生の皆さんには，本書で得た在宅医療の基盤となる知識を十分に生かして，臨床現場でさらに多くのことを学び，臨床実習をより充実したものとされることを期待しています。

今，多職種連携で支える地域医療において薬剤師の介入が強く求められています。本書はそのような薬剤師にとって非常に役立つ内容となっています。特に，これから実習に向かう学生の皆さんにはぜひとも本書を一読して頂き，実習で多くのことを学び，将来は地域において活躍し地域医療・在宅医療を支える薬剤師を目指して頂くことを願っています。

PART 4

確認問題

① がん

Q1

我が国では，食道がんのほとんどが腺がんであり，胃がんでは扁平上皮がんが多い。（93回問195）

Q2

塩・塩蔵品の過剰摂取は，食道がんのリスク上昇との関連性が示されている。（オリジナル）

Q3

ヘリコバクター・ピロリ感染は，胃がんの発生に関与する。（オリジナル）

Q4

胃がん細胞の増殖には，テロメラーゼの不活性化が関与している。（オリジナル）

Q5

進行期胃がんのボルマン分類4型は腫瘤型である。（オリジナル）

Q6

胃がんにおいては胃全摘手術後に，腹痛や動悸，発汗，冷汗，振戦などが生じるダンピング症候群に注意しなければならない。（オリジナル）

Q7

肺腺がんの診断に有用な腫瘍マーカーとして，CEAが用いられる。（オリジナル）

Q8

セツキシマブによるインフュージョンリアクションは，初回投与時以降は起こらない。（オリジナル）

Q9

ティーエスワン/シスプラチン療法による骨髄抑制や嘔吐のために，モニタリングを行うべきである。（オリジナル）

Q10

安全性評価基準として，NCI-CTCAE（National Cancer Institute-Common Terminology Criteria for Adverse Events）が用いられる。（オリジナル）

Q11

SF-36（Medical Outcomes Study 36-Item Short Form Health Survey）は，末期がん患者のQOL評価指標として汎用されている。（オリジナル）

COLUMN

インフュージョンリアクション（infusion reaction）

インフュージョンリアクションとは，分子標的製剤の投与中または投与開始24時間以内に多く現れる有害作用の総称である。

・主な症状：発熱，悪寒，悪心，頭痛，そう痒など

・重篤な症状：アナフィラキシー様症状，肺障害，心障害など

※死亡例も報告されている。

〈予防：抗悪性腫瘍薬開始前に投与〉

副腎皮質ステロイド性薬（注）	デキサメタゾン
抗アレルギー薬（注・経口） ・ヒスタミンH_1受容体遮断薬	*d*-クロルフェニラミンマレイン酸塩 ジフェンヒドラミン塩酸塩
ヒスタミンH_2受容体遮断薬（注）	ファモチジン，ラニチジン
非ステロイド性抗炎症薬（経口） ・解熱剤	イブプロフェン アセトアミノフェン

（村上 理）

A1 誤
食道がんの大部分は扁平上皮がんであり，胃がんの大部分は腺がんである。

A2 誤
高濃度の塩分は，胃粘膜層を保護する粘液を破壊し，胃酸によって胃粘膜が炎症を起こすことにより，胃がんのリスクを高めると考えられている。

A3 正
胃がんの原因は不明であるが，ヘリコバクター・ピロリ感染が関与することが明らかとなっている。ヘリコバクター・ピロリ感染によって惹起される慢性胃炎，さらに進んだ萎縮性胃炎が発生母地ともいわれている。

A4 誤
がん細胞の異常増殖の原因には，*p53*，*k-sam*，*c-met*などの遺伝子変異やテロメラーゼの活性化があげられる。

A5 誤
進行期胃がんの肉眼的形態分類にはボルマン分類が用いられ，4型はびまん浸潤型である。

A6 正
ダンピング症候群（胃切除後症候群）は，胃切除後に摂取した食物が小腸に急速に流入するために起こる症候群である。食後20〜30分以内に起こる早期症状は，動悸，めまい，冷汗などである。2〜3時間後に起こる後期症状は一過性の高血糖に続くインスリン過剰分泌による低血糖である。これらを改善するために，抗ヒスタミン薬や抗不安薬，α-グルコシダーゼ阻害薬などを用いる。

A7 正
肺腺がんでは，CEA，SLXが代表的な腫瘍マーカーである。

A8 誤
インフュージョンリアクションは一般的に分子標的薬の投与中，または投与後24時間以内に出現する有害事象をいう。症状として，発熱，悪寒，呼吸困難などが投与開始後に認められることがある。また，一般的に初回時に起こることが多いが，投与2回目以降に発現することもある。本剤投与開始30分前に抗ヒスタミン薬等を投与することで，副作用の発現リスクを減少させることが可能である。

A9 正
ティーエスワン/シスプラチン療法の用量規制因子に骨髄抑制，悪心・嘔吐があるため，モニタリングすることが望ましい。

A10 正
NCI-CTCAEとは，アメリカ国立がん研究所が制定したがん治療の臨床試験における有害事象の判定基準である。

A11 誤
SF-36は疾患に罹患していない健常人でのQOLの評価を目的としており，状態の悪い患者よりも状態の良好な患者への評価に適している。がん臨床試験においてのQOL評価には，QLQ-C30（Quality of Life Questionnaire Core 30）やFACT-G（Functional Assessment of Cancer Therapy-General）などが用いられる。

PART 4 確認問題

② 緩和ケア

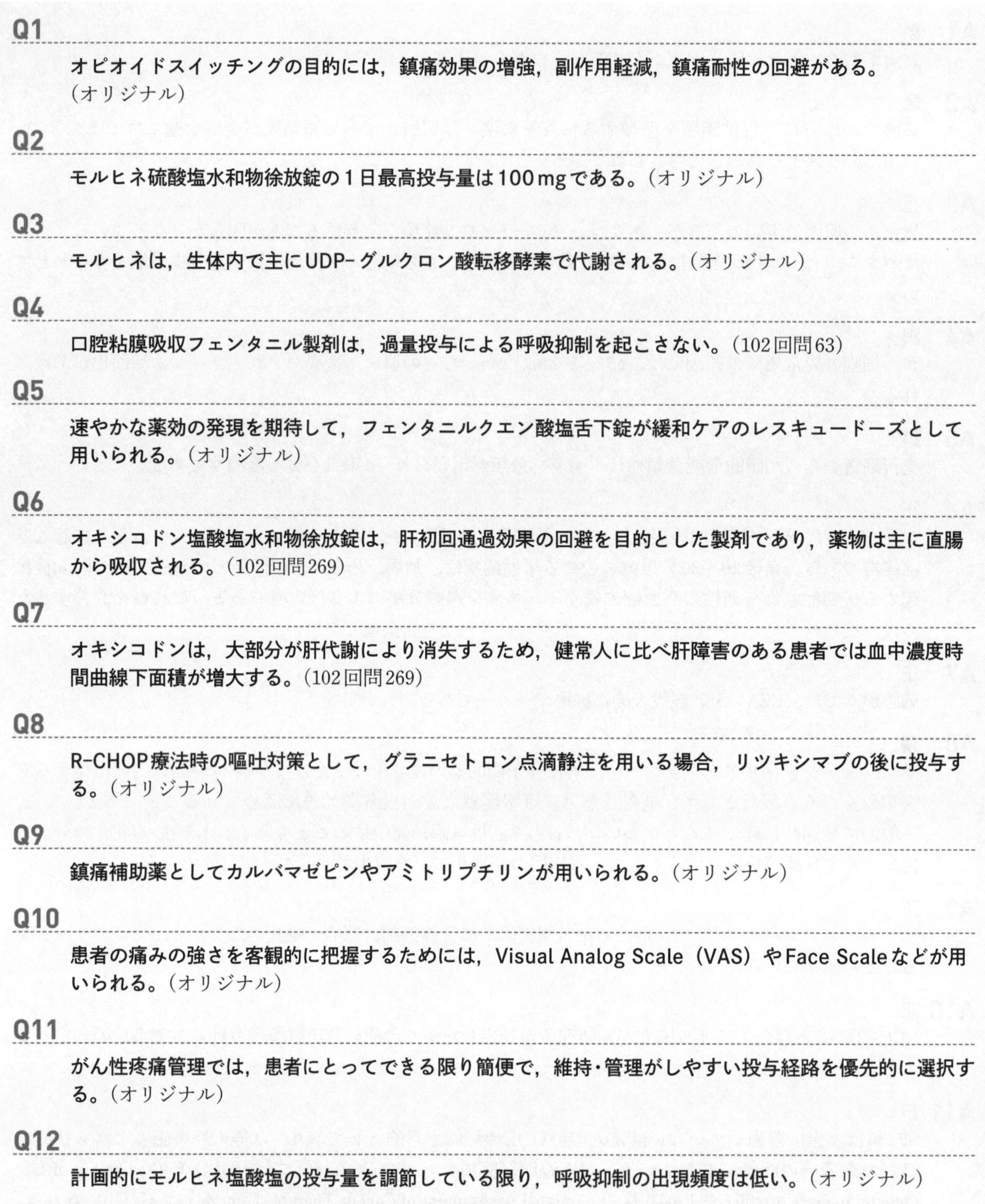

Q1

オピオイドスイッチングの目的には，鎮痛効果の増強，副作用軽減，鎮痛耐性の回避がある。(オリジナル)

Q2

モルヒネ硫酸塩水和物徐放錠の１日最高投与量は100 mgである。(オリジナル)

Q3

モルヒネは，生体内で主にUDP-グルクロン酸転移酵素で代謝される。(オリジナル)

Q4

口腔粘膜吸収フェンタニル製剤は，過量投与による呼吸抑制を起こさない。(102回問63)

Q5

速やかな薬効の発現を期待して，フェンタニルクエン酸塩舌下錠が緩和ケアのレスキュードーズとして用いられる。(オリジナル)

Q6

オキシコドン塩酸塩水和物徐放錠は，肝初回通過効果の回避を目的とした製剤であり，薬物は主に直腸から吸収される。(102回問269)

Q7

オキシコドンは，大部分が肝代謝により消失するため，健常人に比べ肝障害のある患者では血中濃度時間曲線下面積が増大する。(102回問269)

Q8

R-CHOP療法時の嘔吐対策として，グラニセトロン点滴静注を用いる場合，リツキシマブの後に投与する。(オリジナル)

Q9

鎮痛補助薬としてカルバマゼピンやアミトリプチリンが用いられる。(オリジナル)

Q10

患者の痛みの強さを客観的に把握するためには，Visual Analog Scale（VAS）やFace Scaleなどが用いられる。(オリジナル)

Q11

がん性疼痛管理では，患者にとってできる限り簡便で，維持・管理がしやすい投与経路を優先的に選択する。(オリジナル)

Q12

計画的にモルヒネ塩酸塩の投与量を調節している限り，呼吸抑制の出現頻度は低い。(オリジナル)

A1 正
がん性疼痛治療において，使用しているオピオイド鎮痛薬よりも，効果的かつ副作用の軽減が期待できる他のオピオイド鎮痛薬に変更することをオピオイドスイッチングと呼ぶ。

A2 誤
モルヒネ硫酸塩水和物徐放錠は，添付文書上の1日最高投与量は120 mgである。しかし，がん性疼痛治療に用いる場合，モルヒネは他の鎮痛薬と異なり有効限界がなく，投与量を増やすほど鎮痛効果が増大し，持続時間も長くなる。疼痛が強い場合，モルヒネを増量することで再び除痛が得られるので，投与量の上限がないといえる。しかし，モルヒネの血中濃度が高くなると，モルヒネの鎮痛効果以外の作用（眠気，呼吸抑制などの副作用）も増加してしまう恐れがあるので注意が必要である。

A3 正
モルヒネは小腸と肝臓で3位又は6位の水酸基がグルクロン酸抱合を受ける。モルヒネ-3-グルクロニドは不活性代謝物であるのに対して，モルヒネ-6-グルクロニドは鎮痛作用をもつ活性代謝物である。

A4 誤
一般的に，がん性疼痛の治療を目的としてオピオイドを適切に投与する限り，呼吸抑制は生じにくい。ただし，血中濃度が急激に上昇した場合や疼痛治療に必要な量を大きく上回る過量投与を行った場合には起こりうる副作用である。

A5 正
フェンタニルクエン酸塩舌下錠は，他のオピオイド鎮痛剤が一定期間投与され，忍容性が確認された患者で，かつ強オピオイド鎮痛剤の定時投与により持続性疼痛が適切に管理されているがん患者における突出痛（一時的にあらわれる強い痛み）に対してのみ使用する。

A6 誤
オキシコドン塩酸塩水和物徐放錠は，主に小腸粘膜から吸収される持続性がん性疼痛治療薬であり，肝初回通過効果を受ける。

A7 正
オキシコドンは，主に肝臓のCYP3A4での代謝により消失する。そのため，健常人に比べ肝障害のある患者では消失が遅延する。

A8 誤
グラニセトロン塩酸塩やオンダンセトロン塩酸塩などの5-HT_3受容体遮断薬は，抗悪性腫瘍薬投与に伴う急性の悪心・嘔吐に有効である。R-CHOP療法で嘔吐リスクが高いのは，シクロホスファミド水和物，ドキソルビシン塩酸塩であるため，これらの前に制吐薬を投与する。

A9 正
鎮痛薬が効果不十分な痛み（帯状疱疹後神経痛，胃膨満痛，筋れん縮痛など）には，鎮痛補助薬（抗うつ薬や抗精神薬など）が有効なことが多い。

A10 正
痛みの程度を評価する指標をペインスケールと総称する。よく用いられるペインスケールとしてVisual Analog Scale（VAS）などがある。場合によっては，Face Scaleもペインスケールに含む。

A11 正
がん性疼痛治療においては患者のQOL向上を目的としており，経口剤や貼付剤など，患者にとってできる限り負担が少なく簡便で，維持・管理しやすい投与経路が用いられる。

A12 正
モルヒネ塩酸塩は，鎮痛薬として用いる適切量では呼吸抑制はまれであるが，少量から投与するとまず鎮痛効果，便秘作用，時には同時に催吐作用が現れる。さらに投与量を増やしていくと催眠効果，ついで呼吸抑制が現れる。呼吸抑制の改善に対して，ナロキソン塩酸塩が用いられる。

Q13

モルヒネ塩酸塩投与中に除痛効果が得られている状態で強い眠気が出現した場合には，投与を直ちに中止する。（オリジナル）

Q14

メサドン塩酸塩は，経口モルヒネ製剤が1日あたり60 mg未満が投与されているがん患者への投与は推奨できない。（オリジナル）

Q15

フェンタニル速放性製剤は，誤って飲み込んだ場合ほとんど効果はない。必ず口腔粘膜から吸収させる必要がある。（オリジナル）

A13 誤

モルヒネ塩酸塩投与中に眠気が生じた場合は，直ちに投与中止するのではなく減量や用法の変更などを考慮する。

A14 正

メサドン塩酸塩はP糖タンパクの基質で，主としてCYP3A4とCYP2B6で代謝される強オピオイドである。他の強オピオイド鎮痛薬の投与では十分な鎮痛効果が得られない患者で，かつオピオイド鎮痛薬の継続的な投与を必要とするがん性疼痛の管理にのみ切り替えて使用する。設問では投与が推奨できない患者の要件の一つが示されている。

A15 誤

フェンタニル速放性製剤は，口腔粘膜を介して迅速に吸収されることからrapid onset opioid（ROO）と称される。舌下およびバッカル投与時の5～6割が消化管から吸収され，誤飲してしまった場合は注意が必要である。

③ 高血圧

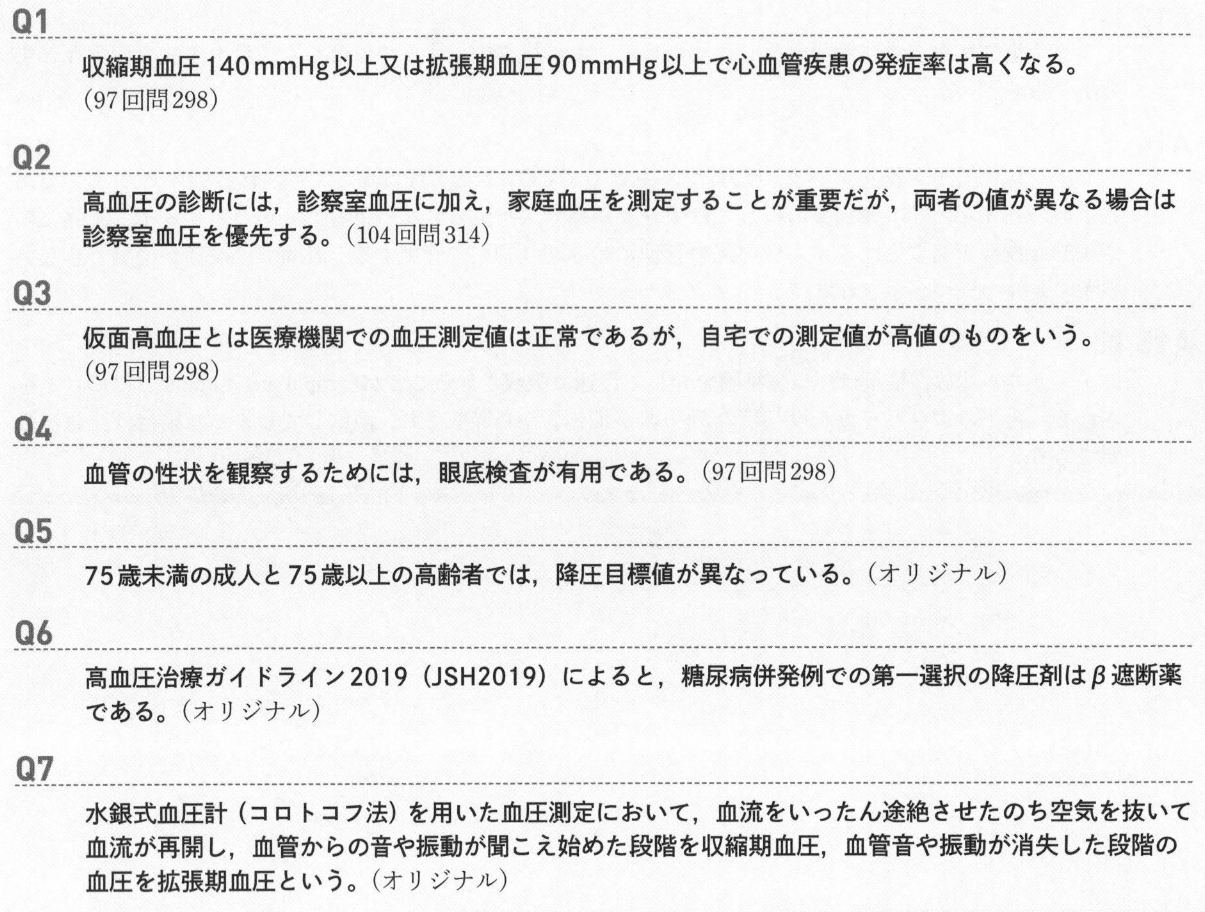

Q1

収縮期血圧140 mmHg以上又は拡張期血圧90 mmHg以上で心血管疾患の発症率は高くなる。（97回問298）

Q2

高血圧の診断には，診察室血圧に加え，家庭血圧を測定することが重要だが，両者の値が異なる場合は診察室血圧を優先する。（104回問314）

Q3

仮面高血圧とは医療機関での血圧測定値は正常であるが，自宅での測定値が高値のものをいう。（97回問298）

Q4

血管の性状を観察するためには，眼底検査が有用である。（97回問298）

Q5

75歳未満の成人と75歳以上の高齢者では，降圧目標値が異なっている。（オリジナル）

Q6

高血圧治療ガイドライン2019（JSH2019）によると，糖尿病併発例での第一選択の降圧剤はβ遮断薬である。（オリジナル）

Q7

水銀式血圧計（コロトコフ法）を用いた血圧測定において，血流をいったん途絶させたのち空気を抜いて血流が再開し，血管からの音や振動が聞こえ始めた段階を収縮期血圧，血管音や振動が消失した段階の血圧を拡張期血圧という。（オリジナル）

A1　正
日本高血圧学会高血圧治療ガイドライン2019（JSH2019）では，140 mg/90 mmHg以上は高血圧と定義され，心血管疾患の発症リスクが高くなることが示されている。また，JSH2019の分類で正常血圧に達しない層（120〜139/80〜89 mmHg）においても，高血圧へ移行する確率が高いことが明らかとされている。

A2　誤
診察室血圧と家庭血圧の値が異なる場合は，家庭血圧による高血圧診断を優先する。

A3　正
仮面高血圧とは，日中診察時には正常血圧であってもその他の時間帯に高血圧を呈する状態である。また，診察室血圧は常に高血圧を示すが診察室外での血圧は常に正常である白衣高血圧もある。

A4　正
眼底の血管は直接血管の性状が確認できるため，高血圧に伴う細動脈の変化を確認することができる。

A5　正
JSH2019では75歳未満の一般成人の降圧目標が厳格化され，130/80 mmHg未満まで引き下げられた。なお，75歳以上の高齢者の降圧目標は140/90 mmHg未満である。

A6　誤
β遮断薬は，単剤もしくは利尿薬との併用において糖・脂質代謝に悪影響を及ぼすことがあるため，JSH2019では高齢者や耐糖能異常などのある患者に対して慎重に投与することとされている。

A7　正
通常は心臓に近く，より正確な測定値が得られるため上腕で測定する。一方，手首や指で測定する手段もあり，こちらには測定が簡便という利点がある。

④ 糖尿病

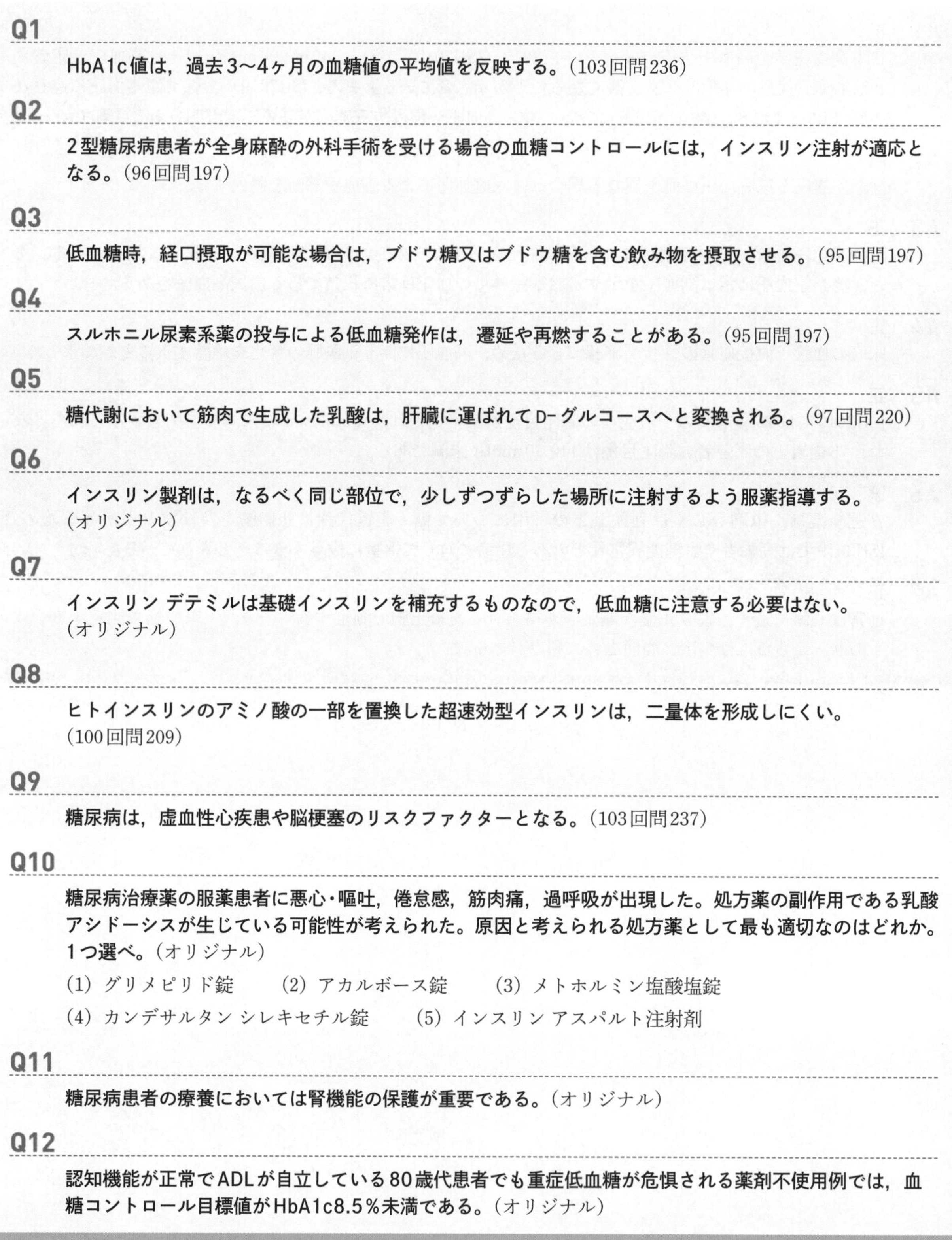

Q1

HbA1c値は，過去3～4ヶ月の血糖値の平均値を反映する。（103回問236）

Q2

2型糖尿病患者が全身麻酔の外科手術を受ける場合の血糖コントロールには，インスリン注射が適応となる。（96回問197）

Q3

低血糖時，経口摂取が可能な場合は，ブドウ糖又はブドウ糖を含む飲み物を摂取させる。（95回問197）

Q4

スルホニル尿素系薬の投与による低血糖発作は，遷延や再燃することがある。（95回問197）

Q5

糖代謝において筋肉で生成した乳酸は，肝臓に運ばれてD-グルコースへと変換される。（97回問220）

Q6

インスリン製剤は，なるべく同じ部位で，少しずつずらした場所に注射するよう服薬指導する。（オリジナル）

Q7

インスリン デテミルは基礎インスリンを補充するものなので，低血糖に注意する必要はない。（オリジナル）

Q8

ヒトインスリンのアミノ酸の一部を置換した超速効型インスリンは，二量体を形成しにくい。（100回問209）

Q9

糖尿病は，虚血性心疾患や脳梗塞のリスクファクターとなる。（103回問237）

Q10

糖尿病治療薬の服薬患者に悪心・嘔吐，倦怠感，筋肉痛，過呼吸が出現した。処方薬の副作用である乳酸アシドーシスが生じている可能性が考えられた。原因と考えられる処方薬として最も適切なのはどれか。1つ選べ。（オリジナル）

(1) グリメピリド錠　(2) アカルボース錠　(3) メトホルミン塩酸塩錠
(4) カンデサルタン シレキセチル錠　(5) インスリン アスパルト注射剤

Q11

糖尿病患者の療養においては腎機能の保護が重要である。（オリジナル）

Q12

認知機能が正常でADLが自立している80歳代患者でも重症低血糖が危惧される薬剤不使用例では，血糖コントロール目標値がHbA1c8.5％未満である。（オリジナル）

A1 誤

HbA1c値は，過去1〜2ヶ月の平均血糖値を反映している。

A2 正

2型糖尿病の患者がインスリン適応になる場合として，重症感染症，重大な外傷，大手術時や妊娠時などがある。

A3 正

低血糖症の治療では，軽症で経口摂取可能であればブドウ糖又はブドウ糖を含有する飲料水，キャンディー，食品による経口的治療を行うことが適切である。また，昏睡などを認める場合には，非経口的な処置が必要となる。

A4 正

スルホニル尿素系薬は膵臓からのインスリン分泌を促進し，遷延性又は再燃性の低血糖症状を生じることがある。そのため，投与の際には患者に対して高所での作業や自動車などの運転などには十分に注意すること，また，低血糖症状の対処方法などを伝えることが重要である。

A5 正

コリ回路に関する記述である。骨格筋や赤血球でグルコースが代謝されて生じた乳酸は，肝臓（一部腎臓）に運ばれて糖新生によりグルコースに変換される。このグルコースが再び血液循環によって各組織に運ばれ利用される。この回路は，乳酸アシドーシスを防ぐためにも重要である。

A6 正

インスリン製剤は，上腕部，大腿部，腹部，臀部などに注射する。また，投与部位により吸収速度が異なるため，投与部位を決めその中で前回の投与場所から2〜3cmずらして投与するよう指導する。

A7 誤

インスリン デテミルは，基礎インスリンを補充する製剤であるが，低血糖を起こすことがある。特に，激しい運動や食事を摂取しなかった場合に起こしやすい。患者及びその家族に低血糖についての対応策を指導する。

A8 正

超速効型インスリン製剤はヒトインスリンのアミノ酸配列の一部を置換したものであり，投与部位で速やかに六量体から単量体へ解離し，二量体を形成しにくくしたものである。

A9 正

糖尿病に肥満，高血圧，脂質異常症や喫煙の動脈硬化のリスクが加わると，心筋梗塞や脳梗塞などの動脈硬化を原因とする病気を発症しやすくなる。

A10 (3)

メトホルミン塩酸塩はビグアナイド系薬であり，重大な副作用として乳酸アシドーシスがある。「息苦しい，手足の脱力，筋肉痛，だるい，意識が薄れるなどの症状に気づかれた場合は，すぐに医師に連絡し受診して下さい。」など服薬指導の際に患者に具体的な事例として初期症状を伝える必要がある。

A11 正

糖尿病患者においては腎の自己調節能が低下しているため，厳格に血圧をコントロールし，糖尿病性腎症の発症・進展抑制を行うことが重要である。糖尿病患者の降圧目標は130/80mmHg未満である。

A12 誤

2016年「高齢者糖尿病の治療向上のための日本糖尿病学会と日本老年医学会の合同委員会」から高齢者の血糖コントロール目標が発信された。インスリン製剤など重症低血糖が危惧される薬剤の使用がない例では合併症予防のためのHbA1cの目標は7.0%未満である。適切な食事療法や運動療法だけで達成可能な場合，または薬物療法の副作用なく達成可能な場合の目標は6.0%未満，治療の強化が難しい場合8.0%未満とされている。

Q13

リナグリプチンが処方された患者について，薬剤師が行う説明として最も適切なのはどれか。1つ選べ。
(オリジナル)

(1) 尿に糖を出す薬です。
(2) 消化管からの糖の吸収を抑える薬です。
(3) インスリンの分解を抑える薬です。
(4) 肝臓で糖ができるのを抑える薬です。
(5) 血糖値に応じてインスリンの分泌を促進する薬です。

COLUMN

処方箋のみかたのキホン

初めて薬局にいらっしゃる患者の場合，私たち薬剤師は処方箋の記載内容から，患者の状態を予想して患者と向き合っていく必要があります。何故薬を飲まなくてはいけない状態になったかを考えるように習慣付けておくことが，臨床判断の力をつけていく上で重要です。

では，処方箋によって，どのような情報がわかるのでしょうか？

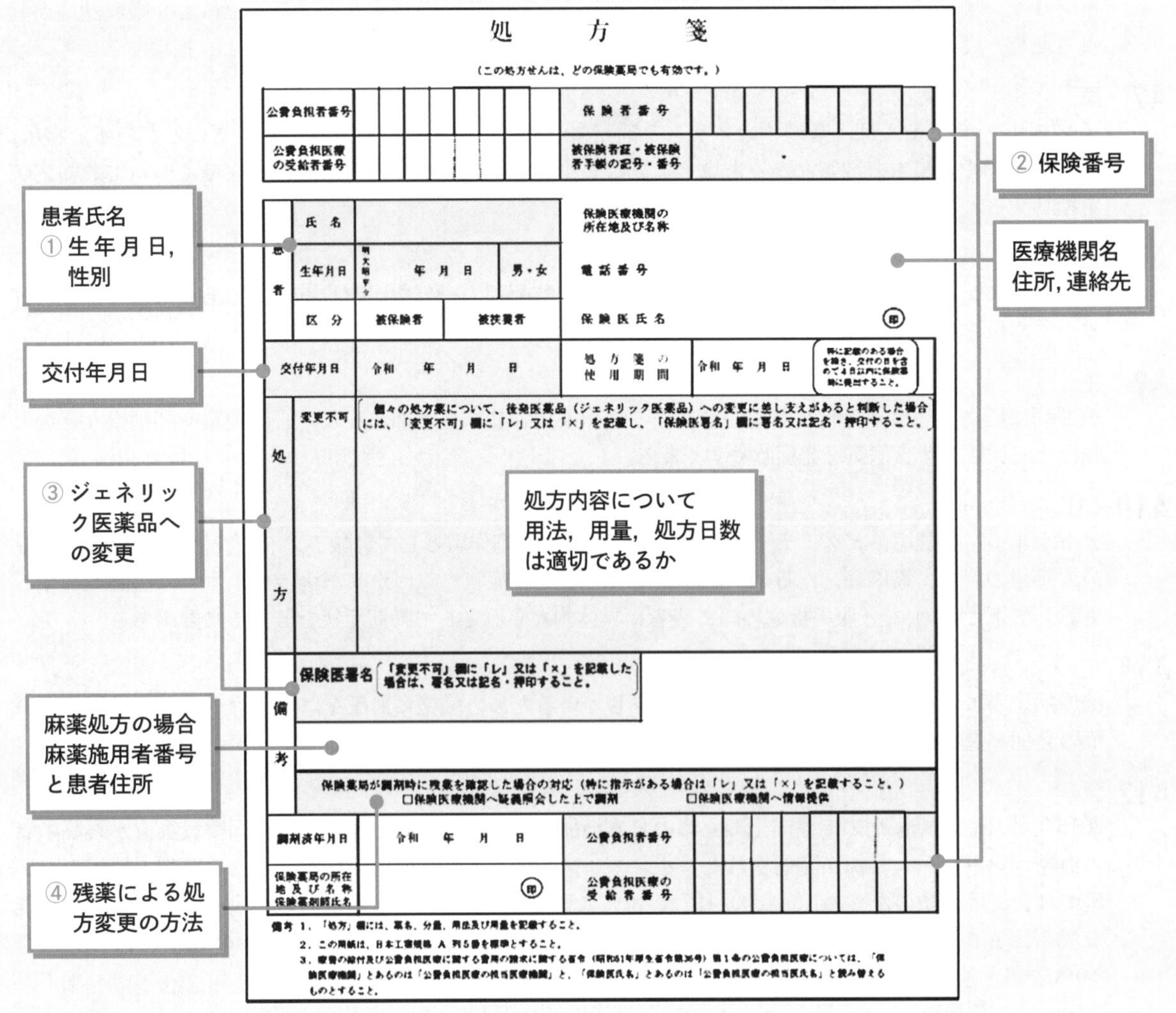

A13 (5)

リナグリプチンは，ジペプチジルペプチダーゼ-4（DPP-4）阻害薬であり，グルカゴン様ペプチド-1（GLP-1）などの内因性インクレチンの分解を抑制し，内因性インクレチンの濃度を上昇させて血糖依存的にインスリン分泌促進作用及びグルカゴン分泌抑制作用を示す。したがって本剤は，「血糖値に応じてインスリンの分泌を促進する薬」である。

なお，尿に糖を出す薬にはSGLT2阻害薬，消化管からの糖の吸収を抑える薬にはα-グルコシダーゼ阻害薬，肝臓で糖ができるのを抑える薬にはビグアニド系薬がある。

① 生年月日，性別

最も簡単に得られる患者の情報です。乳幼児や高齢者であれば，腎機能や肝機能に応じた用量の調節を意識しなければなりませんし，妊娠可能な年齢の女性であれば，妊娠や授乳の有無についても確認する必要があります。

② 保険番号

社会保険と国民健康保険の他に，生活保護の方，難病医療費助成制度や障害者自立支援法による公費を受けている方，ひとり親や乳幼児で医療費の自己負担がない方など。

難病医療費助成制度や障害者自立支援法によって医療費の助成を受けている場合，一定の金額までは自己負担金が発生しますが，それを超えると医療費が無料となります。

かかっている病院やクリニック，薬局などで登録が必要で，かかった医療費は患者が保有している「自己負担上限額管理手帳」に順に記入していくことになっています。

在宅医療の場合，医師，歯科医師，訪問看護師，薬剤師などさまざまな医療者が患者に関わります。医療費の徴収については，振込や月末の集金などそれぞれが患者と取り決めた方法があるために，自己負担をどの順番で徴収するのか，患者に関わる支援者の中であらかじめ取り決めておいたほうがスムーズだと思われます。

介護保険

介護保険の申請を行っている患者の場合，緊急などの場合を除いて，薬剤師が訪問において行う薬学的な管理指導については，介護保険を使用して居宅療養薬剤管理指導料を算定しますが，処方せんには介護保険番号の記載はありません。訪問開始の際には，介護保険申請の有無と介護度，介護保険番号について確認する必要があります。

③ジェネリック医薬品への変更

医師の変更不可のチェックがなければ，薬剤師の判断でジェネリック医薬品に変更することができます。ジェネリック医薬品への変更により，医療費削減はもとより，医薬品の薬価が同額以下であることを条件に剤形変更を行うことも可能です。

例）錠剤を服用することが難しい患者に散剤や口腔内崩壊錠へ変更

④残薬による処方変更の方法

調剤は本来薬局内で行うこととなっていますが，在宅医療では医師に連絡し，患者宅で日数変更を行うことが平成26年より合法的に認められています。平成28年4月に変更された処方箋様式では，残薬に関する変更もありました。

残薬があった場合，疑義照会によって日数調整を行うことが原則ですが，「保険医療機関に情報提供」の項にチェックがあった場合には，さらに残薬がどれくらいあったか，何故残薬が発生したかなどを医療機関に情報提供書を送らなければなりません。それによって薬局は服薬情報等提供料20点を算定することができます。

残薬は医療費削減の意味でも重要ですが，数量を変更するだけでなく，服用できなかった理由を確認することが必要です。副作用によって服用できないのか，患者の生活環境にあっていないのかなど，服用できない理由は患者それぞれによって異なっています。患者の状態にあった薬剤や剤形になっているか推測することによって，医師への処方提案にもつながります。残薬の項のチェックの有無に関わらず残薬の確認は必ず行う必要があります。

（小黒 佳代子）

⑤ 心疾患

Q1

心電図上QT間隔の延長を誘発する可能性が最も高い抗不整脈薬はどれか。1つ選べ。（101回問57）

(1) メキシレチン　(2) ベラパミル　(3) アミオダロン
(4) プロプラノロール　(5) ジゴキシン

Q2

心房細動では，心電図上P波が認められる。（オリジナル）

Q3

弁膜症を合併しない心房細動の症例において，抗凝固療法の必要性を判断する上で，重要性が低い合併症はどれか。1つ選べ。（99回問57）

(1) 高血圧　(2) 心不全　(3) 糖尿病　(4) 貧血　(5) 脳梗塞の既往

Q4

76歳男性。1年前より心房細動にて内科を受診してワルファリンを服用しており，その処方は以下のとおりであった。朝食後に忘れず服用していること，他科受診及び併用薬はないこと，納豆は食べていないことを薬剤の交付時に確認していた。

（処方）
ワルファリンK錠1mg　1回2錠（1日2錠）
1日1回　朝食後　56日分

本日，本人が妻と一緒に処方箋を持って薬局を訪れた。処方箋を確認したところ，1回2錠から1回4錠に増量となっていた。本人によると，血液検査の結果が悪かったため，増量になったとのことであった。また，妻によると，1ヶ月半前から毎食前にジュースを作って飲ませているとの話であった。
ジュースについて確認したところ，次の食材が含まれているとのことだった。薬剤が増量になった原因として考えられる食材はどれか。1つ選べ。（103回問272）

(1) グレープフルーツ　(2) ニンジン　(3) ブルーベリー
(4) ホウレンソウ　(5) ヨーグルト

Q5

心房細動の患者に，心原性脳梗塞の予防目的でダビガトランエテキシラートメタンスルホン酸塩カプセルが用いられる。（オリジナル）

A1 (3)

(1) 誤
メキシレチン塩酸塩はVaughan Williams分類でⅠb群に属し，活動電位持続時間を短縮させるため，QT間隔延長は生じにくい。

(2) 誤
ベラパミル塩酸塩はVaughan Williams分類でⅣ群に属し，Ca^{2+}チャネル遮断作用により，心房細動や発作性上室性頻拍などに適応があるが，QT間隔延長は生じにくい。

(3) 正
アミオダロン塩酸塩はVaughan Williams分類でⅢ群に属し，K^{+}チャネルを遮断するため，QT間隔延長を生じやすい。

(4) 誤
プロプラノロール塩酸塩はVaughan Williams分類でⅡ群に属し，カテコールアミン刺激による心筋や刺激伝導系の過度の興奮を抑制するが，QT間隔延長は生じにくい。

(5) 誤
ジゴキシンなどのジギタリス製剤は，発作性上室性頻脈などに適応があるが，QT間隔延長は生じにくい。

A2 誤
心房細動の心電図ではP波は見られず，基線の細かい不規則なフレ（f波）を認める。R-R間隔は不規則となり，脈をとると絶対性不整脈（脈が全く不規則となること）を呈する。

A3 (4)
心房細動では，心臓全体のリズムが不規則となることにより，心房内血栓形成による塞栓症発症リスク増大や頻脈による心機能低下，動悸，息切れが生じる。高齢（75歳以上），高血圧，糖尿病，心不全，心臓弁膜症，脳梗塞や一過性脳虚血発作の既往は塞栓症発症の危険因子であり，リスクが高いと判断した場合には積極的に抗凝固療法を行う。

A4 (4)
ワルファリンはビタミンKと拮抗することにより抗凝固作用を示す。そのため，ホウレンソウ，クロレラ食品，青汁，納豆などのビタミンK含有食品の摂取は避ける必要がある。

A5 正
直接トロンビン阻害薬であるダビガトランエテキシラートメタンスルホン酸塩の効能・効果として，非弁膜症性心房細動患者における虚血性脳卒中（心原性脳梗塞）及び全身性塞栓症の発症抑制がある。

⑥ 脳血管障害

Q1

頭蓋内圧亢進の状態において見られる病態・症状として，誤っているのはどれか。1つ選べ。（100回問61）

（1）頭痛　（2）うっ血乳頭　（3）嘔吐　（4）脳ヘルニア　（5）回転性めまい

脳梗塞とその治療に関する記述の正誤を答えよ。

Q2

一過性脳虚血は，閉塞部位が内頸動脈系あるいは椎骨動脈系でも同一の発作症状を呈する。（94回問192）

Q3

アテローム血栓性脳梗塞は，細い穿通枝動脈が閉塞し発症する。（94回問192）

Q4

ラクナ脳梗塞は，意識障害や高次脳機能障害を伴わない。（94回問192）

Q5

心原性脳塞栓の主要な基礎疾患として，心房細動がある。（94回問192）

Q6

脳梗塞急性期の治療薬の選択は，発症後から投与開始までの時間により異なる。（94回問192）

Q7

50歳男性。脳梗塞後の再発予防のため，以下の薬剤が処方された。（97回問218）

処方	
シロスタゾール錠100mg	1回1錠（1日2錠）　1日2回　朝夕食後　7日分

この患者に関する記述のうち，誤っているのはどれか。1つ選べ。

（1）脳梗塞の発症には，高血圧，糖尿病，脂質異常症，心房細動，喫煙，多量の飲酒などが危険因子となる。
（2）患者に，通常よりも出血しやすくなることを説明し，異常な出血が認められた場合には医師に連絡するよう注意を促す。
（3）他院（他科）を受診する際には，本剤を服用していることを医師に必ず伝えるよう患者に注意を促す。
（4）プロスタグランジンE_1製剤の併用は，出血を助長することがある。
（5）オメプラゾールの併用は，シロスタゾールの作用を減弱することがある。

A1 (5)

脳脊髄腔の圧が高まることを頭蓋内圧亢進という。脳実質の増大，脳循環血液量の増加，頭蓋内占拠性病変（腫瘍，血腫など）で生じる。その症状としては，頭痛，嘔吐，うっ血乳頭（視神経乳頭の突出），視力障害，複視，脳ヘルニア（脳浮腫や血腫により頭蓋内圧が異常亢進し，脳組織が境界を越えて隣接腔へ嵌入した状態）などを呈する。回転性めまいは，末梢性めまいに区分され，一般的に内耳障害，内耳神経障害で生じやすい。

A2 誤

内頸動脈系とそこから分岐する血管は，脳の前方循環に血液を供給する。対して，椎骨動脈系や脳底動脈は，脳の後方循環系に血液を供給するため，同一の発作症状は呈さない。

A3 誤

アテローム血栓性脳梗塞は，脳主幹動脈に閉塞が生じて発症することが多い。

A4 正

ラクナ梗塞は，細い穿通枝動脈が閉塞し発症する小梗塞であり，神経症状が現れることもあるが軽度である。

A5 正

心原性脳塞栓は，心房細動などの心疾患により心臓内で形成された血栓が原因となることが多い。

A6 正

脳梗塞発症後4.5時間以内ならば，t-PA製剤の投与が認められている。その時間を過ぎた場合，特に3日以内なら入院処置を行う。なお，その後も発症1～2週以内なら急性期治療としてオザグレルナトリウムやアスピリンなどの投与が行われる。その後はリハビリテーションも含めて，再発予防としての慢性期治療を行っていく。

A7 (5)

シロスタゾールは，血小板凝集抑制作用を有する抗血小板薬であり，脳梗塞（心原性脳塞栓症を除く）発症後の再発抑制に用いられている。

(1) 正

脳梗塞のうち，アテローム血栓性脳梗塞の主な危険因子として，高血圧，糖尿病，脂質異常症，肥満，喫煙，加齢などがあり，心原性脳塞栓症の主な危険因子として，心疾患（心房細動など），加齢などが挙げられる。

(2) 正

シロスタゾールの副作用として，うっ血性心不全や出血が知られており，息苦しさや出血等が認められた場合は，使用を中止してすぐに医師に連絡するように注意を促す必要がある。

(3) 正

シロスタゾール服用中に，他の医師を受診する場合や，薬局などで他の薬を購入する場合は，必ずシロスタゾールを服用していることを医師又は薬剤師に伝えるように注意を促す必要がある。

(4) 正

シロスタゾールは，血小板凝集抑制作用を有するPGE_1製剤と併用することでその作用が増強し，出血傾向の増強をきたすおそれがある。

(5) 誤

シロスタゾールは，主として肝代謝酵素（CYP3A4，CYP2D6，CYP2C19）で代謝されるため，CYP2C19を阻害する薬剤であるオメプラゾールと併用することで，血中濃度が上昇し作用が増強するおそれがある。併用する場合は，減量あるいは低用量から開始するなどの注意が必要である。

Q8

心原性脳塞栓症の病変は，前頭葉の障害は少ないため片麻痺は起こりにくい。（オリジナル）

Q9

くも膜下出血では，意識障害を示すことは少ない。（99回問187）

Q10

脳出血では，意識障害を高頻度に認める。（99回問187）

A8 **誤**

心原性脳塞栓症は，中大脳動脈領域で発症しやすい。また，中大脳動脈は，前頭葉や頭頂葉，側頭葉に血液を供給しているため，中大脳動脈で脳塞栓症が発症すると，片麻痺や感覚障害，失語症などが生じやすい。

A9 **誤**

くも膜下出血は，脳動脈瘤破裂などによりくも膜下腔に出血が起こる。突然発症する頭痛や吐き気，意識障害が主症状である。

A10 **正**

脳出血は，主に高血圧により脳動脈が破裂し，血腫によって脳組織が損傷する疾患である。日中活動時に発症しやすく，頭痛，嘔吐，片麻痺，意識障害が主症状である。

COLUMN

転倒後のリスクは2度訪れる

在宅療養における転倒は，その危険性がしばしば言及されます。大腿部骨折をはじめとするADLの急激な低下，転倒直後のイベントのほか，最近注目され始めているのが，転倒後すぐには現出しない頭部打撲による症状です。慢性硬膜下血腫といい，転倒後1〜3カ月かけて緩徐に症状が出現する頭蓋内出血です。硬膜内側にじわじわと血液（血腫）がたまる状態です。血管に富んだ外膜からの繰り返す出血によりゆっくりと増大する特徴があります。

明らかな頭部外傷がなく原因を特定できない場合もあります。中高年以上のお酒の好きな男性に多く，脳が萎縮している状態の患者も要注意と言えます。

まずは転倒しないことが大事になり，リスクが高い方の場合は，住宅環境の整備や見守りの強化を行うことも必要で，実際に転倒した際は，数カ月間は下記の症状や特徴が出ていないかの確認や頭部MRIの変化にも注意しておくとよいでしょう。

症状と特徴

・何となく様子がおかしい
・ぼんやりしている時間が多い
・眠りがちになった
・活動性が低下した

などの症状で始まり，徐々に頭痛，吐き気などが現れます。進行すると運動麻痺，言語障害，尿便失禁をきたし，記憶障害や認知症様症状が前面に出てくることも少なくありません。

（手嶋 無限）

⑦ 精神・神経疾患

Q1

65歳女性。脳血管疾患の既往無し。数年前より軽度認知障害があり，CT検査で大脳皮質の萎縮が認められ，アルツハイマー病と診断された。下記の処方で服薬は正しくなされていた。最近，見当識障害や判断能力が悪化し，日常生活に介助が必要となることが多くなったため，心配した家族に同伴されて病院を受診した。本患者の今後の薬物治療方針として正しいのはどれか。2つ選べ。（103回問182）

（処方）
ドネペジル塩酸塩錠5mg　　1回1錠（1日1錠）
1日1回　朝食後　28日分

(1) ドネペジル塩酸塩の増量　(2) リバスチグミンの併用　(3) ガランタミン臭化水素酸塩の併用
(4) メマンチン塩酸塩の併用　(5) メチルフェニデート塩酸塩の併用

Q2

カルビドパは，レボドパの消化管吸収を高めるために配合されている。（97回問210）

Q3

エンタカポンは，パーキンソン病の症状の日内変動（wearing-off現象）を改善する。
（97回問210，104回問250類似）

Q4

ペルゴリドは，選択的セロトニン再取り込み阻害薬と併用禁忌である。（97回問210）

Q5

セレギリンの服用中は，抗うつ薬のフルボキサミンを併用することはできない。（オリジナル）

COLUMN

「いつから聞き始めるの？」にこたえられますか

医師や看護師などの多職種から，薬剤師を頼りにしたい！と思って頂けるきっかけの一つが，「いつから効きはじめるのですか？」という質問です。これには薬物動態学的な理解も必要です。薬には効きはじめるまで時間がかかる「定常状態がある薬」と，比較的すぐに効いてくる「定常状態がない薬」があります。定常状態の有無は，投与間隔とその薬の半減期の比で判断できます。投与間隔を消失半減期で割ったときに，その値が3以下なら「定常状態がある薬」です。この場合，消失半減期の5倍の時間連続投与すると定常状態に達します。アムロジピン錠5mgを例にすると，消失半減期：約35.4時間，投与間隔：24時間，投与間隔/消失半減期＝24/35.4＝0.68…3以下，「定常状態がある薬」となります。消失半減期×5＝35.4時間×5＝177時間（約7日），約1週間で効果発現が期待されます。また，服薬を中止して1半減期が経つと半分（50％），2半減期経過すると1/4（25％）…5半減期では理論的には1/32（3.125％）となりますので，半減期の5倍で消失すると考えてよいでしょう。

一方，投与間隔を消失半減期で割った値が4以上なら「定常状態がない薬」と判断できます。ロキソプロフェン錠60mgを例にすると，消失半減期：1.25時間，投与間隔：8時間，投与間隔/消失半減期＝8/1.25＝6.4…4以上となり，飲んで比較的すぐに効果が期待できる「定常状態がない薬」となります。

添付文書の読み方を理解すれば，暗記しなくても訪問先でもスマートフォンなどで確認することができます。訪問前にこれまでの流れから薬物治療の見直しを提案したい場合など，効果発現時期や副作用発現時の対策などを予習しておくと慌てず，頼れる薬剤師として重宝されます。

（田﨑 恵玲奈）

参考文献，引用文献

・どんぐり未来塾の薬物動態マスター術　第2版，菅野彊監，佐藤ユリ，麻生敦子編著，じほう，東京　2019，57，63.

A1 (1)，(4)

(1) 正
ドネペジル塩酸塩は，コリンエステラーゼ阻害作用があり，アルツハイマー型認知症における認知症症状の進行抑制には，通常成人では1日1回3mgから開始し，1～2週間後に5mgに増量する。高度のアルツハイマー型認知症患者には，5mgで4週間以上経過後，10mgに増量する。本患者は服薬が正しいにもかかわらず，見当識障害や判断能力の悪化が生じているため，ドネペジル塩酸塩の増量は適切である。

(2) 誤
リバスチグミンは，コリンエステラーゼ阻害作用があり，他のアセチルコリンエステラーゼ阻害作用を有する同効薬（ドネペジル塩酸塩等）とは併用しないこととされている。

(3) 誤
ガランタミン臭化水素酸塩は，コリンエステラーゼ阻害作用があり，他のアセチルコリンエステラーゼ阻害作用を有する同効薬（ドネペジル塩酸塩等）とは併用しないこととされている。

(4) 正
メマンチン塩酸塩は，NMDA型グルタミン酸受容体拮抗作用を示し，中等度及び高度のアルツハイマー型認知症における認知症症状の進行抑制に用いられる。ドネペジル塩酸塩と併用して用いることができる。

(5) 誤
メチルフェニデート塩酸塩は，ナルコレプシーや注意欠陥/多動性障害（ADHD）に用いられるが，アルツハイマー型認知症に対する適応はない。

A2 誤
カルビドパは芳香族L-アミノ酸脱炭酸酵素阻害薬であり，レボドパと併用することでレボドパの脳内移行量を増加させる。また，レボドパの投与量を減らすことができるため副作用も軽減される。

A3 正
エンタカポンは末梢COMT阻害剤であり，レボドパ・カルビドパ又はレボドパ・ベンセラジド塩酸塩と併用される。パーキンソン病の症状における日内変動（wearing-off現象）の改善に用いられ，単剤では効果が認められない。

A4 誤
ペルゴリドに併用禁忌の薬物はない。選択的セロトニン再取り込み阻害薬（SSRI）と併用禁忌である薬剤にセレギリン塩酸塩がある。

A5 正
うつ病・うつ状態等の治療に用いられるフルボキサミンは，セレギリンを投与中あるいは投与中止後2週間以内の患者に対しての併用は禁忌である。併用することで両薬剤の作用が増強されることがあるため，脳内セロトニン濃度が高まり，セロトニン症候群が生じるおそれがあるとの報告がある。

PART 4 確認問題

Q6

50歳男性。徐々に筋力低下及び筋萎縮を認めた。検査の結果，萎縮は神経原性と判明した。以下の疾患のうち該当する疾患はどれか。1つ選べ。（98回問187）

(1) 多発性筋炎　(2) 遠位型ミオパチー　(3) 筋萎縮性側索硬化症
(4) 筋強直性ジストロフィー　(5) 進行性筋ジストロフィー

Q7

うつ病性障害の主な症状に<u>該当しない</u>のはどれか。1つ選べ。（98回問62）

(1) 記憶障害　(2) 悲哀感　(3) 不眠　(4) 思考障害　(5) 自殺念慮

Q8

次の抗うつ薬のうち，緑内障を合併している患者に使用できるのはどれか。1つ選べ。（97回問60）

(1) イミプラミン塩酸塩　(2) アミトリプチリン塩酸塩　(3) フルボキサミンマレイン酸塩
(4) アモキサピン　(5) マプロチリン塩酸塩

Q9

Hamilton Depression Rating Scale（HDRS）は，うつ症状の評価に使用される。（93回問185）

A6 (3)

(1) 誤
原因不明の炎症性筋疾患である。

(2) 誤
主に青年期以降に下肢の遠位筋の筋力低下で発症する筋疾患である。

(3) 正
運動神経の選択的変性により筋萎縮が生じる神経変性疾患である。

(4) 誤
常染色体の優性遺伝により，側頭筋，咀嚼筋，顔面筋などの萎縮及び筋力低下を認める疾患である。また，これら以外にさまざまな臓器障害を呈する。

(5) 誤
性染色体上の異常により，進行性の筋破壊及び筋力低下を認める疾患である。

A7 (1)
うつ病性障害の症状として記憶障害を認めることはまれである。うつ病性障害の精神症状は，気分，意欲・行動，思考の障害に大別される。気力の低下，疲労感・倦怠感，不眠，精神運動性の変化（焦燥・制止），悲哀感，思考力・集中力の低下，決断困難，無価値感，罪責感，自殺念慮，自殺企図，妄想などが挙げられる。

A8 (3)
三環系抗うつ薬や一部の四環系抗うつ薬は，抗コリン作用を有するため，閉塞隅角緑内障，心筋梗塞の回復初期，尿閉（前立腺肥大）の患者に禁忌である。フルボキサミンマレイン酸塩は選択的セロトニン再取り込み阻害薬（SSRI）であり，抗コリン作用が弱いため，緑内障患者にも使用可能である。

A9 正
HDRSは，HAM-Dとも呼ばれている。うつ病の重症度を評価するための尺度。うつ病の重症度をあらわす17項目で構成された主要項目に4項目を加えた21項目版が主に用いられる。

COLUMN

在宅だから特別なこと，ではなく基本をしっかり！

ある老健のこと。施設Drは入所者と変わらない年齢で，ほぼ現役を退いた画像診断医。服薬管理はほとんど看護師に丸投げな状態でした。看護師は忙しい業務の中で，嚥下の低下した患者さんに何とかして飲ませるために，硬い徐放錠や腸溶錠をつぶしたり，薬剤師から見ればびっくりしてしまうようなことを，苦労してしている状況でした。

私が最初にしたのは，「大変な労力をかけて作業をされているけれど，薬によっては効果や品質が損なわれてしまう」と看護師に説明し，患者に合わせた剤形や投与法を提案することでした。
「自分たちが知らないことを薬剤師が提案し，その結果，自分たちの負担が軽減したこと」を大きな出来事と感じていただけたようで，それ以来看護師からの相談が一気に増えました。

現場では薬剤に限らず，薬剤師にとっては当たり前のことでもその「選択肢」を他職種が知らないケースがたくさんあります。グッと患者さんが楽になったり，他職種の業務負担が減る選択肢を提供するには「在宅だから特別なことを学ぶ」ではなく，薬剤師としての専門性を現場に合わせて発揮することが重要だと思います。

（有輪 泉）

⑧ 感染症

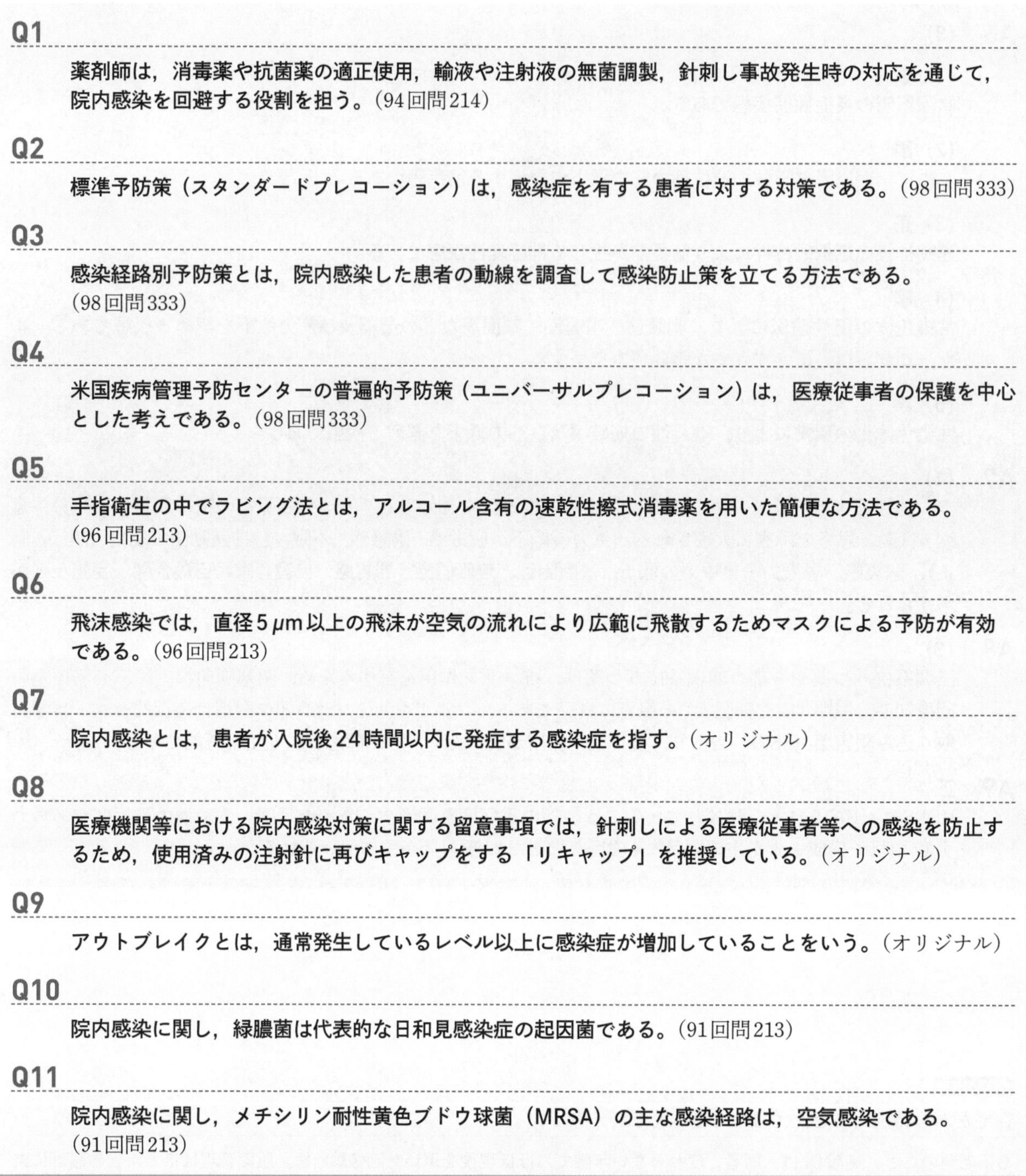

Q1

薬剤師は，消毒薬や抗菌薬の適正使用，輸液や注射液の無菌調製，針刺し事故発生時の対応を通じて，院内感染を回避する役割を担う。(94回問214)

Q2

標準予防策（スタンダードプレコーション）は，感染症を有する患者に対する対策である。(98回問333)

Q3

感染経路別予防策とは，院内感染した患者の動線を調査して感染防止策を立てる方法である。(98回問333)

Q4

米国疾病管理予防センターの普遍的予防策（ユニバーサルプレコーション）は，医療従事者の保護を中心とした考えである。(98回問333)

Q5

手指衛生の中でラビング法とは，アルコール含有の速乾性擦式消毒薬を用いた簡便な方法である。(96回問213)

Q6

飛沫感染では，直径5 μm以上の飛沫が空気の流れにより広範に飛散するためマスクによる予防が有効である。(96回問213)

Q7

院内感染とは，患者が入院後24時間以内に発症する感染症を指す。(オリジナル)

Q8

医療機関等における院内感染対策に関する留意事項では，針刺しによる医療従事者等への感染を防止するため，使用済みの注射針に再びキャップをする「リキャップ」を推奨している。(オリジナル)

Q9

アウトブレイクとは，通常発生しているレベル以上に感染症が増加していることをいう。(オリジナル)

Q10

院内感染に関し，緑膿菌は代表的な日和見感染症の起因菌である。(91回問213)

Q11

院内感染に関し，メチシリン耐性黄色ブドウ球菌（MRSA）の主な感染経路は，空気感染である。(91回問213)

A1 正
薬剤師は，院内感染対策委員会や感染制御チームに参加することにより，院内感染回避に積極的に参加する。薬剤師の役割として，消毒薬・抗菌薬の適正使用の推進，輸液や注射液の無菌調製，針刺し事故発生時の対応などがある。

A2 誤
標準予防策（スタンダードプレコーション）は，感染症の有無にかかわらずすべての患者に対してすべての職員が実施する感染予防の基本である。標準予防策を基礎として，さらに感染経路別予防策をとることになる。

A3 誤
感染経路別予防策は，感染経路を接触感染，飛沫感染，空気感染に分類して対応する予防対策である。感染経路別予防策は，患者の動線を調査するのではなく，それぞれの病原体の感染経路を知り，その経路を遮断することによって，効果的な感染対策が実施できる。

A4 正
普遍的予防策（ユニバーサルプレコーション）は，米国の主にHIV感染防止のための血液予防策であり，医療従事者の保護を中心とした考え方である。

A5 正
ラビング法（擦式法）は，消毒用エタノールを配合した薬剤を用い，速乾性擦り込み式の手指消毒をする方法である。適量（約3mL，おおよそ1プッシュ）を手にとり，消毒薬が乾くまで十分に擦り込むことで，エタノール蒸発後に残存する消毒薬の有効成分の効果が期待できる。ただし，手指に明らかな汚れがある場合は無効となる可能性が大きいので，先に液体石けんと流水で洗浄する。

A6 誤
飛沫感染は，飛沫の大きさが直径5μm以上であり，空気より重いので通常，短い距離（約1m以下）で飛散する。それに対して空気感染は，飛沫核の大きさが5μm以下であり，空気と重さが大きく変わらないので長時間空気中に漂い，空気の流れにより広範に飛散する。

A7 誤
院内感染とは，医療機関において患者が原疾患とは別に新たに罹患した感染症であり，入院後48時間（もしくは72時間）以降に発症したものを指す。また，医療従事者が医療機関内において感染した感染症のことである。

A8 誤
医療機関等における院内感染対策に関する留意事項では，注射針を使用する際，針刺しによる医療従事者等への感染を防止するため，リキャップは原則として禁止している。

A9 正
疫学的にアウトブレイクが疑われると判断した場合には，当該医療機関は院内感染対策委員会又は感染制御チームによる会議を開催し，1週間以内を目安にアウトブレイクに対する院内感染対策を策定かつ実施する必要がある。

A10 正
日和見感染とは，正常の宿主（健常人）に対しては病原性を発揮しない病原体が，宿主の抵抗力の低下により病原性を発揮しておこる感染症のことを指す。院内感染の大部分は，日和見感染であり，主な原因菌はグラム陰性菌の緑膿菌やセラチア属菌など，グラム陽性菌ではメチシリン耐性黄色ブドウ球菌（MRSA）やバンコマイシン耐性腸球菌（VRE）など，真菌ではカンジダ属などがある。

A11 誤
メチシリン耐性黄色ブドウ球菌（MRSA）は入院患者から検出される黄色ブドウ球菌の60〜80％を占めるといわれ，人の皮膚や鼻腔，環境中で長期生存可能であり，接触感染により伝播するので，感染防止には手や医療器具の消毒が重要である。

Q12

手洗いが不充分になりやすく，指導の優先度が高い部位は以下のどれか。2つ選べ。（100回問302）

（1）指先　（2）手の甲　（3）手のひら　（4）指の付け根の間

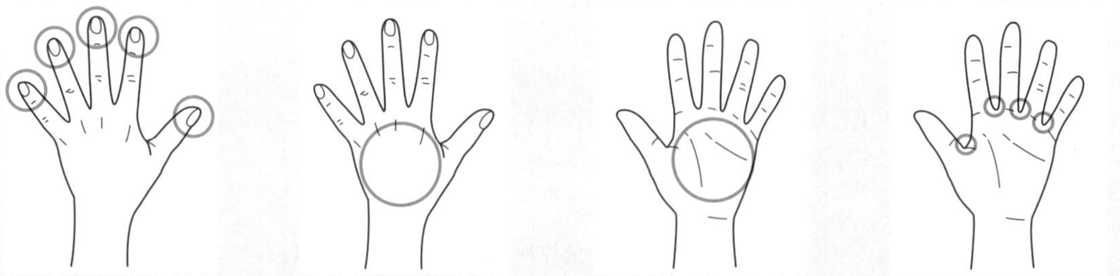

Q13

手洗いが，感染防止に有効である可能性の高い感染症はどれか。2つ選べ。（100回問303）

（1）C型肝炎　（2）デング熱　（3）インフルエンザ　（4）日本脳炎　（5）O-157感染症

Q14

腎機能が低下した患者へ投与する際，減量の必要性が少ないのはどれか。1つ選べ。（97回問83）

（1）アルベカシン硫酸塩　（2）メロペネム水和物　（3）レボフロキサシン水和物
（4）セファゾリンナトリウム水和物　（5）アジスロマイシン水和物

Q15

メロペネムは，ペニシリン結合タンパク質に高い親和性を示し，細菌の細胞壁合成を阻害する。（オリジナル）

Q16

ミノサイクリンは，細菌のDNAジャイレースを阻害し，DNA複製を阻害する。（オリジナル）

Q17

リネゾリドは，細菌リボソームと結合し，翻訳過程の70S開始複合体の形成を阻害する。（オリジナル）

Q18

クリンダマイシンは，トランスペプチダーゼを阻害し，細菌の細胞壁合成を阻害する。（オリジナル）

Q19

ポリミキシンBは，細菌のリボソーム50Sサブユニットに作用し，ペプチド転移酵素反応を阻止する。（オリジナル）

A12 (1), (4)

手洗いの際，洗い残しが多いのが指先や指の付け根部分である。

A13 (3), (5)

(1) 誤

C型肝炎は，C型肝炎ウイルス（HCV）の主に体液，血液を介した感染により発症する。予防法として，歯ブラシ，カミソリなど血液が付いている可能性のあるものを共用しない等の対策が必要である。

(2) 誤

デング熱は，フラビウイルス科フラビウイルス属に属するデングウイルスの感染により発症する。蚊によって媒介されるため，予防法としては熱帯や亜熱帯地域での原因ウイルスのばく露を避けることが必要である。

(3) 正

インフルエンザは，インフルエンザウイルスの感染により発症する。予防法としては，手洗いやうがいをこまめに行い，普段から皆が咳エチケットを守り，くしゃみを他の人に向けて発しないこと，感染者はできるだけマスクをすること，手のひらで咳やくしゃみを受け止めたときは，すぐに手を洗うことなどがある。

(4) 誤

日本脳炎は，日本脳炎ウイルスの感染により発症する。コガタアカイエカによって媒介されるため，予防として，農村部ではできる限り長袖，長ズボンを身につける，露出している皮膚への蚊除け剤を使用することなどが必要である。

(5) 正

O-157感染症は，腸管出血性大腸菌O-157の感染により発症する。予防法としては，サルモネラや腸炎ビブリオなどの食中毒菌と同様に，手洗いや加熱，消毒などが必要である。

A14 (5)

選択肢（1）～（4）の薬物は腎排泄型のため，腎障害患者へ投与する際に減量が必要である。しかし，アジスロマイシン水和物は肝代謝（便中排泄）型のため，腎障害患者への影響において健常成人と有意な差は認められず，腎障害患者への減量の必要性は少ない。

A15 正

メロペネムは，カルバペネム系抗菌薬であり，ペニシリン結合タンパク質（PBP）に結合し，細菌の細胞壁合成（細胞壁ペプチドグリカンの架橋形成）を阻害する。

A16 誤

ミノサイクリンは，テトラサイクリン系抗菌薬であり，細菌のリボソーム30Sサブユニットに特異的に作用し，アミノアシルtRNAがmRNA複合体と結合するのを妨げ，タンパク質合成を阻害する。

A17 正

リネゾリドは，オキサゾリジノン系合成抗菌薬であり，細菌リボソームと結合し，翻訳過程の70S開始複合体の形成を妨げ，細菌のタンパク質合成を阻害する。一方，ポリソームの伸長又はペプチド結合の合成は阻害せず，作用機序は従来の抗菌薬とは異なる。適応菌種として本剤に感性のメチシリン耐性黄色ブドウ球菌（MRSA）や，本剤に感性のバンコマイシン耐性エンテロコッカス・フェシウム（腸球菌）がある。

A18 誤

クリンダマイシンは，リンコマイシン系抗菌薬であり，細菌のリボソーム50Sサブユニットに作用し，ペプチド転移酵素反応を阻止し，タンパク質合成を阻害する。

A19 誤

ポリミキシンBは，ポリペプチド系抗菌薬であり，主として細菌細胞質膜の透過性に変化をきたすことにより，殺菌的に作用する。

⑨ 免疫・アレルギー疾患

Q1

気管支喘息の発作治療薬（リリーバー）として用いられる薬物はどれか。1つ選べ。（104回問69）

(1) フルチカゾンプロピオン酸エステル (2) カルテオロール塩酸塩 (3) アゼラスチン塩酸塩
(4) モンテルカストナトリウム (5) プロカテロール塩酸塩水和物

Q2

68歳女性。体重51 kg。副腎皮質ステロイド薬の吸入エアゾール剤で気管支ぜん息の治療を受けていた。しかし，噴霧と吸気のタイミングを合わせることができず，以下の処方に変更された。

処方	
パルミコート200 μgタービュヘイラー56吸入 (注)	1回1吸入　1日2回朝夕食後　吸入　全1本

（注：ブデソニド1回吸入量200 μgのドライパウダー吸入式ステロイド薬）

次の記述について，誤っているのはどれか。1つ選べ。（オリジナル）

(1) パルミコート200 μgタービュヘイラー56吸入の有効成分は，肺内に到達後，活性体になる。
(2) ピークフロー値は，気道閉塞の状態の客観的な指標なので，毎日測定するように指導する。
(3) パルミコート200 μgタービュヘイラー56吸入の投与時は，口腔内カンジダ症の発症に注意が必要である。

Q3

関節リウマチの合併症として，間質性肺炎がある。（99回問191）

Q4

関節リウマチの患者の血液でみられるリウマトイド因子は，IgMのFc部分に対する自己抗体である。（99回問191）

Q5

関節リウマチでは全身の大小の関節が障害されるが，脊椎は障害されない。（99回問191）

Q6

65歳女性。関節リウマチで内服薬を服用していたが，十分な治療効果が認められなかったため，モノクローナル抗体（遺伝子組換え）製剤が投与されることとなった。

次の製剤のうち，関節リウマチに適応があるのはどれか。2つ選べ。（99回問280）

(1) アダリムマブ皮下注 (2) ウステキヌマブ皮下注 (3) トシリズマブ点滴静注用
(4) トラスツズマブ注射用 (5) バシリキシマブ静注用

Q7

メトトレキサートカプセルの服薬指導では，発熱，のどの痛み，風邪のような症状があらわれた場合は，すぐに医師の診察を受けるよう説明する。（オリジナル）

A1 (5)

気管支ぜん息の治療薬には，発作を寛解させる発作治療薬（リリーバー）と，発作を予防する長期管理薬（コントローラー）がある。発作治療薬には，プロカテロール塩酸塩水和物などの短時間作用型アドレナリンβ_2受容体刺激薬の吸入，アミノフィリンの静注などが用いられる。長期管理薬には，フルチカゾンプロピオン酸エステルなどの吸入副腎皮質ステロイド性薬，モンテルカストナトリウムなどのロイコトリエン受容体拮抗薬やアゼラスチン塩酸塩などの第二世代H_1受容体遮断薬といった抗アレルギー薬，サルメテロールキシナホ酸塩などの長時間作用型アドレナリンβ_2受容体刺激薬の吸入などが用いられる。カルテオロール塩酸塩は非選択的アドレナリンβ受容体遮断薬であり，β_2受容体遮断作用に基づく気管支筋収縮作用により，ぜん息症状の誘発，悪化を起こすおそれがあるため，気管支ぜん息患者に対して禁忌である。

A2 (1)

(1) 誤
ブデソニドは，副腎皮質ステロイド性薬であり，未変化体が作用を示す。

(2) 正
ピークフロー値は気道閉塞の客観的な指標であり，発作の重症度の把握，治療効果のモニタリングなどに使用される。

(3) 正
ブデソニドは，免疫抑制作用を有する副腎皮質ステロイド性薬であるため，吸入による口腔内の免疫力低下に伴い口腔内カンジダ症を発症する可能性があり，注意が必要である。

A3 正

関節リウマチは全身性炎症疾患であり，さまざまな関節外症状を伴う。関節外症状として間質性肺炎やリウマチ結節，貧血，血管炎などが認められる。

A4 誤

リウマトイド因子は，IgGのFc部分に対する自己抗体で，多くの関節リウマチ患者に認められる。

A5 誤

関節炎は手関節などの小関節から生じるが，脊椎まで及ぶ場合もある。

A6 (1)，(3)

(1) 正
アダリムマブ皮下注は，関節リウマチに適応がある。

(2) 誤
ウステキヌマブ皮下注は，既存治療で効果不十分な尋常性乾癬，関節症性乾癬に適応がある。

(3) 正
トシリズマブ点滴静注用は，過去の治療において，少なくとも1剤の抗リウマチ薬による適切な治療を行っても，効果不十分な場合の関節リウマチに適応がある。

(4) 誤
トラスツズマブ注射用は，HER2過剰発現が確認された乳がん，又は，治癒切除不能な進行・再発の胃がんに適応がある。

(5) 誤
バシリキシマブ静注用は，腎移植後の急性拒絶反応の抑制に適応がある。

A7 正

メトトレキサートカプセルの重大な副作用に無顆粒球症があり，前駆症状として突然の発熱，悪寒，咽頭痛などがあり，認められた場合には，直ちに医師の診察を受ける必要がある。

Q8

関節リウマチ治療でアダリムマブやトファシチニブなどの分子標的薬を投与する場合，使用前に検査をする事項はどれか。2つ選べ。（オリジナル）

(1) リウマトイド因子　(2) 胸部レントゲン　(3) 血糖値
(4) ヘモグロビン値　(5) ツベルクリン反応

Q9

タクロリムスは，カルシニューリンを阻害して，T細胞におけるインターロイキン-2の産生を抑制する。（101回問188）

Q10

シクロスポリンは，ほ乳類ラパマイシン標的タンパク質（mTOR）阻害作用に基づく免疫抑制により，腎移植に用いられる。（101回問188）

Q11

アトピー性皮膚炎及びその治療にタクロリムス水和物軟膏が使用できる。（98回問188）

A8 (2), (5)

アダリムマブ，トファシチニブ，インフリキシマブなどの分子標的薬は，関節リウマチの治療に用いられるが，投与により結核，敗血症を含む重篤な感染症及び脱髄疾患の悪化等が現れることが警告されている。そのため，結核の既感染者では症状の顕在化及び悪化のおそれがあり，本剤投与に先立って結核に関する十分な問診及び胸部レントゲン検査に加え，インターフェロン-γ遊離試験又はツベルクリン反応検査，適宜胸部CT検査等を行うことにより，結核感染の有無を確認する必要がある。

A9 正

タクロリムスは，ヘルパーT細胞に存在するカルシニューリンを阻害しインターロイキン(IL)-2などのT細胞由来のサイトカイン産生を抑制する。本剤は臓器移植や骨髄移植後の拒絶反応の抑制に用いられる。

A10 誤

シクロスポリンは，T細胞の受容タンパク質であるシクロフィリンと結合し，この複合体がカルシニューリンのホスファターゼ活性を阻害することで免疫抑制作用を示す。ほ乳類ラパマイシン標的タンパク質（mTOR）阻害作用に基づく免疫抑制作用は，エベロリムスの作用機序である。

A11 正

タクロリムス水和物軟膏は，皮膚刺激感はあるが，本症の顔面や頸部の皮疹に効果的である。

⑩ 栄養と輸液

Q1

高カロリー輸液療法では乳酸アシドーシスの予防のため，ビタミンB_1の併用が必要である。(97回問329)

Q2

腎不全患者では，窒素に対する非タンパク質カロリーの比を150～200に設定する。(97回問329)

Q3

維持液（3号液）の主な電解質組成は，Na^+約40(mEq/L)，K^+約20(mEq/L)，Cl^-35～50(mEq/L)である。(オリジナル)

Q4

肝不全時には，Fischer比（分岐鎖アミノ酸/芳香族アミノ酸）の低いアミノ酸製剤が使用される。(オリジナル)

Q5

ビタミンA，D，Kは光に不安定なので輸液への配合は投与直前に行い，原則的に遮光カバーの使用が必要である。(オリジナル)

Q6

無菌調製は，クラス100の環境を維持したクリーンベンチ内で行う。(95回問227)

Q7

ダブルバッグ式の栄養輸液製剤は，メイラード反応を避けるために糖質とアミノ酸を隔壁で分けた構造になっている。(95回問227)

Q8

下図は，ある生理食塩液製剤のラベルの一部を示したものである。①の値として正しいのはどれか。1つ選べ。(101回問87)

日本薬局方

生理食塩液 1000mL

組成：1本(1000mL)中　塩化ナトリウム9g
注意－医師等の処方箋により使用すること

電解質濃度	mEq/L
Na^+	Cl^-
①	154

(1) 23　(2) 58.5　(3) 77　(4) 154　(5) 308

Q9

カリウム補給が必要な患者に対し，以下の薬剤が処方された。患者に供給されるカリウム量は1分間あたり何mmol（mEq）か。最も近い値を1つ選べ。ただし，K及びClの原子量はそれぞれ39.0及び35.5とする。(98回問331)

(処方)
塩化カリウム点滴液　15w/v%　10mL
生理食塩液　500mL
6時間かけて点滴静注

(1) 0.45　(2) 0.22　(3) 0.11　(4) 0.055　(5) 0.028

A1 正

高カロリー輸液施行時には，ビタミンB_1の非投与又は不足により，ピルビン酸からアセチルCoAへの代謝が阻害され，乳酸が蓄積することで重篤なアシドーシスを呈することが知られている。

A2 誤

腎不全患者の窒素に対する非タンパク質カロリー比（NPC/N比）は，窒素量を制限する必要があるため300～500に設定する。なお，一般の患者では約150～200である。

A3 正

維持液（3号液）とは，5%ブドウ糖と乳酸リンゲル液を2：1もしくは3：1に混合したものにK^+を入れたものをいう。電解質濃度が血漿の1/3であり，維持輸液に最も適した濃度である。

A4 誤

肝不全時にはFischer比の高い製剤が使用される。

A5 正

記述どおり。ビタミン類は，一般的に，光による分解を受けやすいため，遮光する必要がある。

A6 正

クリーンベンチは，HEPAフィルターを用い，空気中の塵埃や微生物を取り除いた空気を送ることにより，清潔な作業スペースを確保する装置である。注射剤の混合など，無菌調製を行う場合には，通常NASA規格のクラス100のクリーンベンチが用いられる。

A7 正

メイラード反応とは，還元糖のカルボニル基とアミノ酸のアミノ基が反応し，褐色物質メラノイジンを生成する反応である。メイラード反応を避けるために，糖質とアミノ酸を隔壁で分けたダブルバッグ製剤が利用されているが，使用時に隔壁の開通を忘れないよう注意が必要である。

A8 (4)

本問題は生理食塩液中に含まれるナトリウムイオンの量を求める問題である。生理食塩液（0.9%NaCl）1000mLより，1000mL中の塩化ナトリウムの量は9gである。なお，Naの原子量は23，Clの原子量は35.5である。

NaCl	→	Na^+	+ Cl^-
58.5g/L	→	1Eq/L （＝1000mEq/L）	
9g/L	→	A mEq/L	

A ≒ 153.85mEq/Lとなる。

A9 (4)

カリウム補給が必要な患者に15w/v%塩化カリウム点滴液10mLを使用する際の塩化カリウム量（g）は，15g/100mL × 10mL = 1.5gとなる。

KCl	→	K^+	+	Cl^-
1mol	→	1Eq		1Eq
74.5g		1000mEq（mmol）		
1.5g		x mEq（mmol）		

$x = 1000 \times 1.5/74.5 \fallingdotseq 20$ mEq（mmol）（これを6時間かけて点滴静注する）

よって，1分間あたりでは，20mEq（mmol）÷ 360分 ≒ 0.055mEq（mmol）/分である。

Q10

50歳女性。体重50kg。激しい腹痛のため来院した。検査の結果，腹痛は小腸の炎症によるものと判明した。食事が摂れないため，エネルギー基質としてアミノ酸（3.0w/v%）及びブドウ糖（8.0w/v%）を含有する輸液を末梢静脈より投与することとなった。本製剤を1日あたり1,500mL投与するとき，患者の総エネルギー消費量（TEE）に対する総投与エネルギー量の割合（%）として最も近い値はどれか。1つ選べ。
ただし，基礎エネルギー（BEE）は25kcal/kg/日で概算できるものとし，この患者の活動係数は1.2，ストレス係数は1.0とする。（102回問338）

（1）15　（2）30　（3）45　（4）60　（5）75

Q11

腎機能不全に対する配慮が必要な患者に高カロリー輸液の調製を行う際，ブドウ糖含有率50%の基本輸液500mL，脂肪乳剤（ダイズ油20%）100mL，高カロリー輸液用微量元素製剤（2mL），総合ビタミン剤（5mL）を準備した。この組成に加える総窒素量8.1mg/mLの総合アミノ酸輸液の量として最も近いのはどれか。1つ選べ。
ただし，NPC/N比を400，脂肪乳剤（ダイズ油20%）100mLに含まれる熱量を200kcalとする。
（103回問330）

（1）100mL　（2）400mL　（3）800mL　（4）1,000mL　（5）1,500mL

A10 (3)

基礎エネルギー（BEE：basal energy expenditure）とは，安静・絶食状態で生命の維持に消費されるエネルギー量を示している。また，総エネルギー消費量（TEE：total energy expenditure）とは，BEEに活動係数とストレス係数を乗じたものであるため，以下の式で求めることができる。

TEE = BEE × 活動係数 × ストレス係数

今回の症例において，BEE = 25 kcal/kg/日，活動係数 = 1.2，ストレス係数 = 1.0であるため，これらの値を代入すると，下記となる。

TEE = 25 kcal/kg/日 × 50 kg × 1.2 × 1.0 = 1500 kcal/日

また，輸液により投与されるエネルギー量は，下記のように求められる。

アミノ酸：3 g/100mL × 1500 mL × 4 kcal/g = 180 kcal

ブドウ糖：8 g/100mL × 1500 mL × 4 kcal/g = 480 kcal

輸液による総投与エネルギー量 = 180 kcal + 480 kcal = 660 kcal

よって，総エネルギー消費量（TEE）に対する総投与エネルギー量の割合（%）は，総投与エネルギー量/総エネルギー消費量 = 660 kcal/1500 kcal = 0.44から，44%と求められる。

A11 (2)

アミノ酸は十分なエネルギー（熱量）の存在下ではタンパク質合成に利用されるが，エネルギー（熱量）が不十分な場合にはエネルギー源として利用される。そのため，高カロリー輸液投与時には，非タンパク質熱量と窒素のバランスを確認する必要があり，目安として非タンパク質性カロリー（kcal）/窒素（g）比（NPC/N比）が用いられる。

〈NPC〉

ブドウ糖含有基本輸液の熱量：50 g/100 mL × 500 mL × 4 kcal/g = 1000 kcal

脂肪乳剤に含まれる熱量：200 kcal

よって，NPC = 1200 kcal

〈N〉

総合アミノ酸輸液の量を x mLとする。

総窒素（g）：8.1 mg/mL × x mL × 10^{-3} = $0.0081x$ g

〈NPC/N〉

$1200/0.0081x = 400$

よって，$x = 370.37$ mL

PART 4 確認問題

薬ゼミファーマブック
在宅医療のKEY & NOTE —薬学の知識と臨床が出会う場所—
［改訂版］

2017年2月1日　　初　版第1刷発行
2020年4月19日　第2版第1刷発行

発行人　**穂坂　邦夫**

発行所　株式会社 **薬ゼミ情報教育センター**
〒101-0054　東京都千代田区神田錦町3-12-10　神田竹尾ビル4階
TEL　03-3518-8246
URL　http://www.ytl.jp

編集室　学校法人 **医学アカデミー出版課**
〒101-0054　東京都千代田区神田錦町3-12-10　神田竹尾ビル4階
TEL　03-3518-8243／FAX　03-3518-8244

薬ゼミファーマブック

ISBN978-4-910243-02-3